end가 아닌 AND

통증 부위로 보는 우리 몸, 왜 아플까?

end가 아닌 AND

통증 부위로 보는 우리 몸, 왜 아플까?

초판 1쇄 인쇄 | 2022년 02월 05일
초판 1쇄 발행 | 2022년 02월 15일

지은이 | 건국대학교병원
총괄 | 황대용 의료원장
발행인 | 유광하 병원장
총괄 본부장 | 허미나 홍보실장
총괄 국장 | 박성배 홍보팀장
총괄 기획 | 홍보팀 이화영
총괄 편집 | 홍보팀 이화영
에디터 | 박서정

펴낸이 | 최화숙
편집인 | 유창언
펴낸곳 | **아마존북스**

등록번호 | 제1994-000059호
출판등록 | 1994. 06. 09

주소 | 서울시 성미산로2길 33(서교동) 202호
전화 | 02)335-7353~4
팩스 | 02)325-4305
이메일 | pub95@hanmail.net | pub95@naver.com

ⓒ 건국대학교병원 2022
ISBN 979-89-5775-286-9 03510
값 25,000원

end가 아닌 AND

통증 부위로 보는 우리 몸, 왜 아플까?

건국대학교병원 지음

아마존북스

사람들의 몸과 마음이
모두 건강하기를

WHO에서 권고하는 국제질병분류(ICD, International Classification of Diseases)를 토대로 작성한 한국표준질병분류(KCD, Korean standard of Classification of Diseases)에 따르면 질병의 종류는 무려 1만 가지가 넘습니다. 지금 이 순간에도 우리가 몰랐던 새로운 질병이 계속 발견되고 있습니다. 국민 위생, 보건 수준이 올라가면서 사라져 가는 질병이 있는가 하면 평균 수명이 늘고 운동량이 줄면서 발병률이 증가하는 선진국형 질병도 있습니다.

페스트, 스페인독감 등 역사책에서 흑백사진으로 봤을 법한 감염병 사태가 21세기 현재에 '코로나'라는 이름으로 맹위를 떨치고 있습니다. 언제 어떻게 나를 찾아올지 모르는 1만 가지 질병들과 교통의 발달만큼이나 더 빠르게 퍼지는 감염병을 모두 막아내고 건강하게 오래 살기란 불가능해 보입니다. 그렇다면 우리는 두려움에 떨면서 살아가야만 할까요?

다행스러운 점은 질병이 발견되는 만큼 치료법을 찾는 의료진의 손놀림도 분주해지고 있다는 점입니다. 과거에 치명적이었던 질병이 현재는 정기적인 진료와 약 복용 등 관리만 잘하면 평생을 아무런 증상 없이 지낼 수 있게 되는가 하면 무시무시한 암도 초기에 발견하면 감기처럼 치료하고 수술도 로봇을 통해 최소한의 상처로 정교하게 시행합니다.

이 책은 그동안 건국대학교병원에서 발표한 건강기획 보도자료 102개를 정리한 것입니다. 질환의 원인, 증상은 물론 치료법까지 담았습니다. 알지 못하는 미지의 존재가 가장 두려운 법입니다. 건국대학교병원 의료진이 전하는 건강 정보를 통해 질병에 대한 두려움을 떨쳐버리고 건강하고 즐거운 일상을 누리시길 바랍니다.

건국대학교병원

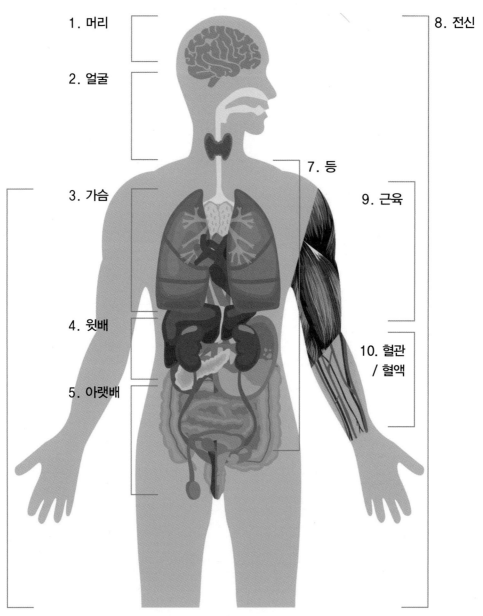

1. 머리

2. 얼굴

3. 가슴

4. 윗배

5. 아랫배

6. 팔다리

7. 등

8. 전신

9. 근육

10. 혈관 / 혈액

1. 머리(뇌)

2. 얼굴(눈, 코, 귀, 입, 목)

3. 가슴(폐, 심장, 유방)

4. 윗배(간, 담낭, 위, 췌장)

5. 아랫배(부신, 신장, 방광, 대장, 자궁, 난소, 전립선, 항문)

6. 팔다리(손목, 고관절, 무릎, 발목)

7. 등(척추)

8. 전신

9. 근육

10. 혈관 / 혈액

차 례

제3장 | 가슴-생명의 중추, 건강하게 지켜요

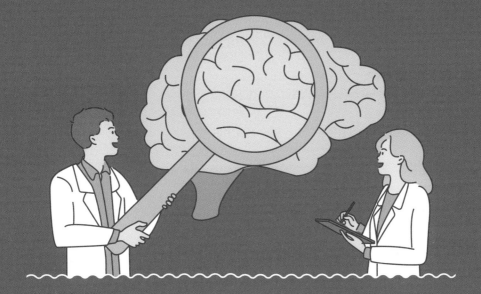

제 1 장

머리
뇌가 보내는 이상 신호

도움말

김숙경(내분비대사내과) 교수
당뇨병, 갑상선, 골다공증, 뇌하수체질환

김한영(신경과) 교수
뇌혈관질환(뇌졸중), 혈관성 인지기능장애, 두통,
어지럼증

오지영(신경과) 교수
희귀질환클리닉, 말초신경근육질환, 자율신경질환,
다발경화증, 근무력증, 신경계 희귀질환, 실신,
어지럼증, 두통

노홍기(영상의학과) 교수
뇌혈관, 척추질환의 비수술적 치료(뇌동맥류,
뇌경색, 뇌혈관기형, 척추골절),
두경부안면혈관기형치료, 신경계 영상진단

김민정(마취통증의학과) 교수
대상포진후 신경통, 목·허리 척추질환,
신경병성통증, 오십견, 무릎 관절통, 고관절질환,
섬유근육통, 근막통증증후군, 편두통, 긴장성두통,
암성통증 등

박정진(신경과) 교수
뇌혈관질환(뇌졸중), 뇌혈관 비수술적 치료, 두통,
어지럼증

전유성(신경외과) 교수
뇌동맥류, 뇌출혈, 뇌경색, 뇌동정맥기형,
경동맥협착

김희진(신경과) 교수
파킨슨병, 떨림증, 운동실조, 이상운동질환, 두통

조경래(신경외과) 교수
뇌종양, 뇌외상, 뇌심부자극술, 뇌수두증

이혜미(신경과) 교수
두통, 어지럼증, 뇌졸중, 뇌전증

전홍준(정신건강의학과) 교수
수면장애, 치매, 노인우울증, 공황장애, 조현병

 글

이화영
박정진(신경과) 교수
김경완
전유성(신경외과) 교수
조경래(신경외과) 교수

01

극심한 피로감, 월경불순 등이 잦다면
뇌하수체 기능 점검해 보세요!

뇌하수체기능저하증은 뇌의 뇌하수체의 기능이 떨어지면서 호르몬 분비가 감소하는 질환이다. 뇌하수체는 전엽과 후엽으로 나뉜다. 전엽에서 분비되는 대표적인 호르몬은 성장호르몬, 성선자극호르몬, 갑상선자극호르몬, 부신피질자극호르몬과 유즙분비호르몬이다. 후엽은 항이뇨호르몬이 대표적이다.

원인은 뇌하수체 종양(70~80%), 두개인두종(12~13%), 특발성(8~10%), 출산 후 다량 출혈로 인한 쉬한증후군(1~3%) 등이 대표적이다. 이 외에도 머리에 손상을 입거나 수술을 받은 경우, 방사선 치료를 받는 경우에도 뇌하수체기능저하증이 발생할 수 있는 것으로 알려졌다.

내분비대사내과 김숙경 교수는 "뇌하수체기능저하증은 여러 종류의 호르몬 분비에 이상을 유발하는데, 보통 성장호르몬 결핍을 시작으로 성선자극호르몬, 갑상선자극호르몬, 부신피질자극호르몬 순으로 진행된다"고 말했다.

증상은 분비가 감소한 뇌하수체호르몬의 종류와 저하 정도에 따라 다양하다. 성장호르몬이 결핍된 경우, 소아에서는 키가 자라지 않는 저신장증이 나타

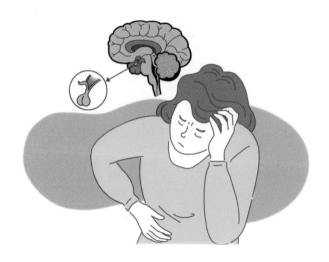

날 수 있고, 성인에서는 뚜렷한 증상 없이 체지방이 증가하거나 근육과 골밀도가 감소하는 변화만을 보인다.

성선자극호르몬이 부족한 경우 소아에서는 성분화장애, 여성 성인의 경우 월경을 하지 않거나 월경불순 등이 나타날 수 있고, 남성 성인도 발기부전이나 근력 저하 등이 보고됐다.

갑상선자극호르몬의 분비가 감소하면 신진대사 기능이 떨어져 추위를 잘 타고, 쉽게 피로감을 느끼거나 몸이 붓고 변비가 생기며 목소리가 쉬는 등의 증상이 나타나는 것으로 알려졌다. 또 무력감, 설 때 어지러운 증상이 나타나는 기립성 저혈압, 구토나 피부색소침착 등이 나타나는 경우에는 부신피질자극호르몬의 이상을 의심할 수 있다.

유즙분비호르몬이 부족한 경우 출산 직후 모유가 나오지 않는 증상이 나타날 수 있고, 항이뇨호르몬이 감소하면 소변의 양이 증가하는 요붕증 등이 나타날 수 있는 것으로 밝혀졌다.

하지만 호르몬 부족 증상의 경우, 단독으로 특정 호르몬의 감소만을 보이는 경우는 드물고 보통 여러 가지 호르몬 복합 증상과 동반 질환에 의한 증상이 동시에 나타나는 경우가 많다. 또 뇌하수체기능저하증은 흔치 않은 질환이기 때문에 한두 가지 증상만으로 의심하고 불필요한 검사를 하기보다는 전문가의 상담을 받는 것이 필요하다.

김숙경 교수는 "뇌하수체기능저하증은 원인이 되는 기저 질환을 찾는 것이 중요하다"며 "단순히 피로감, 월경불순 등의 증상보다는 원인되는 기저질환으로 인한 증상이 동반되는 경우가 많다"고 말했다. 그리고 "가장 흔한 원인인 뇌하수체 종양이 원인인 경우에는 이로 인한 두통, 시야장애 등의 특이적인 증상이 있는 경우가 많다"고 덧붙였다. 다만 성장호르몬 감소나 폐경, 성호르몬 감소로 인한 발기부전 등은 뇌하수체기능저하증이 아닌 노화에 따른 자연적인 호르몬 감소현상으로 보통 뇌하수체 기능은 정상으로 유지되기 때문에 구분이 필요하다.

김숙경 교수는 "뇌하수체기능저하증은 보통 특정 시점에 한 번 측정된 호르몬 수치로 의심할 수 있지만, 정확한 진단은 뇌하수체호르몬 분비를 자극하는 상태를 유발해 각 호르몬이 정상적으로 분비되는지 측정하는 복합뇌하수체자극검사로 확진한다"고 설명했다.

이는 공복 상태에서 시행하며, 인슐린과 성선자극호르몬, 갑상선자극호르몬 등 3가지 호르몬을 동시 투약하고 30분 간격으로 네 번의 채혈을 통해 자극되는 호르몬의 수치를 측정해서 진단하는 방법이며 뇌하수체기능저하증이 진단되는 경우 원인을 찾기 위해서 '뇌하수체 MRI 검사'가 필요하다.

치료는 원인 질환에 따라 뇌하수체 종양의 경우 수술적인 치료가 필요한 경우가 있고 허혈성, 염증성 혹은 뇌하수체 손상으로 호르몬 분비가 저하된 경우 부족한 호르몬을 보충하는 치료가 필요하다. 성장호르몬의 경우 주 1회, 남성호르몬 보충은 3개월에 한 번 주사제 사용이 필요하며, 갑상선호르몬과 부신피질호르몬, 여성호르몬은 경구 투약으로 보충할 수 있다.

02

평소 관리 소홀히 한 고혈압, 당뇨, 고지혈증,
뇌경색 부른다

뇌경색, 급성기 치료 잘해도 후유증 남아
평소 고혈압, 당뇨, 고지혈증 등 혈관성 위험인자 관리 중요해

뇌졸중은 크게 뇌혈관이 막혀서 발생하는 허혈성 뇌졸중과 뇌혈관이 터져서 발생하는 출혈성 뇌졸중으로 나눈다. 이 중 뇌혈관이 막혀서 발생하는 허혈성 뇌졸중이 뇌경색이며 전체 뇌졸중의 80%를 차지한다.

뇌경색은 뇌혈관 자체의 동맥경화로 막히기도 하고, 심장이나 다른 혈관에서 온 색전이 원인이 돼 막히기도 한다. 증상은 대부분 갑자기 나타난다. 신경과 김한영 교수는 "뇌경색은 동맥경화가 서서히 일어나면서 혈액 순환에 문제가 생겨 일시적으로 증상이 생겼다가 회복되는 일과성 허혈 증상이 뇌경색 발생에 선행하기도 하지만 대부분 경고 없이 나타난다"고 말했다.

뇌경색의 대표적인 증상은 반신마비, 안면마비, 언어 장애, 시야 장애, 심한 두통을 비롯한 어지럼증이나 보행 장애 등이다. 흔히 뇌졸중 증상으로 알려진

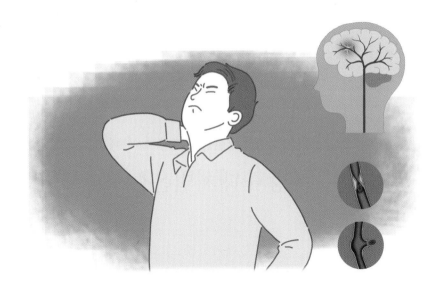

손발 저림이나 시림, 뒷목 뻐근함이나 눈꺼풀이 떨리는 증상은 사실 뇌경색이 아닌 경우가 많다. 증상이 나타났을 때 가장 중요한 것은 빠른 치료다. 뇌세포는 뇌혈관이 막히는 순간부터 손상이 급속도로 진행된다. 뇌세포는 재생이 어렵기 때문에 골든타임을 놓치지 않는 것이 급선무다.

치료는 큰 뇌혈관이 막힌 경우, 발생 4시간 30분 내라면 정맥 내로 혈전용해제를 투여해 막힌 혈관을 뚫어준다. 6시간 이내라면 직접 동맥 내 시술을 통해 혈관을 막은 혈전을 직접 제거하는 혈전제거술도 효과적일 수 있다.

김한영 교수는 "혈전제거술의 경우 발생 후 24시간 내에도 도움이 될 수 있다는 연구 결과가 있다. 하지만 모든 경우, 치료를 빨리 할수록 치료 효과가 가장 크고, 뇌경색의 후유증을 최소화할 수 있다"고 설명했다.

뇌경색은 급성기 치료를 잘했더라도 대부분 후유증이 남는다. 따라서 뇌경색 발생 후 6개월~1년간은 꾸준한 재활치료가 필요하다. 또 최초 발생 후 1년에 5%, 5년에 10% 정도로 재발하는 경우가 많아, 약물치료를 포함한 혈관성 위험인자의 지속적인 관리가 필요하다.

소리 없이 다가오는 뇌졸중,
예방과 대처법은?

기온이 급격히 낮아지면 뇌졸중의 위험성이 높아진다. 겨울철에는 혈관수축이 심해지기 때문에 뇌졸중에 대한 각별한 주의가 필요하다. 세계 인구 6명 중 1명은 자신의 일생 중 크건 작건 간에 뇌졸중을 경험한다고 하니 뇌졸중은 이제 비교적 흔한 질환이라고 할 수 있다.

뇌졸중은 뇌혈관의 갑작스런 폐색에 의해서 발생하는 뇌경색과 파열에 의해서 발생하는 뇌출혈을 함께 일컫는 말이다. 뇌졸중이 발생하면 3명 중 1명은 편마비, 언어 장애, 감각 장애, 인지기능 장애 등 심한 장애를 남기게 되는 중증의 질환이다. 뇌졸중은 예고 없이 발생해 심각한 후유증을 남기지만 충분히 예방 가능한 질환이다.

뇌졸중의 예방법은 미리 뇌졸중의 위험인자를 점검하고 관리하는 것이다. 뇌졸중의 위험인자는 고혈압, 당뇨, 고지혈증, 심장병, 경동맥협착증, 흡연, 술, 비만 등이다. 따라서 정기적인 건강검진을 통해 뇌졸중 위험인자를 가졌는지 미리 확인하는 것이 필요하다. 위험인자를 가지고 있는 사람은 문진, 신체

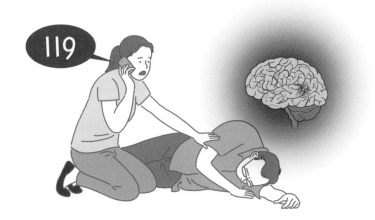

검사, 혈액검사 등을 통해 뇌졸중의 위험도가 어느 정도 되는지를 파악하고 적절한 예방법을 선택하여 치료하는 것이 중요하다. 뇌졸중은 발생하는 그 순간까지 아무런 증상이 없을 수도 있기 때문이다.

뇌졸중의 가장 흔한 증상은 상·하지의 힘이 빠지는 마비 증상인데, 양측성 마비보다는 오른쪽 또는 왼쪽의 일측성 마비가 더 특징적이다. 대개 증상이 갑자기 발생하여 시간이 지남에 따라 다소 진행 또는 호전되는 경과를 밟을 수 있다. 감각 장애는 일측성의 감각 소실 또는 저린 느낌으로 나타날 수 있다. 걸음을 걸을 때 갑자기 중심 잡기가 어려운 경우에도 뇌졸중을 의심해야 한다. 이러한 증상 없이 급작스럽게 발생한 언어 장애, 인지기능 장애, 치매도 뇌졸중의 증상일 수 있다.

신경과 김한영 교수는 "일단 뇌졸중이 발생하면 가장 중요한 것은 신속하게 119에 연락하고 환자를 종합병원으로 이송하는 것"이라며 초기 대응의 중요성을 강조했다. 환자가 의식이 없을 경우 몸을 조이는 넥타이, 벨트 등을 푼 후 편하게 눕히고, 토하는 경우 토사물이 기도로 넘어가지 않도록 누운 상태로 얼굴을 옆으로 돌려주어야 한다. 또한 김한영 교수는 "정신을 잃은 환자에게 찬물을 끼얹거나 손을 따는 등의 민간요법은 도움이 되지 않으며, 우황청심환 등 약이나 물을 억지로 먹이려고 하다가는 기도로 넘어가 질식이나 흡인성 폐렴을 유발할 수 있어 매우 위험하다"고 주의를 당부했다.

면역계가 중추신경계를 공격하는,
다발경화증이란?

피로감, 하지 마비 등이 대표적인 증상
증상의 악화와 완화 반복, 재발도 빈번해

코로나19로 면역력에 대한 관심이 높다. 면역계는 외부의 바이러스와 세균 등으로부터 우리 몸을 방어하는 시스템이지만 반대로 우리 몸을 공격하는 경우도 있다. 이를 자가면역질환이라고 하는데 신경계 뇌질환에서는 다발경화증이 대표적이다.

다발경화증은 우리 몸의 면역계가 신경계를 공격할 때 발생한 염증으로 뇌, 척수, 시신경섬유를 보호하는 껍질인 수초의 손상이 반복, '탈수초화'되면서 발생한다. 수초란 신경세포의 축삭을 둘러싸고 있는 절연 물질로, 수초가 벗겨져 탈락하면 신경신호 전달에 이상이 생기면서 신경세포가 손상된다. 모든 연령층에서 발병할 수 있지만 주로 젊은 연령층인 20~40대에서 나타나며, 남성보다 여성에게서 2배 정도 많이 확인되는 것으로 알려졌다.

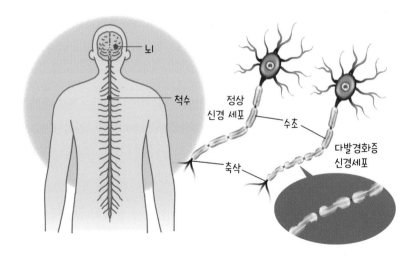

증상은 중추신경계의 어느 부분이 손상되느냐에 따라 다르게 나타난다. 시신경 손상의 경우, 한쪽 또는 양쪽의 시각 장애가 나타난다. 마비, 피로감, 인지기능 장애, 어지럼증, 우울감 등이 나타나면 대뇌의 문제로 볼 수 있다. 소뇌에 문제가 발생한 경우, 걷거나 균형을 잡는 데 어려움이 있고, 어지럼증 등의 증상을 보인다. 척수가 침범된 경우에는 배뇨나 배변 장애, 하지 마비 등의 증상이 흔하게 나타난다.

증상은 대개 급성으로 나타났다가 서서히 나아지는 것으로 알려졌다. 따라서 치료법도 급성기 완화치료와 장기적인 재발 억제를 목적으로 하는 치료로 나눠진다.

급성기에는 일반적으로 고용량 스테로이드 정맥주사나 혈장반환술을 사용한다. 신경과 오지영 교수는 "다발경화증으로 진단되면 주사제 혹은 경구 1차 예방약제를 투약하는데, 기존 치료제에도 재발하거나 질환의 활성도를 완화시키지 못하는 경우, 2차 약제를 투여하게 된다"며 "우리나라에는 현재 10가지의 약제가 처방 가능하다"고 설명했다. 이어 "하지만 재발-완화형 다발경화증(relapsing remitting MS, RRMS)에서 시작돼 2차 진행형 다발경화증(secondary progressive MS, SPMS)으로 이환되면 신경학적 장애가 진행되는 것을 중단시키기 어렵다"며 "조기 치료뿐 아니라 정기적인 신경학적검사와 뇌MRI 추적검사를 통해 임상 재발뿐 아니라 MRI에서의 활성도도 줄이는 적극적인 치료가 중요하다"고 덧붙였다.

다발경화증은 일반적으로 증상의 악화와 완화가 반복되는 재발완화형 다발경화증이지만, 불규칙한 재발과 완화를 반복하면서 신경계 장애가 축적되고 결국 2차 진행형 다발경화증으로 진행된다.

진단은 환자의 병력, 신경학적 검사를 바탕으로 자기공명영상촬영, 뇌척수액 검사, 유발전위 검사를 시행하며, 감별 진단을 위한 혈액검사도 필요하다.

05

뇌경색 유발하는 경동맥협착증,
스텐트로 해결

동맥을 통해 흐르는 피는 우리 몸에 산소와 영양분을 공급해 주는 역할을 한다. 그래서 동맥에 문제가 생겨 혈액 공급이 줄거나 멈추면 큰 문제가 발생한다.

경동맥협착증은 심장에서 머리로 올라가는 혈관인 경동맥의 혈관벽에 콜레스테롤, 중성지방, 칼슘 등이 쌓여 동맥경화성 변화가 일어나면서 혈액이 지나는 길이 좁아지다가 결국은 막히는 현상이다. 좁아진 상태가 아주 심하거나 심장질환 때문에 심장에서 혈전이 생겨 뇌로 흘러 들어가면 갑자기 혈관이 막히면서 뇌세포가 저산소증에 빠지게 되고 수분 내에 혈액순환이 회복되지 않으면 뇌세포가 죽게 된다. 동맥경화성 협착의 원인으로는 혈관의 노화, 고지혈증, 흡연, 당뇨병 등이 있으며, 드물게 유전적 요인과 해부학적 변이가 원인이되기도 한다. 혈관벽이 고지혈, 흡연 물질 또는 고혈당에 장기간 노출되면 염증이 발생하고 이로 인해 혈관벽 내부에 지방과 각종 염증세포 및 물질들이 쌓이고 근육세포들이 증식해 결국 혈관이 좁아진다.

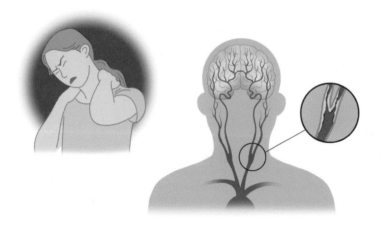

뇌에 혈액을 공급하는 내경동맥에 동맥경화성 협착이 생기면 뇌로 가는 혈액량이 줄어 일시적으로 뇌기능이 떨어지거나 협착 부위에서 부스러기가 떨어져 나가면서 작은 혈관을 막아 뇌경색을 유발한다. 이러한 일이 계속 반복되면 넓은 부위에 걸쳐 뇌손상이 생겨 심각한 장애를 유발한다. 피가 부족해서 생기는 허혈성뇌졸중의 약 15~20%는 경동맥 협착에 의하여 발생하는 것으로 알려져 있다.

최근에는 경동맥초음파나 자기공명영상혈관조영술(MRA) 등의 비침습적 진단기법으로 우연히 증상 없는 무증상 경동맥 협착이 발견되는 경우가 많다. 건강보험심사평가원에 따르면 뇌경색이 없는 동맥경화증을 진단받은 환자 수는 최근 4년 사이에 54%가 늘어났다. 이러한 동맥경화성 협착증의 대표적인 예로 경동맥을 들었을 뿐 추골동맥 등 뇌로 가는 다른 혈관이나 뇌 안에 있는 혈관, 다른 장기에 있는 혈관 등 몸 안에 있는 어느 혈관에서든 같은 원인에 의해 발생할 수 있다.

뇌로 가는 피의 양이 급격히 감소하면 의식소실이나 마비, 언어 장애 등의 증상이 생기는데 좁아진 부분을 시술로 넓혀주면 이러한 증상이 없어진다.

경동맥협착증의 정도는 경동맥 초음파 또는 CT나 MR을 이용한 혈관 촬영으로 확인한다. 50% 이상의 경동맥 협착이 있으면서 연관된 증상이 있었던 증상성 협착증인 경우 수술(경동맥내막절제술)이나 경동맥 스텐트 삽입술을 시행하여 향후 뇌졸중 재발률을 감소시킬 수 있다. 그러나 무증상 경동맥 협착의 경우 환자의 상태, 위험도에 따라 침습적 치료를 할지 아니면 약물치료만 시행할지를 결정하게 된다. 경동맥 스텐트 삽입술은 대퇴동맥으로 관을 삽입하여 경동맥 협착증이 있는 부위에 스텐트라는 금속 그물망을 펼쳐 좁아진 혈관을 넓혀주는 방법이다.

2010년 이전에는 경동맥협착증에 대해서는 경동맥내막절제술이 경동맥 스텐트 삽입술에 비하여 시술 전후 뇌졸중 및 사망 발생 빈도가 낮았다. 기구 및 약제의 발전으로 2010년 이후에는 시술 전후 합병증 발생 빈도 차이가 시술 후 5년까지 두 군에서 비슷했다. 그래서 최근에는 경동맥 스텐트 삽입술이 수술보다는 덜 침습적이고 입원 기간이 짧다는 장점으로 인해 많이 선호되고 있다.

06

편두통, 진통제 대신
적극적인 치료 필요해

편두통이란 주로 머리 한쪽, 측두부가 지끈거리거나 쿵쿵거리는 듯한 통증이 특징으로 머리가 전체적으로 뻐근하고 조이는 긴장형 두통과 차이가 있다. 증상이 심한 경우 일상생활에 지장을 줄 수 있고, 학업이나 업무 능력이 저하되는 경우가 흔하다. 일부는 편두통이 나타나기 전에 피로감과 집중력 저하, 목이 뻣뻣해지고 빛이나 소리에 민감해지는 등의 전조 증상을 경험한다. 또 통증이 사라진 후에 이 증상이 나타나는 경우도 있다.

편두통 환자의 20%는 신경장애를 경험한다. 마취통증의학과 김민정 교수는 "눈앞에서 번쩍임이 나타나는 등의 시각적 이상이 나타나기도 하는데 두통이 사라지면 완전히 사라지는 것이 특징"이라며, "드물게 감각 장애나, 운동 장애, 언어 장애를 통해 나타나기도 한다"고 말했다.

편두통은 40대 여성 환자가 가장 많고, 남성보다 여성 환자가 2~3배 많다. 가족력도 60%에 달한다.

편두통의 대표적인 원인은 스트레스와 정신적인 긴장감이다. 또 초콜릿, 과

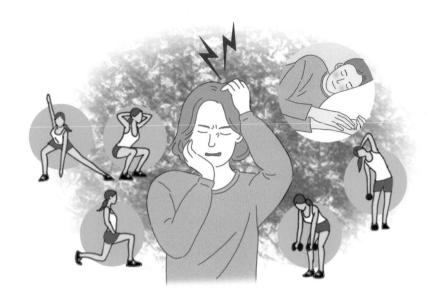

일 등의 음식, 밤을 새는 등으로 수면 형태가 바뀌는 것도 편두통의 원인이 될 수 있다. 김민정 교수는 "특히 편두통은 여성호르몬 양의 변화에 영향을 받기 때문에 월경주기, 피임약으로도 편두통이 발생할 수 있다"고 설명했다.

치료는 편두통을 유발하는 인자를 찾아 이를 피하는 데서 시작한다. 또 규칙적인 운동과 수면 등 생활 관리도 중요하다. 김민정 교수는 "편두통의 기미가 보이면 치료는 가능한 빨리 하는 것이 좋다"며 "치료 없이 만성화되면 치료를 해도, 효과가 떨어져 호전이 쉽지 않다"고 말했다.

김민정 교수는 "많은 사람들이 편두통이 발생하면 일반 진통제를 복용하는데, 자주 먹으면 치료에 반응하지 않는 불응성 편두통이 되기 쉽다"며 "편두통이 자주 재발한다면 평소에 예방치료에 힘쓰는 것이 중요하다"고 강조했다.

예방치료는 약물로 한다. 약물은 편두통을 유발하는 뇌혈관의 흥분을 낮추고 염증을 유발하는 물질을 억제하는 역할을 한다. 제타 차단제, 항경련제, 항우울제 등을 이용한다. 처음에는 저용량으로 매일 복용하면서 천천히 양을 늘리면서 3~6개월간 복용한다. 또 편두통을 일으킬 수 있는 인자를 피하고 규칙적인 운동과 식사, 적절한 수면 등 규칙적인 생활을 하는 것이 편두통의 재발을 막고 통증의 강도와 지속 시간을 줄이는 데 필요하다.

편두통의 급성기 치료에는 빨리 통증을 줄이는 데 초점을 맞춘다. 초기에 효과적으로 치료하지 못하는 일이 반복되면 같은 약물에 대한 효과가 떨어지기 때문이다. 김민정 교수는 "편두통 약의 경우, 두통이 시작되면 초기에 바로 치료약을 복용하는 것이 중요하다"고 말했다.

김민정 교수는 "약물로도 증상이 나아지지 않을 때는 말초신경차단술을 고려할 수 있다"며 "대후두신경, 안와상신경, 귓바퀴측두신경 차단술 등 두통이 발생하는 부위에 따라 치료 부위가 달라진다"고 말했다. 이어 김민정 교수는 "이는 치료를 위한 약물에 반응이 없거나 효과가 적은 경우, 예방적 약물치료도 효과가 없거나 약물치료 자체가 어려운 환자에게 시도할 수 있다"고 말했다.

만성 편두통의 경우에는 보톡스를 이용해 치료하기도 한다. 김민정 교수는 "보톡스를 근육 내 주사해 신경전달 물질 분비를 억제시켜 두통을 완화하고 예방하는 효과를 낼 수 있다"고 덧붙였다.

07

급성뇌경색 초기 치료법은?
카테터를 이용해 혈전 제거

혈액 흐름 막는 혈전이 원인

급성뇌경색은 뇌에 영양을 공급하는 혈관이 갑자기 막혀서 장애가 발생하는 것을 말한다. 혈관이 막히는 이유는 혈전 때문인 경우가 대부분이다. 동맥경화가 심한 혈관이나 심장에서 생긴 혈전이 뇌로 향하는 혈관으로 흘러가다가 중간에 걸리면 혈액의 흐름을 완전히 막는다. 혈액 공급이 완전히 차단되면 뇌세포는 몇 분도 지나지 않아 죽게 되고, 막혔던 혈관을 뚫어 혈액 공급이 재개되더라도 다시 살아나지 않는다.

하지만 뇌에는 아주 많은 수의 혈관이 있고 각각의 혈관이 담당하는 부위가 겹치는 경우가 많기 때문에 혈액이 차단된 부위의 중심에 있는 뇌세포가 죽더라도 주변부에 있는 뇌세포는 근처 혈관의 도움을 받아 몇 시간 동안 죽지 않고 버티기도 한다. 이러한 뇌세포는 막힌 혈관을 뚫어 혈액 공급이 원활히 재개되면 본래 기능을 완전히 회복하기 때문에 급성뇌경색 치료의 목표는 이런 상태의 뇌세포를 살려 최대한 뇌 기능을 보전하는 것이다.

TV 건강 프로그램을 시청하거나 인터넷 검색을 통해 알아보면 급성뇌경색은 3시간이 골든타임이니 그 시간 안에 치료를 받으라고 홍보하는 것을 볼 수 있다. 때문에 많은 사람들이 골든타임의 의미를 증상이 시작되고 3시간 이내에 병원에 오면 모든 환자가 다 회복되는 것으로 오해하는 경우가 많다. 3시간 이내에 병원에 도착하는 것이 좋다는 의미는 치료 후 통계를 내어 보니 3시간 이내에 병원에 도착해 혈관 재관류에 성공한 환자들의 평균적인 치료 결과가 3시간 이후에 치료받은 환자들보다 더 좋았다는 것이지, 3시간 이내면 다 결과가 좋고 이후면 다 나쁘다는 뜻이 아니다.

사람마다 혈관의 분포와 순환이 다르기 때문에 주변 혈관의 도움으로 뇌가 견딜 수 있는 시간은 사람마다 다를 수 있다. 그래서 병원에 일찍 후송되어 30분 안에 막힌 혈관을 다시 열어 주었는데도 이미 뇌조직이 광범위하게 죽어 있고 오히려 뇌출혈의 합병증이 생기는 사람이 있는가 하면, 이런저런 사정으로 치료가 지연되어 몇 시간 만에 열어 주었는데도 많은 뇌조직의 기능이 회복되고 합병증이 생기지 않는 사람도 있다.

뇌손상 정도와 범위 등 고려해 치료

급성뇌경색을 일으키는 혈전은 단단한 동맥경화성 협착과 달리 대개 부드러운 젤리 형태를 하고 있기 때문에 여러 가지 방법을 이용하여 제거할 수 있다. 과거에는 약으로 혈전을 녹이려는 시도를 많이 하다가 합병증으로 뇌출혈이 많이 발생했다. 최근에는 좋은 기구들이 많이 개발되어 약을 쓰지 않고도 혈전 덩어리를 제거할 수 있게 되었다.

죽은 뇌세포가 많은 부위에 피가 다시 통하게 되면 뇌출혈이 발생해서 그냥 두었을 때보다도 훨씬 나쁜 상황으로 악화된다. 죽은 뇌세포의 양과 범위는 막힌 시각으로부터 경과한 시간에 비례하기 때문에 증상이 발생한 시점에서 시

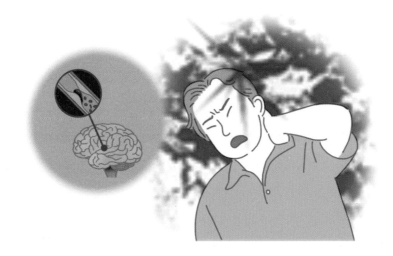

간이 얼마나 경과했는지에 따라 치료 목표와 결과가 달라진다.

혈관이 막힌 초기에는 혈관을 막고 있는 혈전을 제거하여 혈관을 다시 열어주도록 노력해야 하며, 이런 시기가 지난 이후에는 뇌부종이나 뇌출혈에 의해 뇌압이 증가하여 뇌손상이 추가적으로 발생하거나 생명이 위협을 받는 상황을 조절할 수 있도록 해야 한다. 그렇기 때문에 단순히 시간을 기준으로 삼기보다는 병원에 도착했을 때의 환자 상태, CT나 MR에서 보이는 뇌손상의 정도와 범위 등 여러 가지 상황을 고려해서 치료 방법을 결정하는 것이 좋다.

뇌혈관질환의 예방과 진단

뇌혈관질환에 따른 뇌손상은 치료를 받더라도 완전히 회복되는 경우가 많지 않다. 따라서 뇌혈관질환의 위험인자를 미리 알고 대비하여 발병을 예방하는 일이 매우 중요하다.

뇌혈관질환의 위험인자는 나이, 민족, 성별, 가족력 등 조절이 불가능한 것들과 고혈압, 심장질환, 당뇨병, 흡연, 고지혈증, 비만 등 조절이 가능한 것들로 나눌 수 있다. 조절이 가능한 위험 요소들을 제거하거나 조절할 경우 뇌혈관질환 발병에 의한 사망과 후유증을 현저히 낮출 수 있다.

뇌혈관질환을 진단하기 위한 대표적인 검사로는 전산화단층촬영(CT), 자기공명영상(MRI), 뇌혈관조영술(TFCA) 등이 있다. CT는 대부분의 병원이 장비를 갖추고 있고 검사비가 저가이며 촬영시간이 수분 이내이기 때문에 응급상황에서 뇌경색과 뇌출혈을 감별하기 위해 많이 사용하고 있다. 하지만 얻을 수 있는 영상이 많지 않고 해상도가 떨어지기 때문에 뇌혈관질환의 조기발견을 위한 검사로는 적당하지 않다. 전산화단층혈관촬영(CTA)은 조영제를 주입하여 세밀한 영상을 찍은 뒤, 컴퓨터에서 영상을 재구성하면 목과 머리의 혈관을 비교적 자세히 볼 수 있어 뇌동맥류나 경동맥 협착 등의 진단에 도움이 된다. MRI는 CT보다 촬영 시간이 길고 고가라는 단점이 있지만 고화질의 뇌 영상을 많이 얻을 수 있기 때문에 뇌혈관질환뿐 아니라 뇌종양, 퇴행성뇌질환 등 뇌의 여러 가지 질병의 조기진단에 매우 유용한 검사법이다. CTA처럼 혈관만을 선택해서 볼 수 있는 MRA는 조영제를 사용하지 않고도 영상을 얻을 수 있는 것이 장점이다.

경피적 혈관조영술(TFCA 등)은 뇌혈관질환을 진단하고 혈류역학적 변화 등을 판단할 수 있는 뇌혈관질환을 위한 가장 정확한 검사법이다. 이러한 검사법들은 진단에만 사용되는 것이 아니고 수술계획의 수립, 수술 후 정기적인 경과관찰 등 여러 가지 목적으로 사용되기 때문에 하나 이상의 검사를 반복적으로 시행하기도 한다.

평소에 건강검진을 통해 숨어 있는 뇌혈관질환을 발견해 치료하는 것도 중요하지만 발병했을 때 빨리 알아채서 시간을 낭비하지 않고 병원에 도착하여 치료를 받아 후유증을 최소화하는 것도 매우 중요하다.

뇌혈관질환을 의심할 수 있는 증상

1. 갑자기 한쪽 팔다리에 힘이 없거나 저리고 감각이 없다.

2. 갑자기 말을 못하거나 무슨 말인지 알아듣지 못한다.

3. 말할 때 발음이 어둔하다.

4. 멀미하는 것처럼 심하게 어지럽다.

5. 걸을 때 술 취한 사람처럼 휘청거린다.

6. 갑자기 한쪽이 흐리게 보이거나 한쪽 눈이 잘 안 보인다.

7. 갑자기 심한 두통이 있다.

* 심한 두통과 함께 의식이나 행동에 이상을 보이는 경우에는 비교적 빨리 병원으로 이송되나 가볍거나 애매한 증상이 있는 경우 병원에 오는 시간이 많이 지연되기도 한다.

08

기름진 음식 자주 먹는 식습관,
뇌경색 유발률 높여

뇌에 공급되는 산소와 영양이 막힌다면

뇌는 사람이 사람일 수 있게 만들어 주는 구조물이라고 할 수 있다. 뇌가 있기 때문에 우리가 무엇이든 사고하고, 즐기고, 또 슬퍼할 수 있다. 뇌 하나만으로 살아갈 순 없지만, 뇌가 없다면 사는 의미도 없다고 할 수 있다. 뇌는 심장 다음으로 가장 중요한 장기라고 생각한다.

사람의 모든 장기를 관할하기에 뇌에 산소와 영양분이 원활하게 공급되는 것은 매우 중요하다. 뇌혈관에 문제가 생겨 막히면 산소와 영양 공급이 중단돼 뇌경색이 발생하기 때문이다. 뇌경색이 발생하면 뇌기능 손상에 의해 한쪽 팔다리 힘이 빠지거나 감각이 떨어지고, 발음이 어눌해지면서 언어 장애가 발생한다. 심한 경우에는 의식 저하까지 발생하기도 한다.

국내 뇌경색 발병률, 지난 20년간 급격히 증가

뇌경색이 발생하는 이유는 매우 복합적이다. 많은 사람들이 '나이가 들면 발생하는 질환'으로 알고 있지만 최근에는 55세 미만의 젊은 뇌졸중 환자들의 빈도가 늘어나는 추세다. 45세 미만의 젊은 뇌경색 환자의 경우 가장 큰 원인은 흡연과 비만으로 알려져 있다. 55세에서 74세 뇌경색 환자들의 가장 큰 원인은 고혈압과 당뇨이고 75세 이상의 고령 환자에서는 심방세동이 뇌경색의 큰 원인이다.

뇌졸중은 혈관이 막히는 뇌경색과 혈관이 터지는 뇌출혈로 구분되는데, 이 중 뇌경색 비율은 지난 20년간 우리나라에서 급격하게 증가하고 있다. 물론 고령화 속도가 빨라지면서 뇌경색 유발률이 높아지는 데 영향을 끼치지만 식습관의 변화도 큰 원인으로 제기되고 있다. 기름진 음식을 자주 먹으면서 혈관이 점점 막혀 뇌경색으로 이어지는 빈도가 높아졌기 때문이다. 지금 추세라면 2030년에는 35만 건까지 증가할 것으로 예측된다.

골든타임 내 치료가 가장 중요

뇌경색의 원인은 매우 다양하다. 혈관이 찢어져 생기는 혈관박리, 선천적 혈관 이상, 혈액응고질환 등 외에도 고혈압, 당뇨, 고지혈증, 비만, 심장질환, 흡연, 음주 등이 그 원인이다. 특히 고혈압, 비만, 흡연 및 음주 등의 요인은 상대적으로 환자 본인이 조절할 수 있는 위험인자로, 이를 잘 조절해도 어느 정도 뇌경색 예방은 가능하다.

이미 뇌경색이 발생했거나 뇌경색으로 의심할 만한 증상이 보인다면 골든타임 내에 치료를 받는 게 중요하다. 뇌경색은 뇌세포에 혈류 공급이 안 되어 생기는 비가역적 뇌 기능 손실이다. 그렇기에 빠른 시간 안에 뇌로 다시 혈류가 공급될 수 있도록 치료를 해야 한다. 뇌경색에 의한 뇌세포 손상이 최소화되기 때문이다.

골든타임이란 보통 뇌경색 증상 발생 후 4~5시간 이내를 의미한다. 최근에는 뇌의 큰 혈관이 막히는 사례는 경우에 따라서 혈관 내 치료를 할 수 있다.

전순환대혈관폐색에 의한 뇌경색의 경우 6시간부터 18시간까지 혈관이 막힌 곳의 중심부가 팽창하는 것으로 알려져 있다. 이 시간 동안 1분에 190만 개의 신경세포가 손상되고 138억 개의 시냅스가 파괴돼 12㎞의 신경섬유가 손상된다. 이 때문에 신속한 치료를 통해 손상되는 뇌세포를 최소화해야 신경학적 결손이나 인지기능 장애를 줄일 수 있다.

치료법, 혈관 내로 카테터 삽입해 혈전용해제 주사

뇌경색 치료는 대부분 수술이 아닌 시술로 진행한다. 급성뇌경색 환자의 경우 일반적으로 혈압관리, 기도유지를 위한 기도관리와 산소공급, 수액치료, 체온유지, 그리고 심장 감시 및 혈당관리를 시행한다. 혈액의 흐름을 복구하기 위해 '정맥내혈전용해술'이 사용되며, 최근에는 '혈관 내 치료' 법도 빠르게 발전하고 있다.

혈관 내 치료를 위해서는 혈관 안으로 카테터를 삽입한 후, 기구를 이용해 혈관을 막은 혈전을 물리적으로 부수거나 혈관 밖으로 꺼내어 혈관을 재개통시킨다. 급성뇌경색의 동맥 내 치료는 안전하고 효과적인 치료 방법이다. 내경동맥이나 중대뇌동맥의 폐색에 의한 급성뇌경색의 표준치료법으로 인정받는 만큼 점차 확대되고 있다.

치료가 빠른 시간 안에 잘 마무리가 됐다면 그다음으로 중요한 것은 재활이다. 뇌경색 환자는 뇌세포 기능이 손상을 입은 만큼 보행과 손 사용, 언어 능력 등에 어려움을 겪을 수 있는데 재활을 빨리 진행할수록 후유증을 최소화할 수 있다.

뇌경색은 한번 발생하면 되돌릴 수 없다. 따라서 가장 바람직한 것은 예방

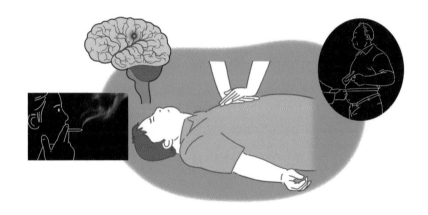

이다. 고혈압, 당뇨병, 고지혈증, 부정맥, 술, 담배 등의 뇌졸중 위험인자를 조심하고 혈압과 혈당, 콜레스테롤 수치를 정기적으로 측정해 관리하는 것이 필요하다. 과일과 채소, 저염식, 통곡물 등으로 건강한 식사 습관을 유지하며 주 5회, 30분 이상의 중등도 강도로 빠르게 걷기, 테니스, 자전거 등의 운동을 꾸준히 진행하는 것이 필요하다. 담배는 백해무익이며 음주는 최대한 자제하는 것이 좋다.

09

천천히 찾아와 일상을 파괴하는
파킨슨병, 어떻게 치료할까?

파킨슨병은 치매 다음으로 흔한 퇴행성 뇌질환이다. 1817년 질환을 처음 보고한 의사 제임스 파킨슨(James Parkinson)의 이름을 따서 명명되었다. 파킨슨병은 중뇌에 위치한 흑질이라는 뇌의 특정 부위에서 도파민을 분비하는 신경세포가 원인 모르게 서서히 소실되어 가는 질환이다. 건강보험심사평가원의 '국민 관심질병통계'에 따르면 2015년 약 10만 명에서 2019년 12만5천 명으로 환자 수가 꾸준히 늘고 있다.

도파민은 몸의 움직임을 정교하게 다듬어 주는 역할을 하는 중요한 신경전달 물질이다. 따라서 도파민이 부족한 파킨슨병 환자들은 주로 운동기능과 관련된 증상을 호소한다. 안정 상태에서 손발이 떨리고, 근육이 경직되거나 행동이 느려지고 구부정한 자세로 종종 걷는 특징적인 걸음걸이가 나타난다.

파킨슨병의 원인은 아직 명확하게 규명되지 않았다. 다만 노화가 진행됨에 따라 발병 위험이 커지기 때문에 60세 이후 발생률이 점차 증가한다. 가족성으로 발병하는 경우도 있지만 40세 미만의 젊은 나이에 발병하는 경우를 제외하

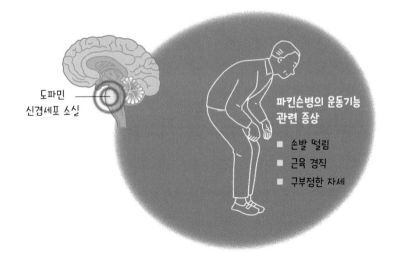

도파민
신경세포 소실

**파킨슨병의 운동기능
관련 증상**

■ 손발 떨림
■ 근육 경직
■ 구부정한 자세

면 대부분 가족력이나 뚜렷한 유전자 이상 없이 발생한다.

파킨슨병의 주된 치료는 약물치료다. 약물치료는 질환을 완치하거나 진행을 중단시키는 것이 아니라 부족한 도파민을 보충해 환자가 정상적인 일상생활을 영위하도록 도와주는 역할을 하기 때문에 오랜 기간 지속적으로 복용해야 한다. 따라서 전문의와 함께 약물의 종류부터 복용량까지 환자 본인의 상태에 가장 적합한 장기적인 치료계획을 수립해야 한다.

오랜 기간 약물을 복용해 약효가 짧아지고 부작용이 심하다면 뇌심부자극술 등 수술적인 치료 방법도 고려해 볼 수 있다. 하지만 적용 가능한 사례가 제한적이기 때문에 수술이 가능한 환자를 선별하는 과정을 거쳐야 한다.

신경과 김희진 교수는 "파킨슨병은 대개 서서히 진행하기 때문에 적절한 치료를 조기에 시작하면 일반적인 사회활동은 문제없이 가능하다"며 "일상에서 동작이 느려지거나 자세가 구부정해지고 얼굴이 무표정해지는 등 증상이 발견되면 즉시 병원으로 와 진료를 받아보는 것이 좋다"고 강조했다. 또 김희진 교수는 "약물과 수술 이외에도 지속적인 운동이 치료에 큰 도움이 된다"며 "혼자 운동하기 어려운 환자들은 재활치료를 통해서라도 꾸준한 운동을 하기를 바란다"고 말했다.

파킨슨병,
뇌심부 자극술로 치료 가능해

약물 내성이 생긴 파킨슨병 환자들, 뇌심부 자극술로 치료
증상 및 약물 복용량 감소, 수술 이후에도 자극 방향 및 강도 조절

파킨슨병은 움직임이 느려지는 서동증, 관절이 굳어지는 강직, 그리고 가만히 있어도 몸이 떨리는 진전 3가지 증상이 대표적으로 나타나는 병이다. 파킨슨병은 뇌 안의 도파민이라는 신경전달 물질이 감소되면서 생기는 것으로 알려져 있어 도파민이 포함된 약물을 복용하는 것만으로도 증상이 많이 호전될 수 있다.

하지만 모든 약들이 그렇듯 약물을 복용하다 보면 약제에 내성이 생기게 되어 효과가 줄게 된다. 다른 약물 내성과는 달리 약효가 주는 것뿐 아니라 약물로 인해 체내에 도파민이 너무 과해지면 파킨슨병과 반대로 의도치 않게 움직임이 과하게 발생하는 이상 운동증이 생길 수 있는데 이는 파킨슨병 환자들이 원래 증상인 서동, 강직보다도 더 불편해하는 증상이다.

약물복용 초반에는 약효가 장시간 유지되지만 복용 기간이 길어질수록 약물 효과가 빨리 감소하게 된다. 이때 약물 농도를 올리면 이상 운동증이 심해지고 농도를 줄이면 본래의 증상들이 심해져 약물로 증상을 조절하기가 매우 어려운 상태에 도달하게 되는데 이런 경우 수술적 치료를 고려해 볼 수 있다.

뇌심부 자극술이란 뇌 안쪽 깊은 곳에서 몸의 움직임을 담당하는 작은 핵에 가느다란 전극을 삽입하여 뇌에 직접적으로 전기자극을 주는 수술법이다. 대개 양쪽 이마 뒤쪽으로 3~4cm 정도의 절개를 한 뒤 가느다란 미세

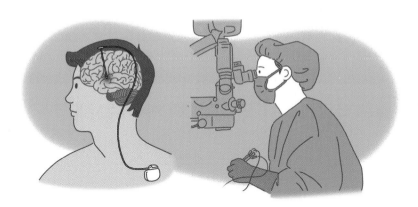

전극을 삽입하면서 뇌에서 발생하는 신호를 듣게 된다. 가장 적합한 신호가 발생하는 위치에 1mm 정도 굵기의 영구 전극을 삽입한 후 가슴 부위 자극 발생기(배터리)를 삽입해 연결한다.

신경외과 조경래 교수는 "대부분의 환자에서 증상 조절뿐 아니라 약물의 복용량이 감소하는 효과를 볼 수 있으며 효과가 적을 경우 수술 후 자극 방향 및 강도를 조절하여 증상을 추가적으로 조절할 수 있다"며 "자극 강도에 따라 저림이나 말이 어눌해지는 증상 등이 발생할 수 있으나 대부분 자극 조절로 해소된다"고 밝혔다.

또, 조경래 교수는 "뇌심부 자극술은 파킨슨병뿐 아니라 약물로 조절되지 않는 손 떨림, 머리 떨림 그리고 근긴장 이상증 등 많은 이상운동 질환에서 효과를 보이고 있다"며 "약물로 조절이 힘든 뇌전증, 치매, 우울증 등에 대한 연구도 활발히 이루어지고 있다"고 전했다.

10

뇌하수체 종양,
비강내시경으로 제거 가능해

치료 후, 호르몬 정상화 가능성 높아

많은 인기를 모았던 드라마 〈슬기로운 의사생활〉에서 극중 간담췌외과 소속 송수빈 간호사의 딸이 주변 시야가 좁다며 신경외과를 찾고, 뇌하수체 종양 진단을 받는다. 극중 신경외과 채송화 교수는 초경을 하지 않는 것도 관련이 있다고 설명한다.

뇌하수체는 두 눈 사이에서 뒤쪽으로 6~7㎝, 뇌의 정중앙 아랫부분에 위치하는 직경 약 1.5㎝ 크기의 부위다. 이 뇌하수체 바로 위쪽에는 시신경교차가 위치하고 있는데, 이 부위에 종양이 생기면 시신경교차 부분이 눌리면서 시력과 시야 장애가 나타날 수 있다. 극중 송수빈 간호사의 딸이 주변 시야가 좁다고 불편을 호소한 것도 이 때문이다. 또 뇌하수체는 유방, 난소, 고환, 부신피질 등에서 만들어지는 10여 가지가 넘는 호르몬 분비를 조절한다. 따라서 종양이 월경과 임신에도 영향을 미칠 수 있다. 극중 중학생인 송수빈 간호사의 딸

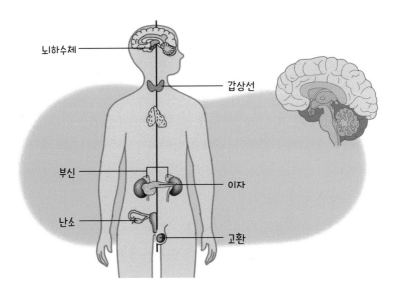

이 초경을 시작하지 않은 데도 관련이 있을 수 있는 것이다.

뇌하수체 종양은 일차성 뇌종양(폐암 등 타 장기에서 생기는 암의 2개 내 전이를 제외한 뇌종양) 중 3번째로 발생 빈도가 높다. 이는 일차성 뇌종양의 15% 정도를 차지할 정도로 흔한 종양이다. 뇌하수체 종양은 환자에 따라 완치가 가능하며, 병리학적으로 악성은 매우 드문 게 특징이다.

뇌하수체 종양은 조직학적 종류에 따라 특정 호르몬의 과다를 유발할 수 있다. '유즙분비호르몬 분비 뇌하수체 종양', '성장호르몬 분비 뇌하수체 종양', '쿠싱병' 등이 대표적이다. 유즙분비호르몬 과다 시 여성의 경우 불규칙월경 또는 무월경이 흔하고 유즙분비 증상이 나타나기도 한다. 남성의 경우 여성형 유방 형성, 발기부전 및 불임 등이 대표적인 증상으로 꼽힌다.

성장호르몬 과다 시에는 성인이 되어서도 아래턱이 튀어나오며 커지고 얼굴과 손과 발이 굵어지는 등의 증상이 나타난다. 그리고 고혈압과 당뇨가 나타날 수 있다. 치료 없이 방치할 경우 심근비대증과 같은 치명적인 합병증이 발생하기도 한다.

쿠싱병의 경우 체내에 스테로이드호르몬이 증가하여 발생하는데 얼굴이 둥

글게 변하고 복부 비만이 발생한다. 이외에도 월경불순, 여드름, 혈압과 혈당 상승 등이 나타나기도 하며 이 역시 방치될 경우 심근경색 등 치명적인 합병증의 위험이 증가한다.

비기능성 뇌하수체 종양은 호르몬을 분비하지 않은 세포들이 종양이 돼, 호르몬 과다분비 증상보다 종양에 의해 뇌하수체나 시신경이 압박을 받으면서 증상이 나타나는 경우로 양쪽 가측 시야가 좁아지는 증상이 대표적이나 종양의 크기나 모양에 따라 다르다.

치료는 종양의 종류별로 다르다. 비기능성 종양의 경우 증상이 나타나거나 크기가 커지면, 수술로 치료한다. 감마나이프 등의 방사선 수술로 어느 정도 조절은 가능하지만 효과는 떨어지는 것으로 알려졌다.

신경외과 조경래 교수는 "호르몬 분비 종양 중 '유즙분비호르몬 생성 뇌하수체 종양'의 경우, 약물치료를 우선적으로 시행할 수 있다"며 "약 75%의 환자가 약물치료에 효과를 보이는 것으로 알려졌다"고 말했다.

이어 조경래 교수는 "여성의 경우, 임신과 출산 과정에서 약물치료의 안정성이 확보되어 있지 않고 여성호르몬 변화에 따라 종양이 커지는 경우가 있어, 가임기 여성의 경우 수술을 하는 것이 도움이 되기도 한다"고 덧붙였다.

성장호르몬 분비 뇌하수체 종양이나 쿠싱병은 수술적 제거가 일차 치료법이다. 수술 후 호르몬 수치가 조절되지 않으면 약물치료를 하는데, 75~79%가 수술 후 호르몬 분비가 정상화되는 것으로 확인됐다. 또 비기능성뇌하수체 종양은 수술로 종양을 제거하고, 제거 후 약 85%에서 시력, 시야 장애가 회복되는 것으로 나타났다.

뇌하수체 종양 수술은 종양의 크기나 환자 상태에 따라 다르다. 이전에는 머리를 열고 하는 개두술과 현미경으로 코를 통해 수술하는 방법을 사용했다. 하지만 최근에는 〈슬기로운 의사생활〉에 나온 것처럼 대부분 내시경을 통해 코로 들어가 수술하는 경우가 많다. 조경래 교수는 "수술법은 종양의 크기와 모양, 환자의 비강 상태 등 여러 가지 요인을 고려해서 결정한다"며 "수술 후

잔여 또는 재발 종양에 대해 감마나이프 방사선수술이 필요할 때도 있다"고 말했다.

이어 조경래 교수는 "내시경 경접형동 접근법은 양쪽 콧구멍을 통해 내시경과 수술 기구를 사용하여 종양을 제거하는 방법"이라며 "안면과 머리의 외부 상처가 없고 회복기간이 대체로 빠르다는 장점이 있다"고 덧붙였다.

11

뇌종양, 위치에 따라
내시경적 수술도 방법

뇌종양이란?

뇌가 들어 있는 머리뼈 속의 공간을 두개강(頭蓋腔)이라고 한다. 뇌종양은 이 두개강 안에서 발생하는 여러 형태의 종양을 의미하는데, 조금 더 넓게 보면 두개강 내에서 발생한 모든 신생물을 뜻한다. 선천적으로 발생한 물혹과 같은 양성 낭종에서부터 뇌세포에서 발생하는 악성 뇌종양에 이르기까지 매우 다양한 종류의 종양이 각기 다른 예후를 보인다. 타 장기의 경우 초기에 병변을 포함하여 광범위한 절제를 시행한 경우 대부분 예후가 양호하다. 하지만 뇌는 장기의 특성상 광범위 절제가 불가능하기 때문에 가장 중요한 인자 중 하나가 종양의 발생 위치와 크기이다.

뇌종양은 뇌의 어느 부위에 발생했는지, 혹은 어떤 성격의 종양인지에 따라 양상이 모두 다르다. 발생 부위가 중요한 이유는 부위에 따라 증상이 달리 나타나기 때문이다. 우측 전두엽에 주먹만 한 종양이 자라도 별다른 증상이 없기

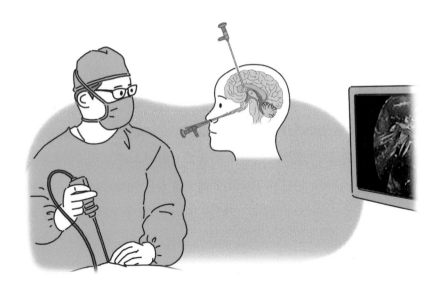

도 하지만 뇌하수체 종양의 경우 바로 위에 시신경이 교차하는 부위로 종양이 자라면 시신경을 압박해 양 바깥쪽 시야가 잘 보이지 않는 증상이 발생한다. 이처럼 증상이 달라지기 때문에 종괴의 성격보다 중요한 것은 종양의 위치라고 할 수 있다.

뇌종양이 발생하는 이유는 대부분의 종양이 그렇듯 유전자의 기형 변이로 발생한 세포가 체내 면역 시스템에 의해 제대로 걸러지지 않고 성장하기 때문이다. 가장 흔한 뇌종양인 전이성 뇌종양의 경우 폐나 유방 등의 타 장기로부터 암세포가 혈류를 타고 올라와 뇌에서 자라면서 발생한다. 뇌종양이 유전이 되냐는 질문이 많은데 유전병 중에 뇌종양을 잘 일으키는 유전병이 있지만 뇌종양 자체가 유전이 되지는 않는다.

뇌종양의 원인을 한가지로 정의 내리기는 어렵다. 유전자 기형 변이가 원인이라면, 왜 그러한 기형 변이가 발생했는지 명확한 답을 내리는 것이 쉽지 않다.

한 가지 이유로 발생한다고 단정하기 어려워

뇌종양은 CT 혹은 MRI를 통해 두개강 내에 이상 소견이 보이면 진단이 가능하다. 대개 CT에서는 종양의 유무 정도만 분별 가능하다. MRI에서도 종양을 정확히 진단하려면 혈류 등을 보는 특수 MRI를 이용해야 한다. 그렇다면 뇌종양은 주로 누구에게 발생할까? 많은 사람들이 노화와 뇌종양 발생의 상관관계를 이야기하곤 하는데, 가능성이 있지만 단정할 수는 없다. 종양의 성격에 따라 다르겠지만 모든 종양이 그렇듯 나이가 들수록 뇌종양 역시 발생빈도가 증가하는 경우가 많기에 나이의 영향을 받는다고 할 수 있다. 하지만 영·유아에게서만 발생빈도가 높은 뇌종양이 따로 있기에 꼭 나이에 따라 뇌종양의 가부를 이야기하는 것은 어렵다는 것이었다. 물론 소아 뇌종양의 경우는 산전 진단 기술이 발전함에 따라 발생빈도가 상당히 감소하는 추세다.

뇌종양, 일반 종양과 다른 점 많아

뇌종양은 우리가 알고 있는 일반 악성 종양, 즉 암과는 다소 다른 점이 많다. 가장 먼저 다른 암과 달리 타 장기로의 전이가 잘 일어나지 않는다.

원발성 뇌종양의 경우 중추신경계 외의 타 장기로의 전이가 거의 일어나지 않는 것으로 알려져 있다. 이에 대해 정확한 메커니즘이 밝혀져 있지는 않지만, 암의 전이 경로 중 하나인 림프관이 발달되지 않았다는 점과 뇌혈관 구조가 종양이 침투하기 힘든 특수한 형태로 이뤄져 있다는 점이 이유로 언급되고 있다. 그 외에 뇌혈관장벽이라 불리는 특수한 구조물이 뇌종양이 혈관을 타고 전이되는 것을 막는다고 알려져 있다.

또한 종양이 발생하는 부위가 '뇌'이다 보니, 우리가 흔히 아는 1~4기의 병기 구분이 아닌 등급으로 위험도를 분류한다. 꼭 악성 종양이 아니더라도 뇌를 심하게 압박한다면 건강에 큰 해를 가하기 때문이다.

우리가 일반적으로 알고 있는 암을 나누는 분류법은 TNM이라고 하는 병기 구분이다. TNM 병기 자체가 주변 장기로의 전이, 원발 장기로의 전이를 기준으로 나눈 등급이기 때문에 앞서 언급한 뇌종양에 적용하기는 쉽지 않다. 앞서도 언급했듯 뇌의 경우 꼭 악성 종양(암)이 아니더라도 뇌를 심하게 압박하면 위험도가 올라간다. 이 때문에 단순히 중증도를 등급으로 나누는 것은 뇌종양에 있어서는 중요하지 않다. 뇌종양의 등급이 종양의 병리학적 생태를 나타내고 향후 예후를 추측하는 데 도움이 되지만 환자의 증상 혹은 수술의 난이도를 절대적으로 결정하지 못하는 이유기도 하다.

증상에 따라 개두술 및 비개두술 방사선 수술 적용

검사를 통해 뇌종양이 발견됐으면 그에 맞는 적절한 치료가 이뤄져야 한다. 가장 기본적인 치료법은 수술이다. 기본적으로는 두개골을 여는 개두술로 종양을 제거하지만, 종양의 위치에 따라 코나 눈을 통해 접근하는 내시경적 수술을 시행하기도 한다.

크기가 매우 작거나 수술을 하기에는 위험도가 너무 큰 부위에 위치한 경우, 혹은 다발성 종양의 경우 수술보다는 방사선 치료를 이용한다. 작은 부위에 집중해 방사선을 조사하는 감마나이프라는 방사선 수술 방법을 많이 사용한다. 특히 전이성 종양 같은 경우 수술 못지않게 방사선 수술의 효과가 좋기 때문에 개두 수술 없이 바로 감마나이프 수술을 시행하기도 한다.

뇌종양이 두려운 종양이긴 하지만 모두가 다 영화나 드라마처럼 안 좋은 결과를 맺지는 않는다. 대부분의 양성 종양에서 큰 후유증 없이 완치가 가능하고 악성 종양에서도 적극적으로 치료하는 경우 장기 생존이 가능하다. 다만 전절제가 불가능한 경우가 더러 있고 주요 혈관과 신경을 감싸고 자란다거나, 두개저에 위치해 뇌간을 압박하는 경우 충분히 제거되지 않은 채 재발이 거듭되어 수술의 위험도가 증가해 결국 사망할 수 있다.

이러한 종양의 경우 수술 과정에서 주요 혈관이 손상되거나 뇌를 견인하는 과정에서 뇌가 손상되어 심각한 후유장애를 가져오기도 하며 사망에 이르기도 한다. 대개는 수술적 위험도가 어느 정도 수준을 넘는 경우엔 수술을 권하지 않는 경우가 많다. 뇌종양이 발생하는 특별한 인자로는 방사선에 대한 노출 정도로 특별히 예방할 수 있는 방법은 없다. 뇌종양의 경우 크기에 따라 수술의 위험도가 증가하므로 증상이 있을 때 빠르게 검사를 받아 확인하는 것이 가장 확실한 예방법이라고 할 수 있다. 두통이나 어지럼증 등 비특이적 증상이 점차 심해지거나 한쪽 팔다리 감각 혹은 운동 능력이 둔해지는 경우, 말이 잘 안 나오거나 한쪽 귀가 잘 안 들리는 증상이 심해진다면 검사를 해보는 것이 필요하다.

뇌전증, 유전적 요인 적고
약물치료로 발작 없이 일상생활 가능

수천억 개의 뇌신경세포 중 일부 뇌세포가 비정상적으로 과도한 전기신호를 발작적으로 발생시켜 나타나는 이상을 뇌전증 발작이라고 한다. 뇌전증은 이 발작이 두 번 이상 반복한 경우다.

뇌전증 증상은 발작이 발생한 부위에 따라 다양하게 나타난다. 멍한 상태로 눈을 깜박이는 경우도 있고, 입맛을 다시기도 하고, 옷이나 물건을 만지작거리기도 한다. 의식을 잃고 쓰러지면서 전신이 뻣뻣해지고, 이후 움찔거리는 경련이 나타나기도 한다. 발작은 대개 몇 초에서 몇 분간 지속되고, 드물게 몇 시간 동안 이어지기도 한다. 발작이 발생하기 전, 전조 증상으로 이상한 느낌이나 기분을 경험하기도 한다.

뇌전증은 소아기(0~9세)와 노년기(60세 이상)에서 더 많이 발생한다. 이 때문에 과거에는 뇌전증이 소아 질환이라는 인식이 강했으나 최근에는 소아기와 더불어 노년기에 뇌졸중, 두부외상, 퇴행성 질환의 후유증이 뇌전증의 가장 흔한 원인으로 알려졌다. 또한 출산이나 교통사고 등등에 의한 뇌 손상, 뇌졸중,

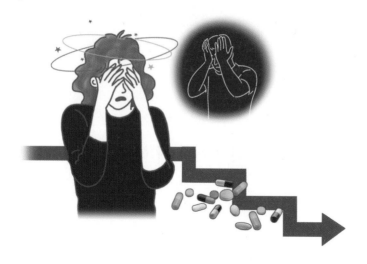

뇌종양, 뇌혈관기형, 뇌염 등 뇌신경세포에 손상을 주거나 과다 흥분을 유발하는 요인이다.

신경과 이혜미 교수는 "연령에 따라 원인에 차이가 있다"며 "치료는 원인을 찾는 것에서 시작하는데, 성인에서 처음 발생하는 뇌전증은 뇌영상 검사에서 원인 질환을 찾지 못하는 경우가 많다"고 말했다.

뇌전증의 발작을 악화시키는 요인이 있다. 적은 수면시간, 음주, 이 외에도 몸과 마음을 피로하게 하는 경우, 발작이 유발될 수 있다. 고열이나 감기약에 의해서도 발작이 나타날 수 있다. 뇌전증의 발작은 개인마다 유발 요인이 달라, 어떤 경우에 발작이 나타나는지를 알고 대비하는 것이 필요하다.

유전성 뇌전증은 정확한 유전자는 밝혀지지 않았지만 유전자와의 연관성은 있는 것으로 알려졌다. 이혜미 교수는 "유전성 뇌전증은 부모에서 자식에게 흔하게 유전되는 것은 아니다"라며 "한 조사에 따르면 양 부모가 뇌전증이라도 자녀에게 뇌전증이 유전될 확률은 10% 정도"라고 전했다.

정확한 진단을 위해서는 발작의 양상, 발작 전후의 상태, 과거력, 약물복용 여부, 가족력 등에 대한 자세한 병력 청취가 필요하다. 환자와 환자의 가까운 보호자, 환자의 발작을 목격한 사람이 함께 참여해야 한다.

진단에서 가장 중요한 검사는 뇌파와 자기공명영상(MRI)이다. 뇌파검사로 뇌전증파를 확인해야 한다. 자기공명영상검사는 발작을 일으키는 구조적인 뇌병변을 찾아내는 게 중요한 진단검사다. 이외에도 동영상 뇌파검사, 핵의학 검사, 자기뇌파검사, 유전자검사 등이 진단에 도움이 될 수 있다.

뇌전증은 항경련제 복용이 치료에 가장 중요한 부분이다. 일부 난치성 뇌전증은 항경련제 이외에 수술적 치료방법을 고려한다. 뇌전증은 난치병일 수 있지만 불치병은 아니다. 전체 뇌전증 환자로 보면 10명 중 4명이 2~3년간 적절한 약물치료 후 재발 없이 완치된다.

이혜미 교수는 "뇌전증으로 진단돼 약물치료를 시작하면 60% 이상은 발작 없이 생활한다"며 "최소 2년 정도 투약이 필요하고, 이후 서서히 줄여서 중단할 수 있다"고 말했다. 이어 이혜미 교수는 "한번 완치됐다가 재발하는 경우에는 처음 진단 후 치료를 시작하는 환자와 같이 3년 이상 지속적인 치료가 필요하다"고 덧붙였다.

일상생활은 약물치료를 받으면서도 가능하다. 학습이나 운동을 제한할 필요는 없지만, 증상이 나타났을 때 대처할 수 있는 방법을 마련하는 것이 좋고, 수영 등의 운동을 할 때는 동반자가 있어야 한다.

공황장애 환자, 광장공포증이나 우울 등 다른 정신 질환 동반하는 경우 많아

갑작스러운 호흡곤란, 가슴 두근거림, 어지러움으로 응급실을 찾는 환자가 많다. 하지만 상당수는 검사상 심혈관계나 폐 질환을 진단받지 않고 이후 정신과 진료를 통해 공황발작 진단을 받는 경우가 많다.

공황장애는 최근 20년간 발생률이 빠르게 늘고 있는 질환이다. 국민건강보험공단에 따르면 2014년 9만3천여 명에서 2018년 15만9천여 명으로 70% 이상 증가했다. 연평균 증가율도 14.3%에 달한다. 미국정신의학회에 따르면 반복적인 공황발작으로 고통이 심하고, 어떤 일이 일어날 것이라 생각해 미리 불안해 하는 예기불안, 회피반응 등의 증상이 함께 나타날 때 진단한다.

원인은 불안에 취약한 기질적 특성이나 최근의 스트레스로 꼽힌다.

정신건강의학과 전홍준 교수는 "공황장애 환자들은 예측하기 어려운 공황발작으로 인해 심한 공포심을 느낀다"며 "이로 인해 사람이 많은 곳에 가거나 외출을 꺼리는 등 사회적으로 위축돼 직장생활이나 대인관계 등 일상에서 큰 어려움을 겪는다"고 설명했다.

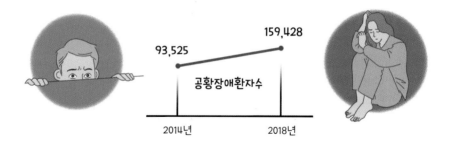

공황장애환자수

93,525
159,428

2014년 　 2018년

　공황장애의 또 다른 어려운 점은 공존 질환이 많다는 것이다. 전홍준 교수의 연구에 따르면 공황장애 환자 중 광장공포증을 가지고 있는 비율이 약 47%, 우울 60%, 불면이 45%로 나타났다.

　전홍준 교수는 "공황장애 환자 중 상당수는 다른 정신과 질병을 함께 가지고 있으며, 이런 증상으로 더욱 고통받고 더 나쁜 경과를 보인다"며 "공황발작은 견디기 어려운 증상을 가지고 있어, 많은 환자들이 공황발작을 경험한 후에야 정신건강의학과 진료를 받으러 온다"고 말했다. 이어 전홍준 교수는 "하지만 공황장애 환자는 이전부터 우울과 불안 등 다양한 정신과적 증상을 가진 경우가 흔하다"며 "공황장애 환자 치료 시에는 공존 질환을 자세히 평가해 함께 치료하는 것이 중요하다"고 강조했다.

　전홍준 교수는 최근 1년 공황장애 환자에서의 광장공포증과 불면증, 우울 및 조울 증상에 대한 연구로 3편의 논문을 SCI급 저널에 게재한 바 있다. 지난 6월에는 공황장애 환자의 양극성 경향에 대한 논문을 미국에서 발간하는 정신건강의학 분야 국제 학술지 〈World Journal of Psychiatry〉에 게재했다.

　공황장애는 비교적 항우울제, 항불안제 등의 약물치료에 반응이 좋은 편으로 알려졌다. 하지만 증상이 호전되지 않거나 자주 재발하는 경우, 인지행동치료 등의 심리사회적 치료도 필요하다.

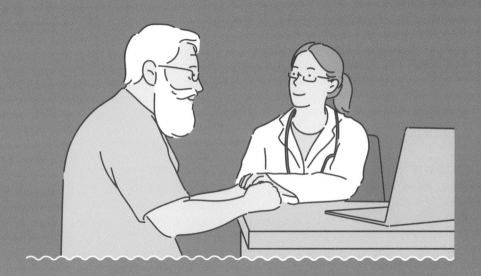

제 2 장

얼굴
감각기관에 불편함이 느껴진다면

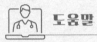 도움말

박관(신경외과) 교수
삼차신경통, 안면경련, 뇌종양, 뇌기저부

김형찬(안과) 교수
망막, 황반변성, 포도막염, 백내장, 레이저

신현진(안과) 교수
사시 및 소아안과, 성형안과, 신경안과

이형우(안과) 교수
망막, 황반변성, 포도막염, 백내장, 레이저클리닉

조재훈(이비인후-두경부외과) 교수
축농증, 코골이, 외비성형, 알레르기비염, 코질환

신정은(이비인후-두경부외과) 교수
난청, 이명, 중이염, 인공와우, 어지럼증, 소아난청

이동한(이비인후-두경부외과) 교수
난청, 이명, 중이염, 어지럼증, 안면신경마비, 염증성
귀질환

김지남(성형외과) 교수
구순구개열, 안면부외상

박경식(외과) 교수
갑상선암 로봇수술, 유방암 정밀의학, 부신 및
부갑상선 종양

글

김경완
박서정
이화영
이형우(안과) 교수
조재훈(이비인후-두경부외과) 교수

14

한쪽 얼굴이 떨리는 반측성 안면경련,
미세혈관감압술로 완치 가능해

자신의 의지와 관계없이 얼굴이 떨리는 '안면경련'은 대부분 얼굴의 한쪽에서만 나타나 '반측성 안면경련'이라 한다. 증상은 눈 주변 떨림으로 시작한다. 눈 떨림은 다양한 이유로 발생하는데, 컴퓨터 모니터나 스마트폰을 오래 보면서 눈 주변 근육이 피로해지거나 잠을 충분히 자지 못해 눈 주변 근육의 흥분도가 올라가서, 혹은 카페인을 과다 섭취해도 눈 떨림이 발생할 수 있다. 이때는 이를 악화시킬 수 있는 요인은 피하면서 충분히 휴식을 취하면 증상이 호전된다.

반면 반측성 안면경련은 눈 주변 떨림에서 시작해, 떨림이 입으로 이어지고, 이후에는 눈까지 제대로 뜨기 힘들어 감기는 단계로 진행된다. 이는 신경생리 검사로 일시적인 눈 떨림인지, 반측성 안면경련인지를 감별한다. 반측성 안면경련은 뇌혈관이 제7번 뇌신경인 안면신경을 눌러 발생하는 것으로 뇌신경 MRI 검사로 뇌혈관이 안면신경을 누르고 있는지를 확인해 최종 진단한다.

치료는 약물치료와 수술치료로 나뉜다. 신경외과 박관 교수는 "신경안정제나 항경련제 등의 약을 사용하기도 하지만 효과가 거의 없어, 미세혈관감압술

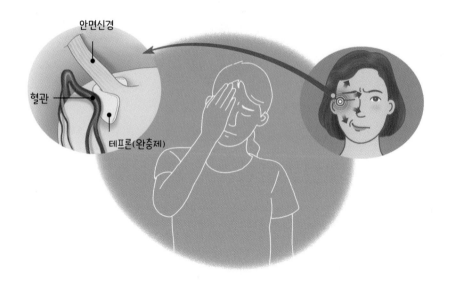

안면신경

혈관

테프론(완충제)

을 일차적으로 시행하고 있다"라고 말했다.

미세혈관감압술은 안면신경과 이를 누르는 뇌혈관 사이에 테프론(Teflon)을 넣어, 신경이 받는 압력을 풀어주는 수술이다. 귀 뒤쪽을 4~5㎝ 절개해 진행하며, 소요시간은 2시간 정도다. 신경과 혈관 사이에 넣어주는 테프론은 푹신한 소재로, 화학물질 중 인체에서 염증반응 유발이 가장 적은 것으로 알려졌다.

재발이나 실패는 약 10% 이하로, 대부분은 미세혈관감압술로 완치가 가능하다. 부작용도 유의해야 한다. 박관 교수는 "귀 뒤쪽으로 해서 두개강 내로 접근하면 소뇌와 청신경이 나오며, 그 앞쪽에 안면신경이 위치한다"며 "안면신경 노출 시에는 소뇌와 청신경이 살짝 당겨지는 경우가 있다"고 말했다. 이어 박관 교수는 "이 과정에서 미세혈관의 혈액순환 장애나 청력 손상이 발생할 수 있다"고 덧붙였다. 청력 손상은 수술 환자의 1~3%에서 발생한다.

박관 교수는 "청력 손상을 줄이기 위해 수술 중 시행하는 신경전기생리검사에서 청신경 손상 전 나타나는 파형의 패턴을 분석해, 청신경 손상 가능성을 사전에 대비할 수 있는 새 기술을 개발했다"며 "국제학술지에 논문을 발표하고, 세계적인 출판사를 통해 이에 대한 단행본도 출간한 만큼 청력 손상 부작용을 최소화할 수 있을 것"이라고 말했다.

영구적 시력 손상까지 유발하는
망막혈관폐쇄증

고혈압과 당뇨, 고지혈증 환자가 고위험군

최근 영구적인 시력 손상까지 유발할 수 있는 망막혈관폐쇄증의 유병률이 증가하고 있어 관심을 모으고 있다.

망막혈관폐쇄증은 망막에 있는 혈관인 동맥이나 정맥이 폐쇄되면서 시력이 손상되는 질환이다. 특히 망막동맥폐쇄증은 산소가 풍부한 동맥이 막히면서 망막에 산소 공급이 차단되기 때문에 발생 24시간 내 즉각적인 치료가 이뤄지지 않으면 신경조직이 손상돼 영구적인 시력 장애가 남을 수 있다.

망막정맥폐쇄증은 혈액이 빠져나가는 정맥의 일부나 전체가 막히면서 혈액 정체가 발생하고 이로 인해 황반부종이 발생, 이로 인한 시력 저하가 발생할 수 있는 것으로 알려졌다.

안과 김형찬 교수는 "황반부종의 경우, 자연적으로 사라지기도 하지만 오래될 경우 시세포 손상이 일어날 수 있어 조기에 치료하는 것이 필요하다"고 말

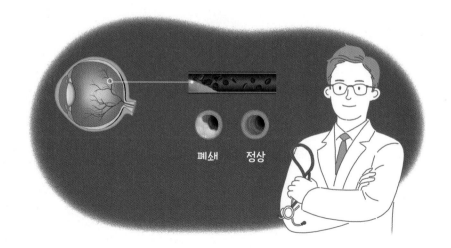

폐쇄 　 정상

했다. 이어 김형찬 교수는 "망막정맥폐쇄증은 허혈 상태를 유발하기도 하는데
이 상태가 계속되면 망막에 비정상적인 신생혈관이 자라날 수 있고, 안구 내부
즉 유리체강에 출혈이 발생할 수 있다"며 "이때는 수술을 통해 유리체 출혈을
직접 제거해야 한다"고 덧붙였다.

망막혈관폐쇄증은 동맥경화나 혈전으로 발생하는 경우가 많기 때문에 고혈
압, 당뇨, 고지혈증, 심장질환이 있는 사람은 고위험군으로 분류한다. 실제 고
혈압은 망막중심동맥폐쇄 환자의 약 70%, 당뇨병의 경우 약 25%에서 발견되
며 망막혈관폐쇄증 환자의 약 절반은 구조적으로 심장에 이상이 있는 것으로
알려졌다.

김형찬 교수는 "망막혈관폐쇄의 경우 혈관이 막히기 전에는 증상이 전혀 없
다"며 "고위험군의 경우, 고혈압이나 당뇨, 심장질환 등의 꾸준한 관리와 정기
적인 안과 검진이 필요하다"고 전했다.

16

소아 사시, 빠른 진단이 중요, 시력 발달과 입체시에 영향

소아 사시란 아이의 두 눈의 시선이 각기 다른 방향을 향하는 질환이다. 정면을 볼 때 한쪽 눈은 정면을 보는 반면, 다른 쪽 눈은 다른 곳을 보는 것이다. 소아 사시는 적절한 시기에 치료받는 것이 중요하다. 우리 눈은 8~10세에 발달을 멈춘다. 치료가 늦어지는 경우, 쓰지 않은 눈은 발달되지 않아 시력 발달에 부정적인 영향을 줄 수 있고, 두 눈을 이용해야 생기는 입체시에도 문제가 발생한다.

소아 사시의 정확한 원인은 밝혀지지 않았지만 뇌신경 마비나 특정 질환이 있을 때 발병률이 높은 것으로 알려졌다. 안과 신현진 교수는 "갑상선에 이상이 있는 경우, 눈이 근육이 두꺼워지면서 사시가 더 생기기 쉽다"며 "뇌수종 등 뇌 문제가 있어도 사시가 생길 가능성이 높다"고 설명했다. 사시의 초기 증상은 피곤하거나 멍하게 있을 때 눈이 밖으로 빠지고, 고개를 갸우뚱하게 하고 있거나 빛에 자주 깜빡이거나 사물이 둘로 보이는 등이 대표적이다.

치료는 일반적으로 수술로 이뤄진다. 신현진 교수는 "사시는 수술 치료가

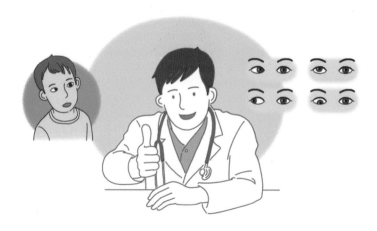

일반이지만 원시가 있어 눈이 몰리는 굴절조절내사시는 안경으로 치료도 가능하다"며 "굴절 검사 결과 근시나 난시, 원시가 있으면 안경을 쓰고, 양쪽 시력차가 있으면 한쪽 눈을 가리거나 안경 등으로 두 눈의 시력을 맞춘 후 그때 수술을 결정하게 된다"고 설명했다.

수술은 눈을 싸고 있는 흰자인 결막에 작은 구멍을 내고, 구멍을 통해 1~2개 정도의 근육을 짧게 단축하거나 느슨하게 하는 방법으로 진행한다. 수술 후 일시적인 충혈은 있지만 흉터가 남지 않는다.

신현진 교수는 "우리나라에서 가장 흔한 간헐 외사시의 경우, 수술 후 재발률이 30% 정도로 알려졌다"며 "두 번째 수술할 경우, 재발하지 않을 확률은 90~95%로 수술로 사시 극복이 가능하다"고 말했다.

소아 사시에 관한 궁금증 Q&A

Q 눈이 안으로 몰리면 사시?

A 아이들은 콧대가 낮아서 안쪽에 눈을 덮고 있는 주름이 많다. 나이가 들면서 콧대가 높아지고, 자연스럽게 안쪽에 눈을 덮는 주름이 없어지면서 몰리는 증상이 사라지기도 한다. 이를 가성내사시라고 한다. 다만 사시로 진

단받고 수술받은 환자 중 약 14%에서 가성내사시를 진단받은 적이 있다는 연구 결과가 있는 만큼 증상이 나타나지 않더라도 정기적인 안과 검진을 받는 것이 필요하다.

Q 사시는 유전이다?

A 꼭 유전이 된다고는 말할 수 없다. 소아 사시를 진단받은 아이의 부모 중에는 사시가 없는 경우가 많다. 하지만 형제, 자매 중 사시가 있다면 다른 아이도 발생할 경우가 높기 때문에 검진받는 것이 필요하다.

Q 외관상 티가 나지 않아도 수술해야 할까?

A 외관상 티가 나지 않더라도 두 눈의 정상적인 발달을 위해 치료가 필요하다. 또 당장은 외관상 티가 나지 않아도 치료하지 않고 두면 진행하는 경우도 많고, 치료 시기를 놓치는 경우 예후에도 영향을 줄 수 있어 적절한 시기에 수술을 받는 것이 필요하다.

Q 사시 교정술은 위험한 수술이다?

A 수술은 소아의 경우는 대개 전신마취로 진행하며, 성인의 경우는 국소 마취로도 많이 진행한다. 사시수술은 안과수술 중 비교적 안전한 수술에 속한다. 수술 후 일시적으로 사물이 둘로 보이는 복시, 충혈, 이물감 등이 있을 수 있지만 보통 한 달 정도 지나면 없어지게 된다. 재수술을 하는 경우에도 보통 이전에 수술하지 않은 근육을 교정하기 때문에 대부분 추가적인 위험은 없다.

17

조금 일찍 태어난 우리 아이,
안과 검진 꼭 챙기세요

미숙아 망막병증, 방치하면 실명까지 이어져

미숙아 망막병증은 미숙아의 망막혈관 형성 과정에 장애가 발생하는 질환이다. 신생아 중 미숙아 비중이 매년 증가함에 따라 미숙아 망막병증에 대한 각별한 주의가 필요하다. 통계청 자료에 따르면 2018년 기준 우리나라 미숙아 구성비는 7.7%로 5년 전인 2013년 6.5%보다 1.2% 상승했다.

망막의 혈관은 임신 후 4개월부터 형성되기 시작해 출산할 즈음에 완성된다. 따라서 미숙아의 경우 망막의 혈관이 완전하게 형성되지 못한 채 안구가 외부 환경에 노출된다. 출생 후 이미 혈관이 형성된 부위와 그렇지 못한 부위의 경계에서 비정상적인 혈관 증식이 발생하고 이것이 심해지면 망막이 박리되면서 실명으로 이어질 수 있다.

미숙아 망막병증의 원인은 아직까지 명확히 밝혀진 바가 없다. 다만, 출생 후 고농도의 산소 치료를 받았거나 출생 시 체중이 적을수록, 임신 기간이 짧

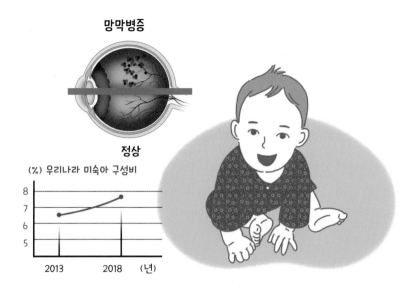

망막병증

정상

(%) 우리나라 미숙아 구성비

을수록 미숙아 망막병증이 발생할 확률이 높다. 미숙아 망막병증이 발생한 모든 경우에 치료가 필요한 것은 아니다. 대부분의 경우 자연적으로 치유가 되기 때문이다. 하지만 경과를 관찰하고 치료 여부를 결정하기 위해 정기적인 검진은 필요하다.

미숙아 망막병증의 치료는 주로 레이저를 이용한다. 망막 혈관이 자라지 못한 주변부에 광응고 치료를 시행해 병의 진행을 막고 망막을 최대한 보존한다. 적절한 시기에 치료를 받지 못하거나 치료에도 불구하고 병이 계속 진행해 망막박리가 발생한 경우 수술적 치료도 고려할 수 있다.

안과 신현진 교수는 "미숙아 망막병증 초기에는 아기가 느낄 수 있는 증상이 없고 부모가 눈 표면을 보고 이상을 감지하기도 힘들기 때문에 1.8㎏ 미만 또는 재태 33주 미만의 미숙아나 출생 후 산소 치료를 6시간 이상 받았던 신생아들은 출생 후 4~6주에 안과에서 망막검진을 받아야 한다"며 "적절한 예방법이 없기 때문에 조기에 발견해 가능한 빨리 치료를 시작하는 것이 가장 좋은 방법이다"라고 강조했다.

눈꺼풀 떨림,
눈 주변 근육의 피로감 때문

컴퓨터 화면으로 영상을 보던 김 모 씨(33)는 갑자기 왼쪽 눈꺼풀이 파르르 떨리는 것을 느꼈다. 이후 증상이 반복되면서 사람들과 대화를 나누다가도 눈꺼풀 떨림을 느꼈다. 눈이 무겁고, 건조함도 느껴졌다. 자신의 의지와 상관없이 눈꺼풀이 떨리는 등의 경련을 일으키는 증상을 의학적으로 '안검섬유성 근간대경련'이라고 한다. 근간대경련은 갑작스러운 불수의근의 수축으로 눈 주변 근육이 갑작스럽게 수축하면서 위 눈꺼풀과 아래 눈꺼풀이 경련처럼 떨리는 질환을 말한다.

증상은 수주, 또는 수개월에 걸쳐 불규칙적으로 반복된다. 주로 근육이 민감해지면서 발생하는데, 눈 주변 근육의 탈수현상이나 피로, 과로, 스트레스와 영양소 불균형에 의해 나타나는 것으로 알려졌다. 전신 피로, 눈의 피로, 안구건조증, 카페인과 과도한 알코올 섭취도 원인으로 꼽힌다.

안과 신현진 교수는 "특히 컴퓨터나 스마트폰 화면을 오래 보면 눈 근육이 긴장하고 눈이 피로해져 눈꺼풀이 떨릴 수 있다"며 "안구건조증도 안구 표면에

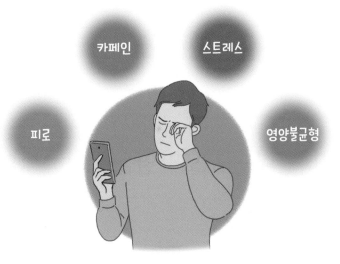

카페인 스트레스 피로 영양불균형

자극과 염증을 유발해 눈 떨림을 일으킬 수 있다"고 설명했다.

영양 불균형으로 증상이 나타나는 경우도 있다. 마그네슘 부족이 대표적인데, 이때는 녹황색 채소나 멸치, 현미, 참깨, 콩, 유부, 견과류 등을 섭취해 보충해야 한다. 이외에도 드물게는 눈 알레르기가 있으면 가려움과 함께 눈물이 많이 흐르는데 이때 눈이 가려워 비비면 히스타민이 눈꺼풀과 눈물로 방출되면서 떨림을 일으킬 수 있다. 이때는 항히스타민제 처방으로 눈 알레르기 증상을 완화해 눈꺼풀 떨림 증상을 완화할 수 있다.

신현진 교수는 "눈의 피로감이나 전신 피로감 등으로 발생한 눈꺼풀 떨림은 충분히 자고, 원인을 해결하면 크게 걱정할 것은 없다"며 "하지만 증상이 심해지거나 안면의 다른 근육까지 떨린다면 반측성 안면경련 등 다른 질환을 의심할 수 있어 정확한 진단이 필요하다"고 말했다.

반측성 안면경련은 한쪽 얼굴에 눈, 볼, 입 등의 떨림과 그 주위로 경련을 동반하는 질환으로 뇌혈관이 안면신경을 눌러 발생한다. 치료는 안면신경을 누르고 있는 혈관을 분리해 혈관과 신경 사이에 의료용 솜인 테프론을 넣어 고정시키는 미세혈관 감압술을 시행한다.

갑작스런 눈부심과 시력 저하가
나타난다면 포도막염을 확인하세요

50세 박 모 씨는 어느 날 갑자기 눈에 통증과 함께 앞이 잘 안 보이고, 눈부심이 심해 병원을 찾았다가 포도막염 진단을 받았다.

포도막은 눈에서 빛의 양을 조절하는 홍채와 섬모체, 맥락막으로 이뤄져 있는데 이 부위에 생긴 염증이 포도막염이다. 포도막에 염증이 생기면 망막과 유리체에도 염증이 생기기 쉽고, 염증이 장기화되면 백내장, 유리체 혼탁, 망막 이상, 녹내장 등 합병증으로 이어지기도 한다.

안과 이형우 교수는 "급성인 경우, 심한 통증과 함께 충혈, 눈부심과 시력 저하가 나타나고 만성인 경우, 통증이 심하지는 않을 수 있지만 불규칙적으로 재발하는 양상을 보일 수 있다"고 말했다.

포도막염은 염증이 생긴 부위에 따라 앞포도막염, 중간포도막염, 뒤포도막염으로 분류할 수 있다. 앞포도막염은 눈 앞쪽, 홍채 또는 섬모체에 염증이 생긴 경우로 통증과 충혈, 눈부심, 시력 저하가 급성으로 나타날 수 있다.

중간포도막염은 염증이 유리체 및 망막 주변부에 발생한 경우로, 시력이 떨

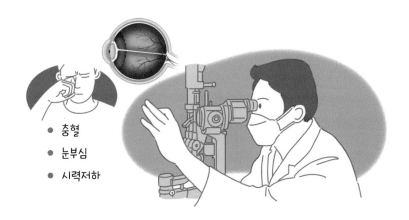

- 충혈
- 눈부심
- 시력저하

어지고 눈에 날파리가 날아다니는 듯한 느낌이 있을 수 있는데, 반면 뚜렷한 증상이 없는 경우도 있다. 중간포도막염은 원인에 따라 다를 수 있지만 지속되면 백내장, 망막박리, 유리체 출혈 등의 합병증이 나타날 수 있다. 뒤포도막염은 망막, 맥락막, 시신경에 염증이 발생한 경우다. 충혈의 정도나 통증은 다른 포도막염에 비해 덜하지만 시력을 담당하는 망막의 중간 부위(황반)나 시신경의 염증으로 시력 저하가 나타날 수 있고, 재발률도 높다.

이형우 교수는 "포도막염은 첫 진료에서 원인을 찾기 어려울 때가 많다"며 "대부분 자가면역반응으로 발생하지만 자가면역병증의 원인이 다양하고, 감염에 의한 경우도 제외해야 하므로 검사 결과만으로는 확진이 어려운 경우가 많다"고 설명했다. 따라서 포도막염은 환자의 병력 확인과 함께 시력과 안압, 세극등현미경 검사를 통한 각막과 홍채, 유리체 및 망막 검사, 빛간섭단층 촬영 및 조영제 검사 등의 안과 검사와 가슴 엑스선 촬영, 혈액검사 등 종합적인 검사를 통해 진단한다.

검사를 통해 원인이 밝혀진 경우에는 염증과 함께 원인 질환을 함께 치료한다. 원인이 밝혀지지 않은 경우에는 증상을 완화하는 치료를 시행한다. 이형우 교수는 "급성으로 염증이 발생했을 때는 눈에 스테로이드 점안액과 조절 마비제를 점안한다"며 "스테로이드는 염증반응을 완화하는 역할을 하고, 조절마비제는 홍채가 수정체에 유착되는 것을 막고 통증을 완화시키는 효과가 있다"고 설명했다.

　점안액으로 조절이 되지 않을 때, 한쪽 눈에만 염증이 있는 경우에는 스테로이드를 안구에 직접 주사한다. 양쪽 눈에 염증이 있거나 전신 질환이 동반된 경우에는 스테로이드를 경구 투여한다. 이형우 교수는 "치료 중 만성화 경과를 보이는 경우, 면역억제제를 병용하거나 면역억제제를 단독 투여하는 등의 치료를 고려해야 한다"며 "스테로이드와 면역억제제를 전신 투여하면 다양한 기관에서 부작용이 생길 우려가 있어, 주기적인 혈액검사가 필요하다"고 덧붙였다.

20

황반변성, 시력 저하에
심하면 실명까지

황반 기능 저하로 시력 감소, 심한 경우 실명도

눈에서 카메라의 필름에 해당하는 부위를 망막이라고 하고, 그중에서도 시력에 중요한 중심부를 황반이라고 한다. 이 황반의 기능이 떨어지면서 시력이 감소되고, 심할 경우 시력을 완전히 잃기도 하는 질환이 황반변성이다. 황반변성은 노화가 일어나면서 황반부시세포들의 기능이 저하되고 점차 위축되어 가는 건성 황반변성과, 황반부에 혈관이 자라나며 출혈 및 부종이 생겨 시력이 떨어지는 습성 황반변성으로 나눌 수 있다.

조기에 적절한 치료를 받지 못할 경우 영구적 시력 소실을 유발하는 질환으로, 우리나라를 포함하여 기대 수명이 높은 선진국형 국가에서 실명의 가장 중요한 원인으로 대두되고 있는 질환이다.

나이 들면서 빛에 의한 산화 스트레스, 능력 저하로 나타나

우리는 평생 무언가를 보고 살 수밖에 없기에 황반은 늘 빛에 의한 산화 스트레스를 받는다. 젊을 때는 산화 스트레스를 적절히 처리하는 기능이 있지만, 연령이 증가하면서 처리 능력이 저하된다. 이로 인해 황반부에 노폐물이 쌓이고 염증반응을 유발하면서 시세포와 망막색소상피, 맥락막모세혈관과 같은 시력에 중요한 조직의 변성을 유발한다. 이것이 건성 황반변성이다. 황반변성은 노안과 쉽게 구별할 수 있다. 노안은 먼 곳과 가까운 곳에 초점을 자유롭게 조절하는 능력이 저하된 것으로, 자연스러운 노화 과정이다.

적절한 도수의 안경을 착용했을 때 잘 보이고, 휘어 보이거나 검게 보이는 부분이 없다면 노안이니 안심해도 된다. 그러나 맞는 도수의 안경을 착용해도 나아지지 않고, 급격한 시력 저하, 먼 곳과 가까운 곳이 모두 보이지 않는 증상, 사물이 찌그러져 보임, 시야에 검은 점처럼 보이지 않는 부위 발생 등의 증상이 나타난다면 황반변성을 의심할 수 있다.

습성 황반변성은 항혈관내피성장인자 안구 내 주사로 질환의 진행 막아

안타깝게도 건성과 습성 황반변성 모두 아직까지 완치가 되지 않는 병이다. 건성 황반변성은 습성 황반변성으로 진행되지 않도록 예방하는 것이 중요하다. 습성 황반변성은 망막 진료를 보고 항혈관내피성장인자 안구 내 주사를 적절한 주기마다 맞는 것이 유일하게 질환의 진행을 막는 방법이다. 치명적인 합병증(망막하출혈 등)이 발생할 경우 망막 수술을 받아야 한다.

루테인, 비타민C 등 보조제 섭취 및 금연, 자외선 차단 안경 써야

여러 연구를 통해 황반색소의 증가가 시기능을 증가시키고 노년 황반변성으로

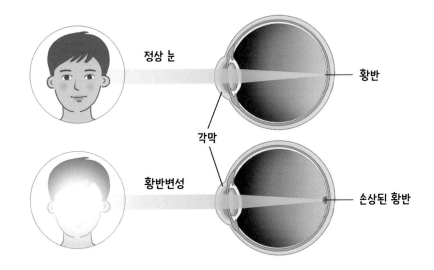

정상 눈

황반

각막

황반변성

손상된 황반

부터 눈을 보호한다고 알려졌다. 가장 중요한 것은 루테인, 지아잔틴, 비타민 C와 E가 함유된 보조제를 섭취하는 것이다. 흡연은 대규모 임상시험에서 황반변성 진행의 위험인자로 확인되었으므로 반드시 금연해야 한다. 또한 자외선이 강한 맑은 날에는 자외선 차단 보안경을 쓰는 것이 좋다.

음식으로 황반변성을 완전히 예방할 수는 없지만 시작과 진행을 늦출 수 있다. 항산화 성분과 황반색소 성분이 들어 있는 야채와 과일, 견과류, 곡류, 어류 등을 충분히 섭취하는 것이 좋다. 반대로 지방이 많은 육류는 적게 섭취하는 것이 필요하다.

황반변성 체크리스트

☐ 최근 급격하게 시력이 떨어졌다.

☐ 먼 곳과 가까운 곳이 모두 보이지 않는다.

☐ 사물이 찌그러져 보인다.

☐ 시야에 검은 점처럼 보이지 않는 부위가 있다.

황반변성 자가진단

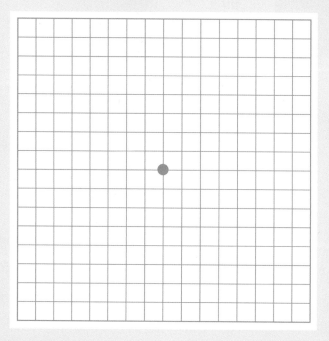

한쪽 눈을 가린 채 밝은 빛 아래 약 30cm 정도의 거리에서 위의 이미지의 중심
점을 본다. 이때 격자가 휘어져 보이거나, 흐릿하게 보인다면 전문의와 상담이
필요하다.

체크리스트를 염두에 두고 증상 발생 시 안과에 내원해 황반변성을 확인해보는
것이 좋다.

50세 이상에서는 건강검진 시 안저촬영을 하는 것을 권장하고, 흡연 및 잘못된
식습관을 교정하고 자외선 차단 보안경을 구비하는 것이 필요하다. 더불어 증
상 발생한 후 진료를 미루다 늦게 내원하는 경우가 많은데, 황반변성은 적절히
예방하고 치료하지 않으면 돌이킬 수 없는 결과를 가져올 수 있어 증상을 무시
하지 마시고 안과 검진을 미리 받는 것이 중요하다.

21

평소 코로 숨쉬기 불편했다면, 비중격만곡증 확인해 보세요!

콧물이나 재채기는 없지만, 평소 코막힘이 잦다면 비중격만곡증을 의심해 볼 필요가 있다. 코 안은 왼쪽과 오른쪽 사이에 비중격이라는 막으로 나뉘어져 있다. 비중격만곡증은 이 비중격이 휘어지면서 코막힘을 유발하는 질환이다.

이비인후-두경부외과 조재훈 교수는 "비중격이 휘어지는 이유에 대해서는 정확히 밝혀진 바는 없다"며 "어렸을 때 코를 다친 게 원인이라는 의견도 있고, 비중격 안에 연골이 정상 이상으로 많이 자라면서 휘어졌다고 보는 입장도 있다"고 설명했다. 대표적인 증상인 코막힘은 주로 좁아진 쪽에서 나타나지만 반대쪽에서 나타나기도 하고, 양쪽 번갈아가며 막히기도 한다. 조재훈 교수는 "코막힘을 유발하는 대표적인 질환은 비염"이라며 "비염과 달리 비중격만곡증은 콧물이나 재채기 등의 증상이 없다"고 설명했다.

이어 조재훈 교수는 "다만 비중격만곡증 환자의 많은 수가 비염을 동반한 경우가 많아 정확한 구별을 위해서는 진찰이 필수"라고 덧붙였다. 이 때문에 증상 완화를 위한 방법으로 비염에 사용하는 스프레이가 처방되기도 한다. 스

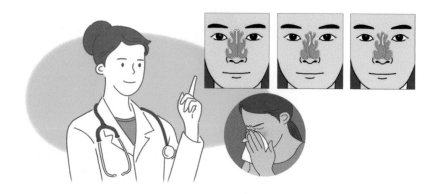

프레이를 사용했는데도 코막힘 증상이 지속될 경우에는 수술을 고려할 수 있다.

조재훈 교수는 "비중격 교정술은 코 안으로 절개를 해서 휘어진 비중격을 바로 잡는 수술로 성형수술과 같이 피부에 흉터가 생기지는 않는다"며 "또 비중격교정술 시 비염 수술을 함께 하면 효과를 높일 수 있다"고 말했다.

이어 조재훈 교수는 "다만 수술 후 1~2일 정도 코 안을 솜으로 막아둬야 하고 솜을 제거할 때 피가 나는 점 등은 힘들 수 있다"고 덧붙였다. 수술 후에는 대부분의 경우 코막힘 증상이 호전된다. 다만 증상 호전 정도에 차이가 있고, 동반된 콧물과 재채기 등의 비염 증상이 있는 경우에는 호전에 한계가 있다. 또 비염이 다시 악화되면 코막힘 증상이 다시 심해질 수 있어, 수술 후에도 지속적인 관리가 필요하다.

조재훈 교수는 "과거에는 휘어진 연골을 다 제거하는 방식으로 수술해 콧등이 낮아지는 부작용이 있기도 했지만, 최근에는 교정을 위해 꼭 필요한 연골만 제거하고 대부분의 연골은 보존하기 때문에 안전하고, 부작용이나 합병증은 거의 없다"고 전했다.

비염,
모두 알레르기 비염은 아니다

늦가을이 되면 진료실에 어르신들이 많이 찾아오신다. 증상이 거의 비슷한데, 환자들은 맑은 콧물이 시도 때도 없이 흐른다고 호소한다. 주로 갑자기 추운 곳으로 나갈 때, 혹은 뜨겁거나 매운 음식을 먹을 때 심하다고 한다. 나이 들어서 왜 알레르기 비염이 생겼는지 모르겠다고 궁금하시는데, 이건 알레르기비염이 아니다. 비염이라고 하면 대부분은 알레르기 비염으로 알고 있지만 비염도 종류가 매우 다양하다.

역시 가장 흔한 것은 알레르기 비염이다. 알레르기 비염은 집먼지진드기, 개나 고양이 털, 꽃가루 등에 대한 과민반응으로 콧물, 코막힘, 가려움 등이 흔한 증상하다. 알레르기 비염 증상이 심한 경우에 눈이나 귀, 목까지 가렵다고 한다. 그 외에도 약물, 임신 등에 의해서도 비염이 발생할 수 있다.

위에 언급한 어르신들의 비염은 혈관운동성 비염이라고 부른다. 쉽게 노인성 비염이라고도 하는데, 알레르기 비염과 구분되는 점은 노인들에서 발병하고 코막힘, 가려움 등의 증상은 없고 오직 맑은 콧물만 생기며, 온도 차이나 맵

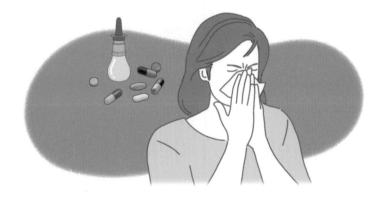

거나 뜨거운 음식 등에 악화된다.

혈관운동성 비염이 생기는 이유는 콧속에 신경이 망가졌기 때문이다. 콧속에는 자율신경이 많이 퍼져 있는데, 자율신경의 역할 중 하나는 적절하게 콧물을 조절하는 것이다. 이 자율신경이 나이가 들면서 조금씩 망가지게 되면 문제가 발생하게 된다. 너무 콧물이 많이 나는 경우도 있지만, 반대로 콧물이 말라 고생하는 분들도 있다. 이해하기 쉽게 수도꼭지의 고무패킹이 닳아서 아무리 꼭 잠가도 물이 조금씩 새는 것과 같은 원리라고 설명하기도 한다.

신경의 문제라 근본적으로 고치는 것은 불가능하다. 먹는 약은 크게 효과가 없고 두세 종류의 스프레이를 처방한다. 환자마다 효과가 있는 약이 달라서 순서대로 하나씩 처방해서 잘 듣는 약을 찾아야 한다. 항콜린성 스프레이는 외출이나 식사 전 10분쯤에 뿌리면 된다. 스테로이드나 항히스타민제 스프레이는 하루 1~2회 저녁, 혹은 아침과 저녁에 뿌리면 된다.

평소에도 귀가 먹먹하다면, 이관기능 체크해 보세요

평상시에도 비행기 탔을 때처럼 귀 먹먹함이 반복된다면 이관기능을 점검해볼 필요가 있다. 이관은 유스타키오관이라고도 하는데 콧구멍 속(비인강)과 고막 안쪽의 공간(중이강)을 연결하는 통로다. 중이강 내 기압을 조절하는 기관으로 평소에는 닫혀 있다가 침을 삼키거나 하품을 하면 조금씩 열린다.

귀가 먹먹하고 답답한 느낌을 귀충만감이라고 하는데 주로 비행기를 탔을때 경험한다. 이를 항공성 중이염이라고 하는데, 갑작스러운 기압 변화에 귀안쪽과 바깥쪽의 기압이 같도록 유지하는 이관이 압력 조절을 제대로 하지 못해 발생한다. 하지만 기압변화와 상관없는 환경에서도 귀충만감이 반복되거나 1주일 이상 지속된다면 이관기능 장애를 확인해 볼 필요가 있다. 이관기능 장애는 증상에 대한 문진과 함께 이경검사, 청력검사, 이관기능검사 등을 통해 진단한다. 남성보다는 여성에게서 발병률이 높고, 30대에서 가장 많이 나타나는 것으로 알려져 있다.

이비인후-두경부외과 신정은 교수는 "이관기능은 평상시 닫혀 있어야 하는

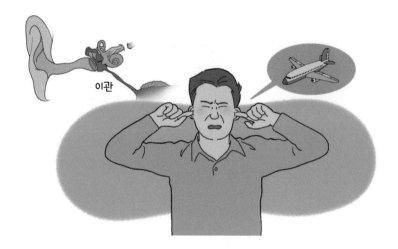

이관

이관이 항상 개방돼 발생하는 개방증과 개방이 필요한 상황에서도 열리지 않
는 협착증으로 나뉜다"며 "증상은 유사하다"고 설명했다.

이관기능 장애는 이명이나 난청, 중이염, 어지럼증 등 다양한 귀 질환 환자
에게서도 많이 나타난다. 신정은 교수는 "경증인 경우에는 보통 저절로 증상이
나아진다"며 "물을 마시거나 하품을 하거나 껌을 씹거나 귀로 바람을 불어넣는
방법으로도 증상이 나아지는 경험을 한다"고 설명했다. 하지만 축농증으로 인
한 코막힘이 오래되거나 이관에 염증이 발생한 경우, 비대한 코편도(아데노이
드)로 인한 이충만감은 항생제 복용, 코 세척, 비강 스프레이 등등 각각 상황에
맞는 치료가 필요하다.

신정은 교수는 "만성인 경우 이관 삽입술이나 아데노이드 제거술을 병행해
야 하는 경우도 있다"며 "증상도 다양하고 정도도 다르기 때문에 2주 이상 증
상이 지속된다면 전문의에게 진료를 보는 것이 좋다"고 말했다.

잦은 소아중이염 재발,
공공장소는 가급적 피하고
치료는 미루지 마세요!

소아중이염은 귀 고막 안쪽, 중이라는 곳에 세균이나 바이러스 감염으로 염증이 발생하는 질환이다. 환자는 주로 2~5세가 흔하다. 이비인후-두경부외과 신정은 교수는 "엄마의 면역세포를 담고 나온 아기는 돌 이후부터 스스로 면역체계를 만들어 간다"며 "이 과정에서 감기 바이러스에 자주 노출되면 감기에 걸리고, 흔한 합병증으로 소아중이염이 나타나게 된다"고 말했다.

급성일 때는 열과 귀의 통증, 귀에 물이 차는 증상이 나타난다. 문제는 만성으로 진행됐을 때다. 3개월 이상 중이염이 지속되거나 2달 이내 자주 재발하는 경우로, 미열이 잠깐 나타나기도 하지만 없는 경우도 있다. 또 서서히 귀에 물이 차기 때문에 아이가 귀가 '먹먹하다'고 정확히 느끼지 못하고 지나치기 쉽다. 이 때문에 뒤늦게 발견되는 경우가 많다.

신정은 교수는 "만성의 경우, 특이적인 증상이 별로 없기 때문에 감기를 자주 앓거나 가족 중 비염을 앓는 사람이 있거나 축농증에 자주 걸리는 아이라

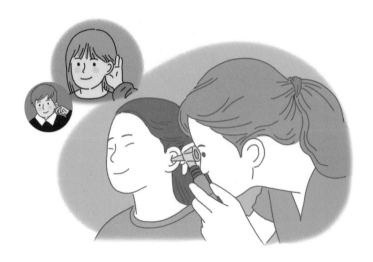

면, 귀 관련 진료를 볼 때마다 고막 안을 들여다보는 게 중요하다"고 설명했다.

치료는 급성인 경우에는 대부분 바이러스 감염에 의한 것으로 특별한 치료제가 없다. 만성인 경우에는 약물치료를 우선하고, 항생제를 여러 번 투여했는데도 중이염이 낫지 않거나, 중이염이 있으면서 청력이 기대치 이하로 많이 떨어진 경우에는 환기관 삽입술을 시행한다. 소아중이염은 재발이 잦다. 신정은 교수는 "아이들은 자가면역체계가 아직 완성되지 않았고, 어른들과 비교해 귀와 코, 목이 서로 더 가까이에 있어서, 한 곳에 문제가 생기면 그 옆으로 이동하고, 전파가 잘되는 것"이라며 "이 때문에 감기에 걸린 후 중이염이나 축농증, 인후염 등이 생기는 것"이라고 말했다.

소아중이염을 예방하기 위해서는 아이들을 돌보는 어른들의 위생관리가 우선이다. 두 번째는 바이러스에 많이 노출될 수 있는 집단생활, 사람이 많은 곳, 공공장소에 너무 자주 가는 것은 피하는 것이다. 마지막으로 비염이나 아데노이드 비대증, 편도 비대증 등 소아중이염을 악화시킬 수 있는 요인들은 미루지 않고 치료하는 것이 중요하다.

25

어지럼증의 또 다른 원인, 전정신경염

어지럼증의 원인으로 이석증 다음으로 흔한 원인이 전정신경염이다. 이름부터 낯선 전정신경염이 무엇인지, 빈도와 치료법에 대해 이비인후-두경부외과 이동한 교수에게 들어 봤다.

Q 전정신경염, 이석증과 메니에르병과는 증상이 어떻게 다른가?

A 달팽이관에 인접해 위치한 전정기관은 평형기능을 담당한다. 전정신경염이란, 주로 전정기관의 한쪽 기능이 떨어지면서 심한 어지럼증을 유발하는 병이다. 유병률은 10만 명 당 3.5명 정도다. 어지럼증의 가장 흔한 원인인 이석증은 보통 특정 방향으로 머리가 움직일 때만 증상이 나타나기 때문에 움직임을 멈추면 어지럼증도 1분 이내로 빠르게 가라앉는다. 반면 전정신경염은 갑자기 발생해 수분, 수 시간에 걸쳐 심해지고 가만히 있을 때는 증상이 완화됐다가 걸을 때 더욱 악화된다. 30~40대에 빈도가 가장 높다. 또 청각과 관련된 증상을 동반하지 않는 것이 어지럼증의 또 다른 원인

으로 꼽히는 메니에르병과는 다른 특징이다.

Q 전정신경염의 원인은 무엇인가?

A 전정신경염은 바이러스에 의한 전정신경의 감염이나 전정신경으로 혈액
공급이 잘 이뤄지지 않는 것을 원인으로 추정하고 있다. 증상 발생 수일에
서 수주 전에 상기도 감염의 병력이 있는 경우도 있다. 또 몸이 피곤할 때
나 수면 부족, 스트레스 등으로 면역력이 일시적으로 떨어지는 상황에서도
발병할 가능성이 높다.

Q 전정신경염의 대표적인 증상은?

A 머리 자세 변화에 따라 자세 불균형이나 전정신경염은 감기에 걸리는 것과
마찬가지로 바이러스에 의한 전정신경 감염이나 전정신경으로의 혈액공급
장애 등이 원인일 것으로 추정되고 있고, 증상 발생 수일에서 수주 전에 상
기도 감염의 병력이 있는 경우도 있다. 몸이 피곤할 때, 수면 부족, 스트레
스 등 면역력이 일시적으로 떨어지는 상황에서 발병할 가능성이 높다.

Q 전정신경염에 걸리면 나타나는 증상은?

A 급성기에는 자세 불균형 또는 주변이나 자신이 회전하는 느낌, 걸을 때 비
틀거림이나 병변 측으로의 쏠림 등의 증상이 나타나고 지속되면 구역, 구
토를 동반하기도 한다.

Q 전정신경염은 어떻게 진단하나?

A 전정신경염은 병력 청취와 신경학적 검사, 병변 반대 측으로 향하는 회전
성 수평안진, 두부충동 검사에서 교정성 단속운동, 양온교대 온도안진 검
사에서 반고리관 마비를 확인해 진단한다.
사람에 따라 다르지만 급성기에 응급실을 방문할 정도로 심한 어지럼증의

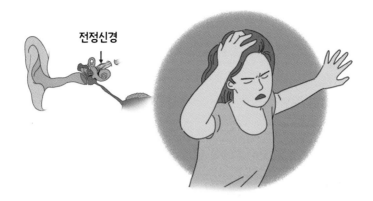

전정신경

70%는 어지럼증에 대한 보존적 치료와 경과 관찰만으로도 일주일 내 호전
돼 일상생활이 가능하고, 한 달 정도 지나면 큰 불편을 느끼지 않는 경우가
대부분이다. 하지만 증상이 수개월~1년 이상 지속되는 경우도 있다. 중요
한 것은 급성 어지럼증은 심각한 신경학적 후유증을 남길 수 있는 뇌졸중
등을 배제하는 것이 매우 중요하기 때문에 초기에 늦지 않게 진료를 받는
것이 안전하다.

Q 전정신경염 치료법은 무엇인가?

A 급성기에는 어지럼증, 구역, 구토 증상의 조절을 위해 전정억제제와 항구
토제 등의 약물치료가 필요하지만, 며칠이 지나 증상이 완화되면 약 복용
을 중단하고 전정재활운동을 시작해 뇌에서 균형이 흐트러진 전정기능에
대한 보상작용이 잘 일어나도록 하는 것이 중요하다.

움직이는데 소극적이면 보상작용이 더디게 이뤄지므로, 넘어질 위험이 없
는 한도 내에서는 적극적으로 움직이는 것이 도움이 된다. 전정신경의 기능
저하 정도와 적극적인 재활운동이 회복 정도와 기간을 결정하게 된다.

Q. 전정신경염, 재발 빈도와 예방법은?

A 감기에 걸렸던 사람이 다시 감기에 걸릴 수 있는 것처럼, 전정신경염도 재
   발할 수가 있다. 자주 재발하는 어지러움에 대해서는 추골기저동맥 허혈,
   편두통, 초기 메니에르병, 청신경 종양 등의 가능성을 감별해야 한다. 현
   재로서는 전정신경염의 주요 원인이 바이러스 감염으로 추정되고 있어 전
   정신경염을 예방하려면 지나치게 무리하거나 수면부족, 스트레스 등으로
   몸의 면역이 떨어지지 않도록 하는 것이 최선이다.

Q. 전정기관 재활운동은?

A 전정재활운동은 말초 전정기능의 비대칭에 대한 중추의 보상작용을 돕기
   위해 고안된 운동이다. 침대에 앉아 시선이나 고개를 이리저리 움직이는
   간단한 운동부터 걸어 다니며 하는 운동까지 단계별로 구성되어 있다. 하
   루라도 빨리 전정재활운동을 시작하는 것이 더 빠른 회복과 완전한 회복
   에 도움이 된다. 다만 전정재활운동 초기에는 어지러움이 당장은 악화될
   수 있으므로 수용 가능한 범위 내에서 참고 지속하는 것이 중요하다.

26

구순구개열,
적절한 수술 시기와 추적 관찰이 중요

구순구개열은 입술이나 잇몸 또는 입천장이 갈라져 있는 선천적 기형이다. 안면부에 발생하는 기형 중 가장 흔하다. 입술은 임신 4~7주 사이에 형성되는데, 이때 입술 또는 입천장을 만드는 조직이 유합되지 못해 발생한다. 구순구개열을 적절한 시기에 올바르게 치료하지 못하면 입술과 잇몸뿐만 아니라 코, 치아, 턱 등 안면 전체의 성장이 방해되거나 변형이 올 수 있다.

발생 원인에 대해서는 명확히 밝혀진 바가 없다. 유전, 임신 초기 약물 복용, 엽산 또는 비타민 결핍, 임신 이후 발생한 저산소증이나 홍역과 같은 질병 등 여러 가지 원인이 태아의 세포 형성 부족, 증식 부전, 성장 장애를 유발해 구순구개열이 발생한다고 추정된다. 구순구개열 치료 최적의 시기는 환자의 마취과적 위험도, 동반된 선천 기형, 구순구개열의 정도와 범위 등에 따라 달라질 수 있다. 구순구개열의 기본적인 치료 방법은 주변 조직을 이용해 유합되지 못한 부분을 재건하는 성형술이다.

구순열 성형술은 생후 3~4개월에 시행하며 영아기에 정상적인 수유, 언어

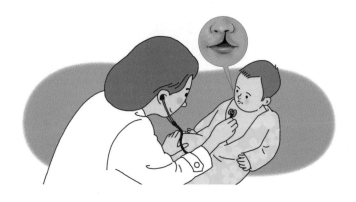

발달 및 얼굴 외형을 회복하기 위해 시행한다. 한쪽에만 구순열이 있는 일측성보다 입술 양쪽에 구순열이 발생한 양측성의 경우 재건에 필요한 조직이 더 많이 필요해 2주 정도 수술을 늦게 하는 것이 일반적이다. 미숙아로 태어난 경우도 마찬가지다. 수술 이후 치유과정, 성장과정을 고려해 이차 변형에 대한 교정수술을 시행한다.

구개열 성형술은 생후 11~13개월 정도에 시행한다. 조기에 시행하면 언어 발달에는 좋으나 상악골(위턱뼈)의 발육부전을 초래할 수 있고 늦게 시행하면 상악의 발달은 좋으나 잘못된 발음 습관이 생길 수 있어 전문의와 잘 상의해 수술 시기를 결정해야 한다. 구개열의 경우 중이와 비강을 연결하는 관이 제대로 기능하지 못해 대개 삼출성 중이염을 동반한다. 이때는 구개열 성형술을 진행하면서 동시에 중이염 치료 수술을 시행하기도 한다.

성형외과 김지남 교수는 "구순구개열은 다양한 분야의 전문가들과 협진이 필요한 대표적 질환"이라며 "구순구개열 성형술뿐 아니라 치과 교정, 언어 치료 등이 필요할 수 있어 전문의와 상의해야 한다"고 강조했다. 또 김지남 교수는 "수술 이후에도 보호자가 지속적으로 봉합된 곳이 다시 벌어지지 않는지 관찰해야 한다"며 "외적인 부분 이외에도 구순구개열이 환자에게 정신적, 사회적으로도 중대한 영향을 미칠 수 있음을 알아야 한다"고 전했다.

27

부갑상선 혈관, 목소리 신경 보존에
효과적인 로봇수술

안정적이고 정교한 갑상선암 로봇수술

목 앞쪽에 있는 나비 모양의 내분비기관인 갑상선은 우리 몸의 '지휘자'로 불린
다. 에너지 생성과 대사 조절, 체온 조절 역할을 하는 갑상선호르몬을 분비하기
때문이다. 갑상선에 혹이 생기는 갑상선결절은 성인에게서 흔히 발생하는데, 이
중 5~10%가 갑상선암으로 진단되고 있다. 갑상선암은 여성에게 발생하는 가
장 흔한 암이었다가 몇 년 새 환자가 줄기도 했으나 최근 발병률이 증가하는 추
세다. 외과 박경식 교수는 갑상선암의 치료 원칙은 수술이라고 힘주어 말한다.

"갑상선암에는 수술이 가장 중요한 치료입니다. 약물치료나 레이저치료 등
특별히 유효한 항암치료법이 없기 때문이죠. 진행성 갑상선암의 경우 갑상선을
전부 제거하는 전절제술을 시행하고 방사성 요오드 치료를 해야 합니다. 다만
초기 갑상선 유두암에서는 갑상선을 모두 제거할 시 생길 수 있는 합병증을 줄
이기 위해 일부만 떼어내는 엽절제술을 시행하는 경우도 있습니다."

전절제술과 엽절제술 모두 전통적인 경부 절개를 통해서 시행해 왔지만 최근에는 로봇을 사용한 갑상선암 수술이 선호되고 있다. 로봇 갑상선암 수술은 2007년 국내 처음 도입된 이래 비교적 안전하게 진행되고 있다. 이미 갑상선암 절제술 및 내시경 갑상선 절제술에 경험이 많은 외과 전문의들이 주도적으로 수술을 진행하고 있기 때문이다. 박경식 교수 또한 과거 수백 차례 내시경 갑상선 절제술을 시행했을 뿐 아니라 국내에 로봇수술이 막 도입되던 시기에 서울대학교병원에서 로봇 갑상선암 수술을 200여 차례 진행하며 경험치를 쌓았다. 덕분에 2017년 건국대학교병원에 로봇 갑상선암 수술이 도입된 후, 첫 번째로 로봇수술을 성공적으로 이끌 수 있었다.

외과 박경식 교수는 "건국대학교병원의 로봇 갑상선 수술을 처음으로 진행하면서 부담감이 컸습니다. 갑상선 전절제술인데다 우측 경부 림프절 곽청술까지 시행해야 하는 복잡한 수술이었습니다. 하지만 고화질 3D 카메라 시스템이나 정교한 로봇 관절 움직임으로 무리 없이 진행할 수 있었습니다. 첫 수술이 성공적으로 끝난 이후에는 갑상선 수술뿐만 아니라 부신 종양 수술까지 원활히 진행하고 있습니다. 현재는 로봇수술 230차례 이상에 이르렀습니다"라고 말한다.

환자 삶의 질까지 생각하는 로봇수술

로봇 갑상선암 수술은 절개 부위에 따라 겨드랑이, BABA(겨드랑이와 유륜), TORT(경구강) 3가지 방법으로 시행된다. 환자 상태에 따라 부작용 및 합병증 위험을 최소화할 수 있는 적합한 방식을 선택한다. 로봇 갑상선암 수술은 목에 흉터를 남기지 않고 미세갑상선암 또는 양성 갑상선종양을 수술하는 방법으로 미용적으로 매우 우수하다. 10배 이상까지 확대가 가능한 고해상 3D 입체 영상을 보면서 집도의가 로봇 팔에 매달린 소형 기구의 정밀한 동작을 조종해 정확도가 높다. 또한 팔을 들어 올리지 않고 편안하게 누워서 수술이 진행되므로

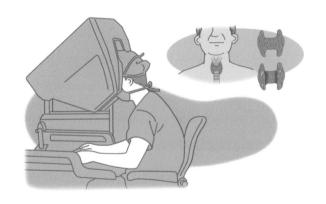

어깨나 겨드랑이 통증이 별도로 생기지 않는다. 수술 후 환자의 삶의 질을 향상시키는 수술법으로 각광받고 있다. 박경식 교수는 "제가 주로 시행하는 BABA는 겨드랑이의 주름과 유륜 부위를 각각 1cm 정도를 절개하고, 그 구멍에 접근해 수술을 진행합니다. 경부 절개에 비해 흉터 회복이 매우 빠르고, 1주일 이내로 샤워나 가벼운 운동 및 사무업무 등 일상생활로 복귀가 가능합니다. 또한 로봇 카메라의 해상도가 매우 높고 15배 이상의 줌인이 가능해 미세한 부갑상선 혈관 보존이나 목소리 신경 보존에 매우 효과적입니다"라고 말한다.

갑상선암은 착한 암? 오해와 진실

갑상선기능저하증은 많은 사람이 앓고 있는 갑상선질환 중 하나이다. 갑상선기능저하증을 방치하면 갑상선암으로 발전할까? 2014년 〈미국갑상선학회지〉에 실린 연구에 따르면 갑상선기능저하증을 유발하는 하시모토갑상선염과 갑상선암과의 관련성은 없는 것으로 알려져 있다. 갑상선기능저하증 또는 하시모토갑상선염을 앓고 있는 경우 안심해도 된다.

흔히 갑상선암은 생존률이 높고 진행이 늦은 편이라 착한 암으로 널리 알려져 있다. 하지만 모든 암이 그렇듯 초기 치료가 무엇보다 중요하다. 박경식 교수 또한 '초기의 정확한 진단을 통한 최소한의 치료법'을 철칙으로 삼는다.

전반적으로 갑상선유두암은 치료 효과가 좋은 거북이 암이다. 갑상선유두

암의 경우, 여성이 남성보다 발생률이 5배 많고, 퍼지는 속도가 느리다. 하지만 초기부터 림프절 전이율이 높아서 첫 수술에서 굉장한 주의가 필요하다. 초기에 완벽하게 제거하지 않으면 시간이 흘러 분화(종양세포의 모양과 기능이 정상세포와 닮은 정도)가 나쁜 암으로 변할 수도 있으니 처음 치료가 매우 중요하다.

림프절 전이가 있어도 지나친 걱정은 금물이다. 림프절 전이는 사망과 직결되지는 않으며 나이가 어릴수록 림프절 전이율은 높으나 치료 예후는 오히려 좋기 때문이다. 재발 부위 또한 잔여 갑상선 아니면 림프절 전이가 대부분이기에 재수술 또는 치료로 완치될 확률이 높다.

갑상선암 수술 후 호르몬제를 평생 먹어야 할까? 전절제술 후에는 재발 방지를 위해 충분한 양의 갑상선호르몬 복용이 필요하다. 갑상선호르몬은 체온 조절, 내분비 대사 조절 등을 관리하는 인체의 필수적인 호르몬이기에 적절히 보충하는 게 필수다. 그러나 수술 후 갑상선호르몬 기능이 정상적인 경우에는 굳이 복용할 필요는 없다. 엽절제술의 경우 50% 정도의 환자가 약을 먹지 않아도 갑상선 기능이 유지된다.

박경식 교수는 "갑상선암 수술 직후부터 재발에 대한 경과 관찰을 합니다. 재발 없이 일정 기간이 지난 후에도 적절한 대사 상태 유지를 위해 갑상선 기능을 유지하고, 이를 평가하는 과정이 매우 중요합니다. 수술 후 체중 증가를 호소하는 경우가 많은데 이 경우에는 갑상선호르몬의 조절이 어려울 수 있으므로 적절한 체중을 유지하기 위해 운동 및 식이 조절이 필요합니다"라고 말한다.

박경식 교수는 진료 시 환자에 대한 배려가 깊다. 환자의 사소한 이야기에도 귀 기울이며 교감에 집중한다. 환자의 말 속에 치료에 대한 해답이 숨어 있을 수 있기 때문이다. 갑상선질환을 겪고 있는 환자들의 믿음직한 조력자가 되어주는 건국대학교병원. 치료는 물론 삶의 질까지 헤아리는 인술과 첨단기술의 견고한 합으로 환자들로부터 신뢰를 쌓아가고 있다.

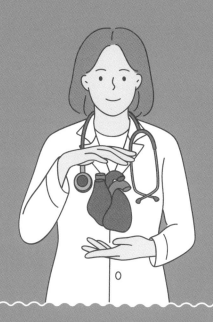

제 3 장

가슴
생명의 중추, 건강하게 지켜요

도움말

김영환(호흡기-알레르기내과) 교수
희귀질환클리닉, 폐암, 폐결절, 간질성 폐질환

이계영(호흡기-알레르기내과) 교수
폐암, 폐결절

유광하(호흡기-알레르기내과) 교수
천식, 알레르기질환, 만성 폐쇄성 폐질환

김순종(호흡기-알레르기내과) 교수
호흡기질환, 폐결핵, 폐렴, 중환자치료

김희정(호흡기-알레르기내과) 교수
폐암, 만성 폐쇄성 폐질환, 호흡기질환

이송암(흉부외과) 교수
폐, 식도외과 질환, 하지정맥류, 로봇수술

정상만(심장혈관내과) 교수
고혈압, 심부전, 판막질환

김성해(심장혈관내과) 교수
희귀질환클리닉, 고혈압, 협심증, 심부전, 가슴통증,
두근거림

김준석(흉부외과) 교수
관상동맥질환, 대동맥질환, 판막질환, 하지정맥류,
로봇수술

김현중(심장혈관내과) 교수
고혈압, 심부전, 판막질환, 관상동맥질환, 두근거림

김범성(심장혈관내과) 교수
고혈압, 심부전, 협심증, 판막질환

권창희(심장혈관내과) 교수
부정맥, 실신, 돌연사, 심박동기, 제세동기

장하성(심장혈관내과) 교수
고혈압, 심부전, 협심증, 판막질환

노우철(외과) 교수
유방암

남상은(외과) 교수
유방, 갑상선, 로봇수술

유영범(외과) 교수
유방, 갑상선, 로봇수술

 글

이화영
유광하(호흡기-알레르기내과) 교수
김경완
김경현
박서정
권창희(심장혈관내과) 교수
김현중(심장혈관내과) 교수
김범성(심장혈관내과) 교수
정상만(심장혈관내과) 교수
김성해(심장혈관내과) 교수
장하성(심장혈관내과) 교수
이계영(호흡기-알레르기내과) 교수

28

폐가 굳어가는 병,
간질성 폐질환과 폐섬유증

간이 섬유화로 딱딱해지는 간경변증은 익숙하지만 폐섬유증은 낯선 경우가 많다. 간처럼 폐도 굳어간다. 폐가 딱딱하게 굳어가는 병, 간질성 폐질환과 폐섬유증에 대해 호흡기-알레르기내과 김영환 교수에게 물었다.

　김영환 교수는 폐암과 간질성 폐질환, 폐섬유증의 권위자로 풍부한 임상 경험을 가지고 있다. 원자력병원 호흡기내과 과장을 거쳐 1990년부터 서울대병원 교수로 재직하였다. 현재는 건국대학교병원으로 옮겨 진료하고 있는 호흡기질환 명의다.

1. 건강검진 결과 간질성 폐질환 또는 폐섬유증 의심 진단을 받았는데, 어떻게 해야 하나?

우리가 숨을 쉬는 폐는 허파꽈리로 이뤄져 있다. 허파꽈리와 허파꽈리 사이를 한자로 사이 간(間) 자를 써서 간질이라 부르고, 이 부위에 생기는 질환을 간질성 폐질환이라 한다. 간질성 폐질환 중에는 많은 종류의 호흡기질환이 있는데

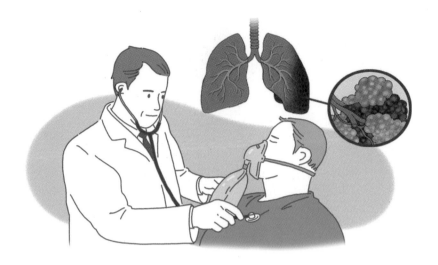

원인을 몰라 치료가 되지 않아 결국 폐가 굳어져 버리는 병을 특발성 폐섬유증이라고 부른다.

일반적인 건강검진에서는 단순 흉부 엑스선 촬영을 한다. 이 검사에서 간질성 폐질환 의심 소견이 나오면 좀 더 정밀한 검사인 흉부 CT 촬영이 필요하다. 특별한 호흡기 증상이 없는데 일반 건강검진에서 간질성 폐질환 또는 폐섬유증이 의심된다는 진단을 받았다 해도 정밀검사에서 간질성 폐질환이나 폐섬유증이 아닌 경우도 많다. 또 설사 간질성 폐질환 또는 폐섬유증이라 하더라도 초기일 가능성이 높기 때문에 너무 걱정할 필요는 없다.

2. 간질성 폐질환으로 생기는 폐섬유화가 무엇인가?

간질성 폐질환은 한 가지 병이 아니고 폐의 간질에 생기는 호흡기질환을 통틀어 부르는 병명이다. 따라서 간질성 폐질환에는 매우 많은 종류의 호흡기질환이 있다. 급성질환도 있고 만성질환도 있으며, 원인을 아는 질환도 있고 원인을 알 수 없는 질환도 있다. 치료가 잘되는 질환도 있고 치료가 어렵거나 되지 않는 질환도 있다. 간질성 폐질환이 치료가 되지 않아 진행되면 폐가 굳어지는 섬유화를 겪게 된다. 원인을 모르는 간질성 폐질환 중에서 가장 흔하고 대개 폐의 섬유화가 진행되는 대표적인 질환이 특발성 폐섬유증이다.

3. 간질성 폐질환의 원인은 무엇인가?

간질성 폐질환의 원인은 알려진 경우도 있고 원인을 모르는 경우도 있다. 알려진 원인 중 가장 흔한 것이 환경적 원인이다. 직업적으로 광산, 채석장 등 먼지가 많은 작업장에서 일하는 경우 발생하는 직업성 폐질환도 간질성 폐질환이다. 또 유기물질이나 약물에 의해서도 발생할 수 있다. 류마티스 관절염을 비롯한 여러 가지 류마티스성 질환으로 생기기도 한다. 그리고 몇 년 전 문제가 됐던 가습기 살균제에 의한 폐 손상도 간질성 폐질환이라고 할 수 있다. 그러나 발생 원인을 아직 모르는 경우도 적지 않다.

4. 간질성 폐질환의 주요 증상은 무엇인가?

간질성 폐질환은 질환에 따라 차이가 있지만 급성인 경우에는 독감같이 발열, 근육통, 호흡곤란을 보인다. 그러나 간질성 폐질환은 만성적으로 서서히 진행하는 경우가 많고 가장 흔한 증상은 호흡곤란과 기침이다. 가장 대표적인 질환인 특발성 폐섬유증은 대부분의 환자에게서 기침과 호흡곤란이 나타나며 진행하게 되면 체중감소, 식욕부진 등의 증상도 나타난다. 최근에는 건강검진으로 아주 초기에 폐섬유증이 진단되기도 하는데, 이때 아무런 증상이 없는 경우도 많다.

5. 간질성 폐질환은 어떻게 치료하나?

간질성 폐질환은 종류가 많아 각 질환에 따라 치료방법이 다르다. 간질성 폐질환 중 염증이 주원인인 경우는 스테로이드 등 항염증제를 사용하는 경우가 많고 면역억제제도 사용한다. 그러나 특발성 폐섬유증은 이 같은 항염증약이나 면역억제제가 전혀 도움이 되지 않아 얼마 전까지만 해도 치료제가 없었다. 그러나 최근 항섬유화제가 개발되면서 폐섬유증을 완치하거나 호전시킬 수는 없지만, 폐섬유증의 진행을 늦출 수 있게 되었다.

그리고 폐섬유화가 진행해 호흡곤란이 심해지면 산소를 지속적으로 사용하게 된다. 말기 폐섬유증의 최후의 치료 수단은 폐 이식이다. 신장 이식이나 간 이식처럼 폐도 이식이 가능해 성공하면 정상적인 삶을 누릴 수도 있다. 그러나 아직까지 폐 이식은 뇌사자의 폐만을 이용하기 때문에 수혜를 받는 환자가 많지 않은 실정이다.

6. 간질성 폐질환으로 인한 합병증은 어떤 것들이 있나?

간질성 폐질환은 질환에 따라 다를 수는 있지만 특발성 폐섬유증의 경우 급성 악화라는 합병증이 있다. 이는 환자의 증상이 갑자기 악화되는 경우를 말하는데 치료가 잘되지 않는 경우도 많아 예후가 아주 좋지 않다. 그리고 적게는 10%에서 많게는 30%에서 폐암이 발병하기도 한다.

29

건강검진에서 나온 폐결절,
단순 염증 흔적인 경우 많아

건강검진에서 폐결절 소견을 받고 폐암으로 이어질까 염려하는 사람들이 많다. 폐결절이란 폐에 생기는 혹 중 크기가 작은 것을 말한다. 보통 3㎝를 기준으로 이보다 크면 혹 또는 종양, 작으면 결절이라고 부른다. 폐결절은 고립성 폐결절과 다발성 폐결절로 나눈다. 전체 폐에 있는 결절의 수가 하나이면 고립성, 다수이면 다발성으로 분류한다.

호흡기-알레르기내과 김영환 교수는 "결절이라고 하면 일종의 혹이라, 폐암을 가장 많이 걱정하는데, 대부분 암이 아닌 염증을 앓고 난 흔적으로 나타나는 경우가 많다"고 설명했다. 단순 흉부 촬영 후 폐결절이 의심되면 좀 더 정확하게 확인하기 위해 흉부 CT를 촬영한다. 단순 흉부 촬영에서 정상 소견인 경우에도 흉부 CT 촬영에서 폐결절이 발견되는 경우도 드물지 않다.

김영환 교수는 "흉부 CT 촬영에서 결절의 크기나 모양, 흡연력, 직업력 등을 고려해 결절이 현재 암일 가능성이 높은지, 향후 암으로 변할 가능성은 있는지, 또는 양성종양이거나 염증의 흔적인지를 판단한다"고 말했다. 이어 김영

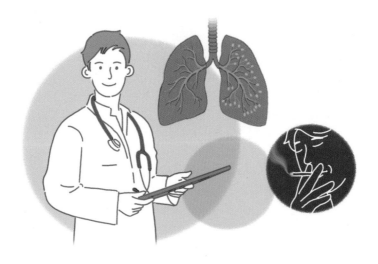

환 교수는 "CT를 찍었을 때 발견되는 폐결절 중 암으로 진단되는 경우는 3% 미만으로 나머지는 단순 결절로 진단된다"며 "따라서 결절은 흡연자뿐만 아니라 비흡연자에게서도 많이 나타난다"고 덧붙였다. CT 검사 결과, 결절이 크거나 모양이 암인 확률이 높을 때는 진단을 위해 조직검사를 시행한다. 다만 암일 확률은 높은데, 조직검사가 어려운 경우 진단과 치료 목적의 수술을 한다.

우리나라의 경우에는 폐결절의 원인으로 드물지 않게 결핵도 꼽힌다. 또 곰팡이가 원인인 경우도 있는데, 이때는 약물치료로 완치가 가능하다. 드물지만 결절 자체가 양성종양일 때는 별도의 치료를 시행하지 않고, 필요한 경우 정기적인 추적 검사로 관찰한다.

30

기침, 2주 이상 계속된다면
폐암 의심해 봐야

흡연자는 매년 검사, 비흡연자도 50세 전후 검사 필요해

보건복지부가 국가건강검진에 폐암 항목을 추가하면서 폐암에 대한 관심이 높아지고 있다. 특히 최근에는 비흡연, 여성의 폐암 발생률도 증가하고 있는 만큼 조기 검진에 대한 중요성이 높아지고 있다. 정밀의학폐암센터 이계영 센터장은 "전체 폐암 환자의 35%가 여성으로 진단되고 있다"며 "특히 50세 전후 갱년기 여성이라면 저선량 CT를 이용한 조기 폐암 검진을 받아보는 것이 좋다"고 설명했다. 이어 이계영 교수는 "비흡연자라면 검사 주기는 5년에 1회 정도가 적당하다"고 말했다.

폐암은 사망률은 높지만 조기 발견이 어려워 위협적인 암으로 꼽힌다. 조기 발견이 어려운 이유는 초기 증상이 거의 없기 때문이다. 하지만 폐암을 의심해 볼 만한 증상은 있다. 대표적인 증상이 기침이다. 폐암이 어느 정도 진행됐을 때 가장 흔하게 나타나는 증상으로 폐암 환자의 75%가 잦은 기침을 호소한

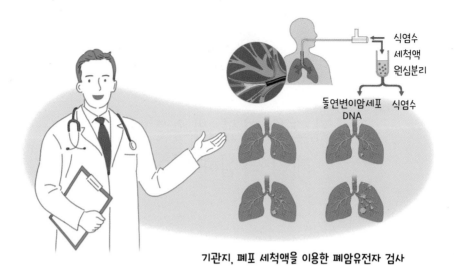

식염수
세척액
원심분리
돌연변이암세포 식염수
DNA

기관지, 폐포 세척액을 이용한 폐암유전자 검사

다. 이계영 교수는 "기침은 가장 흔한 호흡기 증상이지만 2주 이상 지속된다면 반드시 호흡기내과 전문의 진료를 보고 흉부 방사선 검사나 저선량 CT 검사를 받아보는 것이 필요하다"고 설명했다.

객혈도 유의해야 할 증상이다. 폐에서 발생한 출혈이 가래와 섞여 나오는 것으로 폐암을 의심할 수 있다. 호흡곤란도 나타날 수 있다. 폐암 환자의 약 절반 정도가 숨이 찬 느낌을 받는다. 암 덩어리가 커져서 호흡이 가쁜 경우도 있지만, 폐암으로 인한 흉막삼출, 폐허탈, 상기도폐색 등이 원인이다. 또 폐암 환자의 3분의 1가량이 가슴 통증을 호소하며 폐암이 기관지신경 주변의 림프절을 침범하면 성대가 마비돼 목소리가 쉬기도 한다.

이계영 센터장은 "폐암의 치료 성적이 나쁜 근본적 이유는 대다수의 폐암 환자가 폐암이 이미 진행되거나 심지어 전이가 발생한 이후에나 진단되기 때문"이라며 "조기 폐암 검진이 가장 중요하며 저선량 CT를 정기적으로 검사하는 것이 필요하다"고 설명했다. 이어 이계영 교수는 "검진에 있어 흡연자들은 매년 검사해야 하며 비흡연자라도 50세 전후에 검사를 받아보는 것이 좋다"고 조언했다.

폐암의 표적치료와
면역치료

폐암이 진단되면 유전자 검사를 반드시 시행하게 된다. 이는 표적유전자를 찾아야 표적항암제를 최우선적으로 처방하는 등 '부작용은 적고, 효과는 탁월한' 최적의 치료방법을 선별할 수 있기 때문이다. 표적유전자는 전체 폐암 환자 중 약 40%에서 발견된다. 주로 비흡연자·여성·선암·동양인 등에서 빈도가 높게 발견되는 것으로 밝혀져 있다. 흡연성 폐암의 빈도는 점차 줄어드는 반면, 비흡연 여성 폐암의 빈도는 날로 증가함에 따라 EGFR 유전자 돌연변이를 찾아내는 유전자 검사는 그 중요성이 매우 커졌다.

폐암 환자에서 발견되는 유전자 변이의 종류

우리나라에서는 전체 폐암 환자 중 30~40%에서 EGFR 유전자 변이가 발견되고 있는 것으로 알려져 있다. EGFR 유전자 돌연변이 양성 폐암으로 확진되면, 중대한 부작용과 독성을 유발할 수 있는 전통적인 세포독성항암화학요법 치료를 받지 않고 EGFR 표적항암제를 처방받게 된다.

　EGFR 표적항암제는 이미 15년 이상의 역사를 가지고 있다. 1세대 표적항암제인 '이레사'와 '타세바', 2세대 표적항암제인 '지오트립', 그리고 최근에 개발된 3세대 EGFR 표적항암제 '타그리소'가 임상에 도입돼 처방되고 있다.

　ALK 유전자 변이도 전체 폐암의 4~5% 빈도를 보인다. EGFR과 마찬가지로 비흡연 여성 선암 폐암에서 흔히 발견되는데, 환자의 연령층이 비교적 젊다는 특징이 있다.

　EGFR과 마찬가지로 ALK 유전자 변이 역시 표적항암제가 잘 발달되어 있다. 1세대 표적항암제인 '잴코리'에 이어 최근에는 2세대 ALK 억제제인 '자이카디아', '알렉센자', '알룬브리' 등이 임상에 도입되어 치료 성적이 지속적으로 향상되고 있다. 3세대 ALK 억제제 역시 임상에 도입될 예정으로 매우 활발한 표적항암제 개발이 이뤄지고 있는 분야다.

ROS1 유전자 변이는 1% 정도로 빈도가 높은 편은 아니다. ALK 억제제인 잴코리 처방으로 효과를 볼 수 있다는 특징이 있으며, 이 밖에도 드문 경우이긴 하지만 RET, BRAF, NTRK* 등의 유전자 변이가 있다.

* RET, BRAF, NTRK 등의 유전자 변이는 아직 국내에서는 보험이 적용되지 않는다.

표적항암제에 남아 있는 숙제

표적유전자 검사는 조직검사에서 얻은 암 조직에서 DNA 및 RNA를 추출하거나, 해당 표적 단백질에 대한 항체를 이용하는 '면역조직화학검사법'을 통해 이뤄진다. 최근에는 첨단 유전자 분석 검사를 이용해 여러 유전자 변이를 동시에 찾아낼 수 있는 '차세대 염기서열분석법(NGS, Next Generation Sequencing)'이 임상에서 사용되고 있다. 고가의 검사이기는 하지만 의료보험 혜택이 적용되는 검사법이다.

표적항암제의 효과는 4기 폐암 환자가 정상 생활이 가능할 정도로 상태가 호전돼 퇴원하는 경우가 종종 있을 만큼 매우 극적이다. 이 때문에 표적항암제 투여의 기회를 부여받는 유전자 검사는 폐암에서 아주 기본적이고 중요한 검사로 자리매김하게 됐다. 다만 오래 복용하면 필연적으로 약제 내성 문제가 발생한다는 점은 아직 풀어야 할 숙제다. EGFR 표적항암제의 경우 50~60% 환자에서 T790M이라는 2차 돌연변이가 발생한다. 이 돌연변이 요소를 찾아내는 일은 매우 중요한데, T790M을 표적으로 하는 3세대 표적항암제 '타그리소'는 부작용이 적을 뿐만 아니라 효과도 매우 높으며, 의료보험 혜택이 적용된다는 이점도 있다. 그러나 T790M을 찾아내기 위해서는 환자가 다시 조직검사를 받아야 한다. 침습적인 조직검사를 다시 시행한다는 것은 환자는 물론 의료진 입장에서도 그리 달가운 소식은 아니다. 성공률이 그다지 높지 않기 때문이다. 이를 보완하기 위해 개발된 검사가 바로 액상병리검사다. 혈액을 이용한 검사인데, 쉽고 편하긴 하지만 민감도가 낮아 T790M 변이를 찾을 확률이 높지 않다는 점에서 조직검사와 마찬가지로 아쉬운 검사법이다.

단 하루 만에 유전자 변이 찾는 '액상생검법' 특허 취득

건국대학교병원 정밀의학폐암센터는 T790M을 포함한 EGFR 유전자 변이를 조직검사 없이 찾아내는 혁신적 유전자 검사법을 개발하고 특허를 취득했다. 기관지 내시경을 이용해 암이 위치한 부위에서 기관지폐포세척술(내시경을 통해 생리식염수를 폐 말초 부분까지 주입, 세척 후 회수하는 검사법)을 시행하고, 암세포에서 분비된 나노소포체(세포정보가 담긴 나노 입자)를 분리해 DNA를 추출함으로써 EGFR 유전자 검사를 시행하는 액상생검법이다.

기관지폐포세척액 나노소포체를 이용한 액상생검은 민감도와 정확성이 매우 높아 조직검사를 대체할 수 있을 정도로 매우 유용한 검사법으로 손꼽히는데, 무엇보다 하루 만에 매우 신속하고 정확하게 유전자 변이를 찾아낼 수 있는 혁신적이고도 세계적 수준의 유전자 검사법이다.

표적유전자 없어도 희망은 있다 'PD-L1'

한편, 표적유전자를 가지고 있지 않은 나머지 폐암 환자에서 시행하는 검사가 'PD-L1'이라고 불리는 면역조직화학검사법이다. PD-1 혹은 PD-L1을 표적으로 하는 면역관문억제제*를 처방하기 위한 필수적 검사인데, 양성으로 확인되면 옵디보·키트루다·티센트릭 등과 같은 면역항암제를 의료보험 혜택 하에 처방받을 수 있다. PD-L1은 표적유전자가 없는 폐암 환자 중에서도 특히 흡연을 많이 하는 사람에게서 흔히 발견된다. 약 20%의 환자에서 장기간의 효과를 얻을 수 있는데, 이는 곧 '장기간의 흡연으로 폐암이 발생한, 표적유전자가 없는 환자들' 역시 희망을 가질 수 있다는 중요한 의미를 갖는다.

　　최근 3기 비소세포폐암 환자에서 동시항암방사선요법 치료 후에 시행하는 '임핀지'라는 새로운 면역항암제 처방으로 치료 경과가 크게 상승한 바 있다.

---

* 면역관문억제제 : 면역세포의 면역기능을 활성화시켜 암세포와 싸우게 하는 암 치료법. 지나친 면역 활성으로 인한 정상세포의 손상을 막기 위해 일정 기간만 작동하도록 하기 때문에 부작용이 거의 없다.

재발률 낮추는 면역항암제와 기대효과

미국 등 선진국에서는 이미 1차 항암치료제로서 면역 치료제를 처방하고 있다. 하지만 국내에서는 1차 항암화학요법치료에 실패하거나 내성이 발생한 환자에서 PD-L1 단백질 발현이 규정에 맞는 경우에만 의료보험 혜택 하에 면역항암제 처방이 가능하다.

　　항암화학치료보다는 부작용이 현저히 적은 면역항암제를 처음부터 처방하려는 시도는 당연하지만, 처방에 대한 제한을 걸어둔 이유는 '고가의 면역항암제남용'을 막기 위해서다. 이 때문에 PD-L1 발현이 높지 않은 환자들에게는 면역항암제와 항암화학요법을 병용해 처방하는 치료방법이 주종을 이루고 있다.

　　하지만 향후에는 면역항암제가 초기 폐암 환자에서도 사용 가능할 것으로 기대되고 있다. 면역항암제 사용 시, 수술 후 재발률을 낮추는 효과가 있기 때문이다. 이에 따라 현재 수술 전 혹은 수술 후 면역항암제를 처방하는 임상 연구들이 활발히 진행되고 있다.

다만 면역항암제도 적지 않은 환자에서 면역 관련 독성 반응이 나타나고, 때로는 면역 치료제 투여 후 병세가 급속히 악화되는 경우도 종종 있어 맹신과 남용은 금기다. 효과를 볼 수 있는 환자라고 판단되는 경우에만 선별적으로 투여할 필요가 있다는 점을 분명히 밝힌다.

폐암 예방하려면 '조기진단'이 필수

폐암의 치료 성적을 높이는 가장 좋은 방법은 '조기진단'이다. 과거에는 폐암 조기진단 방법이 없어서 국가에서도 폐암 검진을 시행하지 않았지만, 최근 54세 이상 30갑년* 이상의 '폐암 발생에 대한 고위험군'에서 저선량 폐CT(low-dose CT)를 이용한 조기 진단법이 효과적이라는 임상연구 결과가 나왔다. 이를 근거로 국가에서도 폐암조기검진 사업을 올해 하반기부터 시행한다는 반가운 소식이다.

다만 최근 국내에서는 금연율이 증가하면서 흡연성 폐암 환자의 빈도는 감소하는 반면 상대적으로 비흡연, 특히 여성에서의 폐암 발생률이 증가하고 있다. 실제로 전체 폐암 환자의 35%가 여성에서 진단되고 있어, 여성의 폐암조기검진은 필수적으로 시행되어야 한다. 특히 50세 전후 갱년기 여성이라면 저선량 CT를 이용한 조기폐암검진을 반드시 받아볼 것을 권고하며, 비흡연 여성의 경우라면 5년에 1회 정도 검사를 받아볼 것을 권한다. 폐암은 물론 모든 암의 치료는 조기에 진단하여 조기에 치료하는 것이 유일한 방법이라는 평범한 진리를 되새길 필요가 있다.

* 30갑년 : 갑년이란 하루 평균 담배소비량에 흡연기간을 곱한 것이다. 매일 1갑씩 30년을 피우거나 매일 2갑씩 15년, 매일 3갑씩 10년을 피우는 등의 흡연력을 말한다.

증상 완화만 가능한 COPD, 금연 필요해

숨 막히는 도시, 맑은 폐를 위한 지혜

호흡기는 계절을 막론하고 시도 때도 없이 일상을 침범하는 미세먼지, 매연, 담배연기 등 다양한 위험인자에 노출되어 있다. 그중 만성폐쇄성폐질환(이하 COPD)은 사망률이 상당히 높음에도 불구하고, 위험성이 잘 알려지지 않아 주의가 필요한 질환이다. COPD는 기도와 폐에 만성적인 염증이 생겨 기도가 좁아지고, 결국 숨쉬기가 곤란해지는 병을 말한다.

직접적인 원인은 흡연인데, 세계적으로 2초에 1명씩 사망자가 발생하는 것으로 알려져 있고 국내 사망률 역시 7위를 차지한다. 국내 사망 순위가 높지 않은 것처럼 보이지만, 사실 단일 질환에 의한 사망률로 따지면 COPD에 의한 사망 위험은 상당히 높은 편이다.

국내 사망률 1~3위인 암, 뇌혈관질환, 심질환에 다양한 단일 질환들이 포함되어 있는 것과 달리(예를 들어 사망률 1위인 암의 경우, 위암 · 폐암 · 대장암 · 간

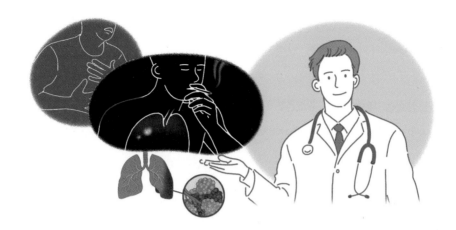

암 등 무수한 암이 포함되어 있다), COPD 사망률에는 오직 COPD에 의한 사망만이 적용되어 있다. 그마저도 5, 6위는 질병이 아닌 자살, 교통사고에 의한 사망이다. 사망 위험이 높은 편임에도 불구하고 COPD가 잘 알려지지 않은 데에는 전 세계적으로 많은 연구가 이뤄지지 않았고, 과거에는 치료약도 없어 병에 대한 홍보가 적극적이지 않았기 때문이다.

흡연자의 경우 '흡연에 의해 생긴 일시적 증상' 정도로 가볍게 여기거나, 환자가 COPD로 진단받았다 하더라도 환자가 질병 이름을 모르는 경우가 많을 정도로 질환의 이름이 너무 길고 어려운 점 역시 COPD가 잘 알려지지 않은 이유다.

COPD는 한 번 발생하면 회복이 되지 않고 계속 진행되는 질환이라 방치할 경우 결국 호흡곤란으로 큰 고통을 겪게 되고, 심하면 '숨이 차서' 움직이는 것조차 불가능해진다. 또한 심장질환, 폐암 등과 같은 질환의 발생률을 높인다.

완치 가능한 천식, 증상 완화만 가능한 COPD

흡연력 있는 사람이 기침과 가래가 만성적으로 나오고 움직일 때 숨이 차다면

COPD를 의심해 볼 만하다. 천식과 증상이 유사해 혼동하기 쉽지만 천식은 주로 알레르기에 의해 발생하며 어린 나이에서 더 많이 보인다. 천식은 또한 증상을 악화시키는 유발 인자가 있는데 계절성 알레르기가 원인인 경우 해당 계절에 기침, 가래, 천명음, 숨찬 증상이 있다가 사라지는 것이 매년 반복된다면 천식을 의심해 볼 수 있다. 반면 COPD는 대부분 흡연력이 있는 사람에서 40세 이후 기침, 가래 증상이 발생하며 이러한 증상이 점진적으로 심해지고 기침, 가래에서 시작해 결국은 숨찬 증상을 호소하게 된다.

COPD와 천식의 가장 큰 차이점은 천식은 폐기능이 정상으로 회복될 수 있는 반면, COPD는 증상 완화는 가능하지만 완치는 어렵다는 점에 있다. 따라서 조기 발견과 예방이 가장 중요하며, 특히 고령 환자의 경우 숨찬 증상과 같은 호흡기 증상을 노화 현상으로 생각하기 쉬워 치료 시기를 놓치는 경우가 적지 않으니 유의해야 한다.

COPD의 발병 시기는 개인차가 있으나 대부분 40대 이후부터다. COPD의 발현이 보통 흡연을 시작하고 약 10년 뒤부터 시작됨에 따라 상대적으로 흡연 경력이 긴 중년층에서 발병률이 높으며 국내의 경우 흡연력이 많은 남성에서 그 발생이 월등이 높다. 예를 들어 70세 이상에서 남성 51.7%, 여성 13.6%의 COPD 유병률을 보여 고령일수록 남성일수록 훨씬 COPD에 취약하다.

한편, 비흡연자 역시 COPD에서 자유롭지는 못하다. 흡연이 가장 큰 위험 요소임에는 분명하나 유독물질, 공해, 미세먼지 등이 기도는 물론 폐포에 만성 염증을 만들어 폐기능을 떨어뜨리기 때문이다. 구체적으로는 운전기사처럼 공해에 노출 빈도수가 높은 경우, 유해가스가 많이 발생하는 작업장에서 일하는 직업을 가진 경우, 어릴 때부터 나무나 동물의 분변으로 아궁이에서 취사 사용을 오래한 경우, 흡연력이 없어도 COPD가 생길 수 있다.

폐기능 검사 미루지 말고, 미세먼지 많은 날엔 외출 삼가야

COPD는 완치가 어려운 만큼, 예방이 가장 중요하며 따라서 금연이 가장 최선의 예방책이다. 동시에 이미 발생된 COPD를 초기에 발견해 병이 빨리 진행하지 않도록 치료 시기를 놓치지 않는 것 또한 중요한데, 이를 위해서는 흡연력이 있으면 40세 이상인 경우 호흡기 증상이 있으면 최소한 1년에 1회 정도 폐기능 검사를 받을 것을 권한다. 폐기능 검사는 호흡기를 입에 대고 숨을 크게 내쉬는 아주 단순한 검사이지만, 안타깝게도 국내 COPD 환자 중 폐기능 검사를 받아 본 환자는 절반에도 미치지 못해 많은 환자에서 조기 발견할 수 있는 기회를 놓치고 있는 실정이다. 환자 대부분 증상이 발생한 이후, 즉 일상생활 속에서 숨쉬기가 어려워진 후에야 병원을 찾기 때문에 치료 시기가 늦어지고 치료도 더 어려워질 수밖에 없다.

따라서 늦어도 40세 이상의 경우 흡연력이 있으면서 기침·가래·호흡곤란 증상이 있는 경우라면 폐기능 검사를 받아볼 것을 권한다.

검사 전 특별히 준비해야 할 사항은 없으나, 호흡을 방해하는 꼭 끼는 옷은 피하고 폐기능 검사 결과에 영향을 줄 수 있는 약물은 중단해야 한다. 당연히 검사 전에는 금연을 하는 것이 좋다. 만약 감기 등 상기도 감염이 있는 경우라면, 폐 기능 결과 값에 영향을 줄 수 있으므로 감기에서 회복된 후 검사를 받는 것이 좋다.

건국대학교병원에서는 COPD 진단의 정확성을 높이기 위해 '6분 보행검사', 중증도를 확인할 수 있는 정밀 검사를 실시하고 있다. 이 중 6분 보행검사는 집에서도 해볼 수 있는 검사 방법으로, 6분 동안 걸을 수 있는 최대한을 걸은 후 그 거리를 재는 검사 방법이다. 55세라면 500m, 75세라면 400m 정도가 적당하며 그 이하라면 폐기능이 좋지 않다는 신호이며 치료가 잘 될수록 이동 거리가 늘어나 환자가 본인의 운동 능력을 직접 확인할 수 있다.

COPD로 진단된 환자에게는 약물치료와 재활치료가 병행된다. 약물은 먹는 것이 아니라 흡입하는 형태인 흡입용 기관지 확장제인데, 약물을 흡입하면 좁아진 기관지가 확장돼 편안히 숨쉴 수 있도록 도와주며 갑자기 COPD가 악화되는 급성 악화를 예방시켜 준다. COPD 급성 악화는 병원입원, 사망률의 가장 중요한 원인이기 때문에 이를 예방하는 것이 치료의 목표 중 하나이다. 증상 정도에 따라 기관지를 확장시키는 '흡입용 기관지 확장제'의 종류가 바뀌며 COPD 환자의 경우 단순한 감기조차 COPD 증상을 악화시키는 급성 악화를 일으킬 수 있기 때문에 독감 예방접종이나 폐렴 예방접종을 필수로 받아야 한다.

통계에 따르면, COPD 환자가 미세먼지에 노출되면 급성 악화가 발생해 입원율이 증가하는 것으로 나타났다. 따라서 미세먼지 경보가 있는 날은 외출을 삼가고, 꼭 외출을 해야 하는 경우라면 반드시 마스크를 착용해야 한다.

소리 없이 전염되는 폐결핵,
증상과 예방법 아는 것이 힘

매년 3월 24일은 '세계 결핵의 날'이다. '세계 결핵의 날'은 독일의 세균학자 로베르트 코흐(Robert Koch)가 결핵균을 발견한 지 100주년이 되던 해인 1982년, 결핵 예방 및 조기 발견을 위하여 제정된 날이다. 우리나라는 국가 차원에서 결핵 퇴치를 위한 적극적인 사업을 추진해 왔지만 OECD 가입국 중 결핵 발생률 1위로, 결핵에 관련해서는 후진국을 벗어나지 못하고 있다.

폐결핵은 결핵균이 폐조직에 감염을 일으켜 발생한다. 결핵을 앓고 있는 환자의 상당수는 무력감, 피곤함을 호소하고 식욕이 떨어져 지속적으로 체중이 감소한다. 폐결핵의 가장 흔한 증상은 기침과 가래이기 때문에 일반적인 호흡기질환과 구별이 어렵다. 중증 이상의 결핵에서는 피가 섞인 가래가 나오거나 호흡곤란이 올 수 있다.

폐결핵을 예방하기 위해서는 흔히 '불주사'라고 이야기하는 BCG 예방접종이 필요하다. 국내에서는 생후 1개월 이내 모든 신생아에게 BCG 예방접종을 권고하고 있다. BCG 예방접종을 하게 되면 그렇지 않은 경우보다 폐결핵 발

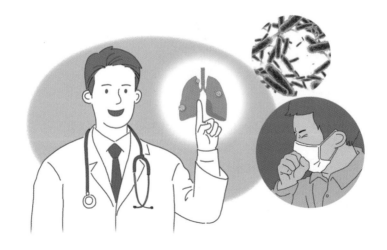

병이 20%까지 줄어들고 10년간 효과가 지속된다. 다만 BCG 예방접종을 한다고 해서 결핵에 전혀 걸리지 않는 것은 아니고 결핵성 뇌막염이나 속립성 결핵과 같은 치명적인 결핵을 예방할 수 있다.

결핵 예방을 위해서는 예방접종도 필수적이지만 결핵에 대한 인식 개선이 무엇보다 중요하다. 결핵은 호흡기 전염병이므로 평소에도 기침 에티켓을 철저히 지키는 것이 예방에 도움이 된다. 기침 등의 호흡기 증상이 2주 이상 지속된다면 결핵 가능성을 의심하고 조기에 인근 병원을 방문하여 검사를 받도록 해야 한다. 일단 결핵이 의심되면 결핵균의 전파를 막기 위해 치료 시작 전이라도 마스크를 착용하고 공공장소 이동을 삼가야 한다. 또 결핵 환자의 가족이나 주변 사람들은 접촉자 검진을 받는 것이 좋다.

호흡기-알레르기내과 김순종 교수는 "폐결핵을 막을 수 있는 방법은 전염성 있는 결핵환자의 조기 발견 및 치료뿐"이라며 "따라서 결핵에 대한 인식 개선과 홍보가 무엇보다 중요하다"고 강조했다. 또 김순종 교수는 "결핵은 결핵균에 감염된다고 해서 반드시 발병하는 것은 아니기 때문에 설령 감염된다고 해도 몸이 이겨낼 수 있도록 건강을 유지하는 것도 중요하다"고 말했다.

다발성 염증이 전신을 침범하는 희귀병, 사르코이드증

사르코이드증은 변형된 백혈구가 뭉쳐서 형성된 육아종이 여러 장기를 침범해 기능 부전을 초래하는 질환이다. 육아종은 염증성 종양으로 주로 90% 폐에 발생하며 피부, 눈, 신장, 림프선 등에 나타날 수 있다.

과거 국내에서는 거의 발생하지 않는 희귀질환이었던 사르코이드증은 진단 기술의 발전 등으로 환자 수가 점차 늘고 있다. 실제로 국민건강보험공단에 따르면 연간 누적 발생률 1,000만 명 당 2011년 70.91명에서 2015년 101.86명으로 증가했다. 사르코이드증은 주로 20~30대에서 발병하며, 남자보다 여자에게 더 많이 발생하는 편이다.

호흡기-알레르기내과 김희정 교수는 "사르코이드증의 약 90%가 폐에 생기는 경우가 많고 마른기침, 호흡곤란, 흉통의 증상을 보인다"라며 "기관지 내에 육아종이 생겨 천식과 같은 증상을 보이며, 염증이 심해질 경우 폐가 뻣뻣해지고 크기와 용량이 줄어드는 섬유화가 진행될 수 있다"고 강조했다.

사르코이드증은 폐 외에 어느 장기에서나 발생할 수 있으며, 무증상부터 집

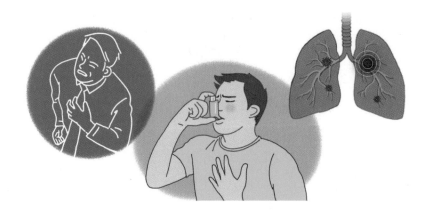

중 치료가 필요한 정도까지 증상이 광범위하다. 이 때문에 어떤 장기가 어느 정도의 기능을 손상시켰는가가 매우 중요하다.

원인 불분명한 사르코이드증, 복합 진단 필요

사르코이드증은 발생 원인이 불분명하기 때문에 100% 확실한 진단법은 없다. 현재는 병력, 신체 진찰 소견, 조직검사를 포함한 검사 결과를 종합해 진단하고 있다.

일반적으로 두 가지 과정으로 진단한다. 먼저 폐 또는 폐 외 기관에서 시행한 조직검사에 비 건락성 육아종이 발견되고, 육아종의 원인이 다른 질병일 가능성이 없는 경우다. 두 번째는 증상은 없지만 흉부 영상 검사에서 종격동 림프절 비대가 나타나거나 포도막염, 피부발진 등의 징후가 나타날 때 사르코이드증으로 진단한다.

이 과정에서 피부 병변이 있는 환자의 경우 피부 생검을 고려하고, 이 외에 침범이 의심되는 림프절, 간 또는 근육의 조직검사를 시행한다. 김희정 교수는 "뇌 또는 척수 병변의 경우 조직검사를 시행하기 어렵고, 진단 가능성이 낮기 때문에 폐 침범률이 높은 점을 고려해 기관지 내시경 검사를 실시한다"며, "또한 PET(양전자 방출 단층촬영)에서 육아종이 다발성 장기를 침범한 경우와 기관지폐포세척액 내 림프구 비율이 증가했을 때 사르코이드증 가능성이 매우 높다고 판단한다"고 설명했다.

장기 침범 정도에 따라 다른 치료, 지속 관찰해야

치료에 대한 결정은 증상, 또는 장기 침범의 정도에 따라 달라진다. 증상 없는 간 기능 이상, 흉부 단순 촬영의 이상 소견, 경미한 증상을 보이는 급성질환자의 경우 특별한 치료를 권하지 않는다. 일부 장기에 국한된 증상을 호소하는 경우에는 국소 치료를 실시하며, 다발성 장기를 침범하거나 국소 요법을 적용하기 광범위한 경우에 전신치료를 시행한다.

대다수의 환자가 첫 전신치료로 받는 약제는 글루코코르티코이드다. 그러나 육아종의 침범 장기마다 효과가 높거나 낮을 수 있으며 내약성, 기간 및 용량에 따라 달라진다. 특히 장기적인 치료에 따른 독성으로 인해 대체제가 필요한 경우도 있다.

사르코이드증은 사망 또는 장애 위험이 매우 낮은 질환이다. 실제로 대다수의 환자들이 2~5년 내 완치되는 경우가 많다. 그러나 진단 당시 폐섬유화가 관찰되거나 루푸스 페르니오, 뼈 낭종, 심장 또는 신경계 질환 및 고칼슘뇨증으로 인한 신장 결석이 있는 경우에는 만성으로 진행하는 경향을 보이므로 주의가 필요하다.

34

기흉 환자의 20%가 1년 내 재발,
주의 필요해

갑자기 숨 쉬기가 힘들거나 날카롭게 찌르는 듯한 흉통이 발생한다면, 기흉을 의심할 수 있다. 기흉은 폐가 자리하고 있는 가슴으로 공기가 들어가면서 폐가 찌그러져 흉통과 호흡곤란을 유발하는 병이다. 폐의 표면에 풍선처럼 부풀어 있는 폐기포가 파열되면서 들이마신 공기가 새면서 발생한다.

기흉은 크게 3종류로 나눈다. 원발성 기흉은 기저 질환이 없으면서 키가 크고 마른 청소년에게서 많이 나타난다. 이차성 기흉은 천식이나 만성폐쇄성폐질환 같은 폐질환자에게 발생하는 기흉을 말한다. 폐기포와 관계없이 가슴을 관통하는 외상을 입거나 교통사고 등으로 늑골이 골절되면서 늑골이 폐를 찌를 때 발생하는 외상성 기흉도 있다.

증상은 가슴통증과 답답함이나 호흡곤란 등이다. 폐활량이 정상인 젊은 사람의 경우는 특별한 문제가 되지 않을 수 있지만, 고령에 폐질환이 있어 폐활량이 감소한 사람의 경우에는 호흡부전 같은 응급상황이 발생할 수 있다.

흉부외과 이송암 교수는 "기흉이 의심되면 먼저 흉부 엑스선 검사를 한다"

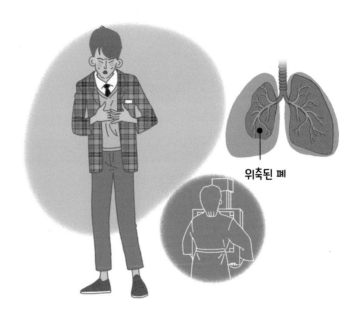

위축된 폐

며 "기흉이 크지 않을 때는 별도의 치료 없이도 저절로 나아진다"고 말했다. 이어 이송암 교수는 "기흉의 범위가 크거나 천식 같은 호흡기 질환이 있는 경우에는 시술과 입원 치료가 필요하다"고 말했다.

치료는 산소 치료와 바늘로 공기를 바깥으로 빼내는 방법, 국소적으로 마취한 후 흉관을 삽입해 공기를 빼는 시술 등이 있다. 치료 후에도 공기가 계속 새거나 재발한 경우에는 늑막유착술이나 수술을 하는 경우도 있다.

이송암 교수는 "기흉은 일부 소수를 제외하고는 특별히 위험한 병은 아니지만 재발률이 높은 편"이라며 "재발 시 재시술과 재입원이 필요하고, 입시나 취업 문제 등 사회생활에 지장을 초래할 수 있다"고 말했다.

이어 이송암 교수는 "기흉은 일부의 경우 수술이 필요할 때도 있지만, 대부분 간단한 시술을 통해 완치가 가능하다"며 "다만 전체 환자의 20% 정도가 1년 내 재발하는 만큼 주의가 필요하다"고 당부했다.

35

심장질환이 유발하는 또 다른 심장병, 심부전

심장은 우리 몸에서 24시간 쉬지 않고 일하는 장기이다. 하루 종일 쉬지 않고 펌프질하여 혈액을 온몸에 보내 다른 장기가 에너지를 얻고 산소를 얻어 힘 있게 일하게 한다. 하지만 심장 본연의 펌프 기능이 떨어질 때는 마치 힘없는 엔진이 무거운 차를 움직이려고 할 때처럼 우리 몸의 모든 장기에 나쁜 영향을 주어 기능을 떨어뜨림으로써 여러 가지 문제를 발생시킨다.

증상이 '나중에' 나타나는 심부전

심장이 본연의 임무 수행에 실패했다고 하여 영어로는 Heart failure, 우리말로는 심부전이라 부른다. 심부전은 개인에게 한 번 나타났다 사라질 수도 있고 반대로 영구적으로 고착화되기도 한다. 어떤 경우에는 나타났다 사라졌다를 반복하는 경우도 있다. 예후도 다양한데, 고착화되는 경우에는 암보다도 생존율이 낮다고 해서 '심장질환의 종착역', '블랙홀', '암보다 무서운 병' 등으로 부

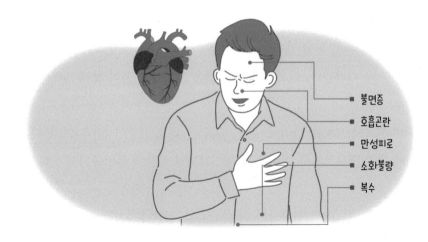

불면증
호흡곤란
만성피로
소화불량
복수

르기도 한다. 그러나 모든 심부전이 그런 것은 아니며, 의학기술의 발달로 새로운 약제나 시술이 개발되어 치료성적이 점차 개선되고 있다. 심부전이 중증 질환인 것은 분명하지만 그 시작은 작은 것에서 출발한다.

예를 들면 고혈압 자체는 큰 문제는 아니지만, 잘 조절하지 않은 채 어느 정도의 시간이 지나면 반드시 심장의 기능을 떨어뜨리고 심부전으로 발전한다. 과도한 음주, 흡연, 당뇨, 고지질혈증, 협심증, 판막질환, 부정맥, 심근경색증 등의 여러 질환에서도 마찬가지이다. 제때에 치료하고 조절하면 별문제 없이 지나갈 수 있지만, 시기를 놓치고 치료하지 않으면 일정 시간이 지난 다음 반드시 문제를 일으키게 된다. 여기서 중요한 것은 '일정 시간이 지난 다음'에 나타난다는 것이다. 증상이 바로 나타나지 않기 때문에 많은 사람들이 이미 심부전으로 발전된 다음 병원을 방문하는 사례가 많다. 따라서 심부전 치료의 첫걸음은 예방이다.

몸 무겁고 숨차다면 심부전 의심해야

가장 대표적으로 몸이 무겁고 피곤함을 쉽게 느끼게 되고, 무엇보다 숨찬 증상이 발생한다. 혈액순환이 안 되면서 산소 공급이 부족해지기 때문이다. 숨찬 증상은 초기에는 운동할 때만 나타나지만, 정도가 심해지면 계단을 오르거나 빨리 걸을 때 나타난다. 더욱 심해지면 잠을 자다가도 숨이 차서 벌떡 일어나는 경우도 있다.

또 다른 증상으로는 다리나 발목, 발이 잘 붓고 체중이 늘어나게 된다. 서 있을 때 몸 아랫부분으로 내려온 혈액을 약해진 심장이 끌어올리지 못하기 때문이다.

하지만 문제는 이러한 증상이 나타나더라도 보통은 나이 탓으로 생각하고 무시하게 된다는 것이다. 특히 심부전은 고령층 환자에게 많이 발생하기 때문에(실제 60, 70대의 심부전 유병률은 40, 50대보다 5배나 높다) 보통의 경우 숨찬 증상이 생기더라도 '나이가 들어 그러려니' 하게 된다는 것이다. 우리나라도 이제 고령화에 접어들면서 60세 이상에서는 10명 중에 1명꼴로 심부전 환자가 있을 것으로 예상된다. 따라서 고령에서 숨찬 증상이 새롭게 발생했을 때 단순한 노화현상으로만 여기지 말고 심부전을 의심해 봐야 한다.

다양한 분야의 의료진이 투입되는 심부전의 치료

앞에서 언급한 것처럼 심부전에서는 심장기능이 떨어져 폐에 물이 차면서 숨찬 증상이 발생한다. 따라서 적절한 이뇨제로 숨찬 증상을 없애주는 것이 중요하다. 이뇨제는 증상 치료에는 탁월하지만 장기적인 생존율을 높이지는 않는다. 따라서 이뇨제 외에 장기 생존율을 증가시키는 약제들을 환자의 상태에 따라 적절하게 시작해야 한다.

심부전의 치료에 있어서 가장 중요한 것은 의료진의 팀워크이다. 심부전은 여러 원인에 의해 발생하기 때문이다. 요즘 흔하게 마주치는 협심증, 심근경색증과 같은 관상동맥질환이 가장 많은 원인을 차지하고, 심방세동과 같은 부정맥도 심부전 환자의 3분의 1에서 관찰된다. 따라서 기본적인 심부전 약물치료와 함께 원인에 따라 어떤 경우에는 관상동맥 스텐트 시술이 같이 이뤄져야 하고 어떠한 경우에는 심방세동에 대한 시술, 심장제세동기삽입(ICD)이나 재동기화(CRT)와 같은 치료가 같이 이뤄져야 한다. 따라서 심부전은 심부전 전문가와 허혈성심질환전문가, 부정맥 전문가들이 반드시 팀워크를 통해 치료해야 하는 질병이다.

최근 심부전 치료가 많이 발달하였지만 심부전의 위험인자들의 증가와 고령화로 인해 말기 심부전으로 진행하는 경우도 많아지고 있다. 하지만 이러한 경우에도 새로운 약제들이 계속 개발되고 있으며, 필요시에는 심장이식이나 인공심장의 도움을 받을 수도 있다.

심부전 치료에 있어 중요한 목표는 한 번의 실패가 끝이 되지 않도록 하는 것이다. 작은 것들이 심부전으로 발전하는 것을 예방하고, 심부전이 발생했더라도 잘 관리해 일상의 삶을 문제없이 살도록, 혹여 말기 심부전으로 발전하더라도 여러 방법을 모색하여 끝이 되지 않도록 하는 것이 모든 치료하는 이의 소망이다.

건강하게 오래 사는 비결,
혈관 건강에 있다

건강하게 오래 살기 위해 가장 중요한 우리 몸의 기관은 어디일까? 흉부외과 김준석 교수는 혈관을 꼽는다. 피는 우리 몸에 필요한 중요한 물질을 모두 담고 혈관을 통해 우리 몸 곳곳으로 이동한다. 따라서 혈관이 좁아지거나 혈전, 콜레스테롤 등으로 막히면 심각한 문제가 발생한다.

김준석 교수는 "혈관은 큰 동맥, 작은 동맥들이 나뭇가지 갈라지듯이 말초 동맥까지 이어져 있다"며 "피가 혈관을 타고 돌다가 다시 모세혈관을 통해 심장으로 돌아오는 구조"라고 설명했다.

통계청에서 발표한 자료(2017년)에 따르면 우리나라 사망 원인 2위가 심혈관질환이다. 대표적인 심혈관질환은 동맥경화증이다. 이는 혈관의 탄력이 저하되고 좁아지며 내부가 석회화되면서 딱딱해지는 병이다. 고혈압은 동맥경화증의 첫 번째 원인으로 꼽힌다. 김준석 교수는 "나이가 들면서 우리 혈관은 자연히 탄력이 떨어지면서 느슨해진다"며 "이 혈관에 높은 압력의 혈액이 쏟아지면서 혈관 벽에 상처가 나고, 그 부위에 혈소판 등이 굳어져 딱지가 앉고, 주위

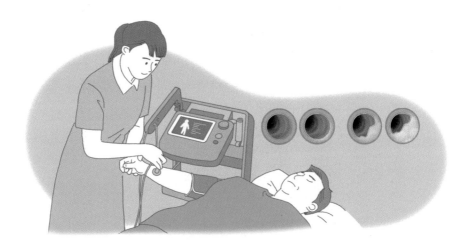

로 콜레스테롤 등이 붙으면서 혈관이 좁아진다"고 설명했다.

김준석 교수는 "동맥경화증으로 좁아진 혈관은 다시 넓어지지 않는다"고 말했다. 이어 김준석 교수는 "혈압이 140에 90 이상이라면 약을 먹는 것이 좋다"며 "약을 먹으면 120에 80까지 떨어지는데, 이렇게 20mmHg만 낮춰도 뇌졸중이 40%, 심근경색 위험이 24% 감소하는 것으로 알려졌다"고 덧붙였다.

두 번째 원인은 당뇨다. 당뇨는 혈관에 염증을 일으킨다. 혈관 벽에 염증이 반복적으로 발생하면 혈관에 상처가 생기면서 혈관이 좁아진다. 따라서 작은 혈관들이 망가져, 당뇨병 환자의 경우 말초혈관이 많은 발을 다치면, 회복이 되지 않고 심한 경우 절단에 이른다.

콜레스테롤도 주요 원인이다. 김준석 교수는 "식사를 통해 섭취한 영양분은 피를 통해 우리 몸을 돌고 남으면 혈관 벽에 저장되고, 우리 몸이 필요하면 다시 이를 사용한다"고 설명했다. 이어 김준석 교수는 "문제는 계속 기름이 많은 음식을 섭취하다 보면 우리 몸을 돌고 남은 콜레스테롤이 혈관 벽에 반복적으로 저장되면서 쌓이게 되고, 결국 혈관의 일부를 막아버린다"고 말했다.

동맥경화증으로 좁아진 혈관은 다시 넓어지지 않는다. 따라서 예방이 최선이다. 미국심장학회에서 발표한 동맥경화증 예방법의 첫 번째는 금연, 두 번째는 고혈압의 조절, 세 번째는 콜레스테롤 수치를 낮추는 것이다. 비만과 당뇨를 주의해야 하고, 적절한 운동도 강조한다.

혈관 건강에서 금연을 강조하는 보고가 많다. 지속적인 흡연은 혈관 내막에 염증을 일으키고, 염증이 반복되면 혈관벽이 두꺼워지면서 동맥경화를 가속시켜 혈관을 좁아지게 한다.

김준석 교수는 "흡연은 혈관을 수축시키는 혈관수축제의 일종으로 좁아진 혈관을 수축시켜 더 좁아지게 만든다"고 말했다.

식이조절도 중요하다. 김준석 교수는 "채소와 과일, 견과류에는 항산화 물질이 많기 때문에 꾸준히 섭취하는 것이 좋다"고 말했다. 이어 김준석 교수는 "근육량 유지를 위해 적당량의 고기 섭취는 필수"라며 "기름은 올리브오일을 쓰는 것이 필요하고, 등푸른생선도 좋다"고 덧붙였다.

김준석 교수는 "운동으로는 허벅지근육을 키우는 스쿼트가 좋다"며 "다만 무릎에 무리가 갈 수 있기 때문에 어르신들은 의자 끝에 앉은 후 엉덩이만 살짝 띄었다가 3을 세고 다시 앉는 방법으로 3~4번씩 꾸준히 하면 좋다"고 조언했다.

37

펌프 기능 상실한 심장이 불러온
심인성 쇼크

의학적 의미의 쇼크란 뇌와 신장 및 기타 중요 장기에 피와 산소를 충분히 보내지 못하는 상태를 말하며, 기본적으로 전신관류에 영향을 줄 정도로 매우 혈압이 낮은 상태가 동반된다. 심인성 쇼크는 이러한 쇼크의 원인이 심장질환이라는 뜻이다. 급성심근경색, 중증의 부정맥 또는 심근염, 심낭압전 등의 상황에서 동반될 수 있고, 병원에서 가장 중환자로 분류된다. 의사 혼자 치료할 수 있는 범위를 넘어서기 때문에, 잘 훈련된 다양한 분야의 의료진의 팀워크와 여러 의료장비의 적용이 필요한 경우가 많다.

심인성 쇼크는 왜 생길까

심인성 쇼크는 심장이 펌프 기능을 할 수 없어 피가 온몸을 돌지 못할 때 발생한다. 급성으로 심장이 펌프 기능을 못하게 되는 대표적인 상황이 바로 급성심근경색증이다. 전체 급성심근경색 발생 환자 중 약 10% 이상에서 심인성 쇼크가 동반되는 것으로 알려져 있으며, 이는 일차적 관상동맥중재술의 도입으로 감소 추세에 있긴 하지만 심인성 쇼크가 동반된 심근경색 환자의 사망률은 여전히 50% 수준에서 더 이상 감소하지 않고 있는 실정이다. 그 외에도 급성심근경색보다 빈도는 낮지만 심근병증 또는 심근염, 지속성 심실·심방성 부정맥, 심각한 판막질환도 심인성 쇼크의 원인질환이 될 수 있으며 급성 심부전이라는 공통된 병태생리를 거쳐 심인성 쇼크로 진행되게 된다.

심인성 쇼크의 초기 진단 및 응급·원인 질환 치료

여러 연구에서 심인성 쇼크는 수축기 혈압의 하강 또는 혈압 유지를 위한 승압제가 필요한 경우 폐울혈, 심장박출 지수의 감소 및 소변량의 감소, 의식저하, 차고 축축한 피부 등의 말초순환부전 증상이 보이는 경우로 정의하고 있지만, 진단을 위해 치료가 늦어지면 예후에 영향을 미칠 수 있어 상기 기준을 기초로 하여 임상적으로 진단하게 되는 경우가 많다.

또한 원인 질환에 대한 확인 및 치료와 동시에 쇼크 상황을 교정하는 노력이 동시다발적으로 필요하게 된다. 따라서 환자의 활력징후를 모니터하고 즉각적 교정을 위하여 심장중환자실(CICU, Cardiac Intensive Care Unit)에서의 모니터 및 치료가 필수적이다. 예를 들어 응급실에 내원한 심인성 쇼크가 동반된 급성심근경색 환자에게서 낮은 혈압과 폐부종이 발견된 경우라면, 우선 심근경색 해결을 위하여 관상동맥 중재시술팀의 호출이 이뤄지고 일차적 중재시술을 준비하면서 심인성 쇼크에 대한 치료, 즉 낮은 혈압에 대한 약물치료와 함께 폐부종에 대한 치료(산소요법 또는 기관삽관 및 인공호흡기치료 등)가 진행된다. 이와 동시에 응급 관상동맥중재술을 진행하여 급성심근경색에 대한 원인치료를 시행하며, 이후 심장중환자실에서 심인성 쇼크에 대한 치료를 유지하게 된다.

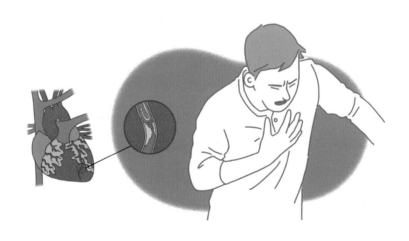

심장혈관 조영실과 심장 중환자실의 역할

심근경색은 심인성 쇼크의 큰 원인이다. 심근경색에 대한 치료가 지체될수록 심인성 쇼크로 진행할 가능성이 높기 때문에 빠른 혈관 재개통 치료가 필요한데, 가장 선호되는 치료방법이 일차적 관상동맥 중재시술이다. 급성 일차적 중재시술이 필요한 심근경색이 확인되면 의사·간호사·방사선사로 구성된 당직 의료진에게 호출이 이뤄지는데, 조영실 내에는 심인성 쇼크 발생 시 사용할 수 있는 여러 장비(대동맥 풍선펌프 및 체외막산소화장치 등)가 구비되어 있다. 또한 심인성 쇼크로 진행된 환자들은 일차적 중재 시술이 성공적이었다 하더라도 시술 후 활력징후가 불안정한 경우가 많기 때문에 일반병실에서는 치료가 어렵다. 이에 적절한 활력 징후 및 심전도 모니터가 가능하고, 심인성 쇼크의 합병증 발생 시 즉각적인 대처가 가능한 심장 중환자실에서의 치료가 필수적이다.

심인성 쇼크에 대한 추가 치료와 예후

기본적으로 심인성 쇼크에 있어서는 원인이 되는 질환에 대한 치료가 중요하겠으나, 원인 질환의 치료 이후에도 심인성 쇼크 상태가 지속되거나 쇼크 상태에서 회복되는데 시일이 필요한 경우가 많다. 그 기간 중 적절한 전신 관류 및 관상동맥의 관류를 유지해야 하는데 이를 위하여 기본적으로는 대부분의 환자에서 승압제 또는 혈관 수축제의 사용이 필요하다. 중증의 심인성 쇼크의 경우에는 고농도의 승압제·혈관수축제의 사용에도 전신관류를 유지하기 어려운 경우가 많고, 경우에 따라서는 기계적 순환 보조기구(Mechanical Circulatory Support Device)를 사용한다. 특히 체외막산소화장치(ECMO, Extra Corporeal Membrane Oxygenator)는 대퇴동맥, 정맥을 통해 경피적인 방법으로 약물 불응성의 심인성 쇼크 환자에게 빠르게 적용할 수 있어 약물적인 치료만으로 소생이 불가능한 환자의 생명을 구할 수 있는 중요한 치료방법으로 인정이 되어 현재 국내외 많은 병원에서 사용하고 있다. 이외에도 여러 좌심실 보조 기구들이 외국에서 사용되고 있으며, 국내 도입을 기다리는 중이다.

하지만 이와 같은 많은 노력과 새로운 기구들을 사용함에도 불구하고 심인성 쇼크 환자의 예후는 좋지 못한 것이 현실이며, 여러 서구권 국가들에서도 심인성 쇼크 환자의 사망률이 30~50% 수준에서 더 개선되지 않고 있는 만큼 앞으로 더 많은 노력과 연구, 새로운 약물과 기구의 개발이 필요하다.

최강 한파에
관상동맥질환 주의보!

강추위, 심장에 부담 줄 수 있어 체온 유지 필수

최강 한파가 찾아오면서 심근경색, 협심증 등 심장혈관질환에 대한 각별한 주의가 필요하다. 보고된 연구에 따르면 겨울에 심근경색으로 인한 사망이 10%가량 높아지는 것으로 알려졌다.

심근경색과 협심증 등은 관상동맥질환의 양상이다. 관상동맥의 내경이 좁아지면서 심장 근육에 혈류 공급 장애가 생기면서 심장 기능 손상으로 나타나기 때문이다. 특히 관상동맥질환 등 심장질환은 통계청에 따르면 지난 2006년 인구 10만 명 당 31.1명에서 2016년 58.2명으로 꾸준히 증가하는 추세다. 또 사망원인 2위로 암의 뒤를 잇는 것으로 나타났다.

관상동맥질환의 대표적인 치료법은 관상동맥중재술이다. 심근경색과 협심증의 치료법 중 하나로 심혈관질환으로 입원하는 환자에게 흔히 이뤄지는 시술이다. 풍선과 스텐트를 이용해 막힌 관상동맥을 뚫거나 확장하는 방법으로

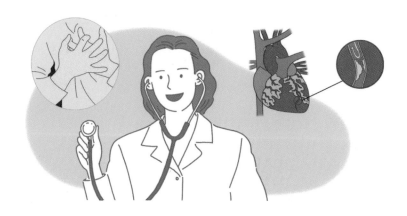

팔이나 다리의 작은 혈관 속으로 풍선이 달린 도관(카테터)를 넣은 뒤 막힌 부분에서 풍선을 부풀려 혈관을 뚫어준다. 이후 특수 금속으로 이뤄진 격자 모양의 작은 튜브(스텐트)를 넣어 풍선 시술 후 남아 있는 협착을 없애는 원리다.

심혈관질환은 치료보다 예방이 중요하다. 무엇보다 위험인자 관리가 필수다. 심장혈관내과 김현중 교수는 "위험인자인 음주와 흡연을 줄이고 고혈압과 고지혈증, 비만증, 당뇨병을 관리해야 한다"고 말했다. 이밖에도 짠 음식과 튀긴 음식은 가급적 피하고 채소와 과일, 등푸른 생선 등을 섭취하는 게 좋다. 꾸준한 운동과 충분한 수분 섭취도 필요하다.

특히 겨울철에는 외출 시 체온이 떨어지지 않도록 하는 것이 중요하다. 김현중 교수는 "심혈관질환의 경우 찬 공기에 갑자기 노출될 경우 혈관이 수축하고 교감신경이 활성화되면서 혈압이 높아져 심장과 혈관의 부담이 커질 수 있다"며 "체온 유지를 위해 옷을 따뜻하게 입고 핫팩을 사용하는 것도 방법"이라고 조언했다.

증가하는 대동맥판협착증,
퇴행성이 대부분

대동맥 판막 치환술이 대표적 치료법,
고령 환자 증가로 경피적판막성형술 시행하기도

고령 인구가 증가하면서 심장 판막질환 환자도 증가 추세다. 건강보험심사평가원에 따르면 심장판막질환으로 진료를 받은 환자 수는 2010년에서 2017년 사이 57% 증가했다. 특히 이 중 대동맥판협착증이 퇴행성 질환으로 주목을 받고 있다. 대동맥판협착증은 심장의 좌심실과 대동맥 사이에 있는 대동맥판막이 좁아지면서 판막이 잘 열리지 않는 질환이다. 심장은 대동맥을 통해 온몸으로 피를 보내는데, 판막의 기능이 저하되면서 심장이 대동맥으로 피를 보내는 데 더 큰 힘을 쓰게 되고 이 과정이 반복되면서 심장근육이 두꺼워져 심장이 약해지는 것이다.

증상은 가슴 통증이나 가슴이 조이는 느낌, 어지러움이나 피로감을 비롯해 숨이 자주 차고, 가슴이 두근거리는 느낌 등이다. 심장혈관내과 김성해 교수

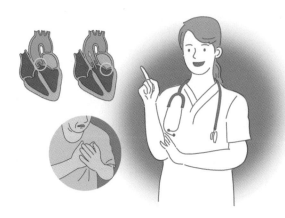

는 "대동맥판협착증은 나이가 들면서 판막이 석회화돼 발생하는 퇴행성이 가장 많다"며 "드물게 선천적 이상이나 어릴 적 앓은 류마티스 열의 합병증으로 발생하는 경우가 있다"고 설명했다. 치료는 심장 초음파 검사에서 판막의 협착 정도가 심하거나 감염성 심내막염이 발병한 경우, 심장 기능이 감소한 경우, 그리고 환자의 증상이 심한 경우 시행한다. 판막의 상태에 따라 판막을 교정하는 판막성형술이나 판막의 손상이 심한 경우 인공판막으로 교체하는 판막치환술을 하기도 한다.

수술적 치료로는 문제가 발생한 대동맥판막을 떼어내고 기계판막이나 조직판막을 사용하는 대동맥 판막 치환술이 주를 이룬다. 김성해 교수는 "최근에는 고령으로 수술을 감당하기에 어려운 환자가 있어, 이 경우에는 수술 대신 경피적판막성형술을 시행하기도 한다"고 말했다. 경피적 풍선판막성형술은 주로 사타구니 부위의 대퇴동맥을 통해 가느다란 기구를 삽입한 후 심장 안으로 특수 풍선을 넣어 좁아진 대동맥 판막을 부풀려 넓히고 조직판막을 삽입하는 시술이다. 김성해 교수는 "대동맥판협착증 환자는 지속적인 검사와 치료가 중요하다"며 "수술 후에도 혈압이 높은 경우 약을 복용해 혈압을 낮추고, 저염 식사, 체중조절, 운동 등 꾸준한 생활 관리가 필요하다"고 말했다.

가을철 급격한 일교차로 인한
심장 돌연사 주의보

하늘도 높고 푸른 것이 어느덧 가을이 왔다. 올 여름 무더운 날씨 속에 힘들었을 이들에겐 이 가을이 얼마나 반가울까? 하지만 심장내과 의사들에게 가을의 시작은 심장 돌연사와 같은 응급 심장질환 환자들이 늘어나는 시기라 항상 긴장을 하게 된다.

실제로 가을이 되면 필자가 근무하는 병원 가까운 산에서 의식을 잃거나 흉통으로 본원에 실려와 심근경색증을 진단받고 치료를 받는 환자분들이 종종 있었다. 어떤 분들은 의식을 찾지 못해 안타까운 일을 당하기도 하지만, 주위 동료들에 의해 심폐소생술을 시행받고 119 대원들의 신속한 처치와 이송으로 병원까지 빠른 시간 내에 도착하여 잘 치료받고 별다른 후유증 없이 퇴원하는 분들도 많다.

이처럼 청명한 가을날이 누군가에게는 생명의 위협을 일으킬 수 있는 이유는 무엇일까? 여름에서 가을로 접어드는 환절기에는 아침과 낮의 일교차가 발생하게 되는데 외부 기온의 급격한 변화는 인체의 자율신경계에 영향을 주게

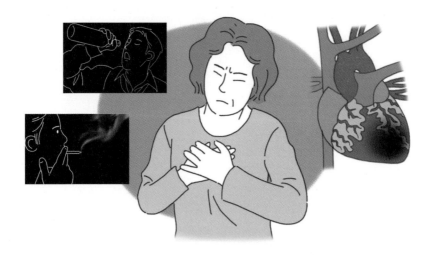

된다. 특히 이른 아침의 낮은 기온은 인체 내 교감신경을 자극하게 되는데 이로 인해 혈관을 수축시키는 호르몬이 분비되어 말초 혈관이 수축하게 된다. 이 때문에 혈액 공급이 줄어든 심장은 체온을 유지하기 위해 더 빠르게 운동을 하게 되는데, 이것이 혈압을 상승시켜 심장에 무리를 주게 된다. 이러한 자극으로 혈관 내 동맥경화의 파열로 혈전이 발생하여 주요 혈관이 막히게 되면 뇌졸중이나 급성 심근경색이 발생하게 되는 것이다. 가을철 일교차는 심뇌혈관질환 발생의 위험이 될 뿐만 아니라 심근에 자극을 주어 부정맥 발생도 증가시키게 되는데, 일부에서는 심실성 부정맥과 같은 급사을 일으킬 수도 있다.

가을철 심장 돌연사의 주원인은 심근경색에 의한 심실성 부정맥 발생이다. 그렇기 때문에 협심증이나 심근경색과 같은 허혈성 심장질환을 진단받고 약물 치료를 받고있는 환자들은 평소 운동을 하지 않았던 경우에는 무리한 운동이나 나들이는 삼가야 한다. 특히, 일상 생활 중에 계단이나 오르막길을 오를 때 가슴 불편감이나 흉통, 호흡곤란이 평소와 다르게 발생하거나 이른 아침 가슴 불편감을 자주 느낀다면 심혈관질환의 위험 신호이기 때문에 병원 진료를 받아야 한다.

심장 돌연사의 위험인자로는 흡연, 과도한 신체 활동, 돌연사의 가족력, 과도한 음주, 정신적 스트레스, 과도한 카페인 섭취 등이 있다. 특히 돌연사의 가족력이 있는 경우에는 그렇지 않은 경우에 비해 돌연사의 위험이 1.5~1.8배 증가하는 것으로 알려져 있다. 이들 위험인자들 중 우리가 조절할 수 있는 부분은 금연과 금주, 카페인 조절, 스트레스 조절 등이 있겠다. 운동 역시 평소에 꾸준히 운동을 한 경우에는 산행과 같은 과도한 신체 활동에서 돌연사의 위험이 높지 않지만 평소 운동을 하지 않은 경우에는 산행과 같은 무리한 신체 활동은 독약이 될 수가 있다. 이에 평소 자신의 운동 능력을 감안하여 운동 수준과 강도를 결정하여야 할 것이다.

돌연사와 같은 급성 심장질환을 예방하는 최고의 방법은 평소 꾸준히 운동하며 흡연, 음주와 같은 위험인자들을 멀리하는 것이다. 일교차가 심한 가을에는 기상 후 실내에서 스트레칭을 충분히 하고 따뜻한 차나 물을 섭취하고 집을 나설 때는 옷가지로 몸을 따뜻이 하여야 한다. 마지막으로 심폐소생술을 배워두어 주위에서 발생한 심장 돌연사 환자를 살릴 수 있다면 서로의 생명을 지켜주는 최고의 방법이 될 것이다.

이 글을 읽는 분들이 작은 건강 생활 실천으로 아름다운 가을을 건강하게 즐길 수 있길 바란다.

종잡을 수 없는 심장박동, 부정맥

맥의 발생지점과 상태에 따라 달라지는 부정맥의 종류

정상 심장박동이 아닌 다른 심장 근육에서 맥이 만들어지면서 발생하는 '조기 수축', 심방에서 발생하면 '심방조기수축', 심실에서 발생하면 '심실조기수축'이 라고 부른다. 맥박 수가 분당 100회 이상으로 빠르게 나타나는 부정맥을 빈맥 (頻脈)이라 하며 심실 상부 조직에서 발생하는 상심실성 빈맥과 심실에서 발생 하는 심실성 빈맥이 있다. 맥박이 분당 60회 미만인 경우 서맥(徐脈)이라 하며 이때 정상 심장 박동의 발생에 문제가 있을 시에는 동기능부전, 정상적인 동성 맥이 발생하나 심장 내 전기 전달 과정의 문제로 심실까지 맥박이 전달되지 않 으면 방실 차단이라 부른다. 심방이 불규칙하게 떨리는 심방세동이라는 부정 맥도 있는데, 이는 60세 이상 연령 증가에 따라 발생률 및 유병률이 증가하는 만성 부정맥으로 혈전 발생을 일으켜 뇌졸중의 원인이 될 수 있기 때문에 관리 가 필요하다.

다양하게 발현되는 부정맥의 증상

부정맥은 무증상으로 우연히 발견되는 경우가 많고 이런 경우는 심방 혹은 심 실 조기 수축이 대부분이며 심방세동인 경우도 있다. 조기 수축인 경우 그 빈 도가 높지 않으면 별다른 치료 없이 경과 관찰이 가능하며 그 빈도를 알기 위해 24시간 홀터(심전도) 검사를 시행할 수 있다. 심방세동인 경우에는 혈전 예방치 료 대상 여부를 파악한 후 이에 대한 치료를 결정하는데, 심방세동 자체를 정상 맥으로 치료하는 것은 환자의 나이, 심장 구조, 기타 증상, 환자의 요구 등을 종

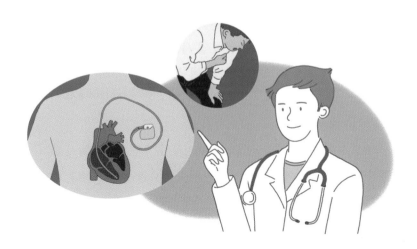

합하여 결정하게 된다. 그러나 최소한 한 번은 정상맥으로 치료할 것을 권한다. 그 이유는 심방세동의 기간이 오래되면 심장의 구조적, 기능적 변화가 일어나 시간이 지나서는 정상맥으로 돌아올 가능성이 점점 줄어들기 때문이다.

빈맥처럼 맥박이 비정상적으로 빠른 경우에는 두근거림을 느끼거나 가슴 불편감, 흉통으로 증상을 느낄 수 있고 일부는 실신까지 경험할 수 있다. 빈맥 중 심실 빈맥이나 심실 세동과 같이 급사의 원인이 될 수 있는 부정맥인 경우 약물치료, 전극도자절제술, 급사에 대한 이차 예방으로 이식형 제세동기 삽입 등이 필요할 수 있다. 서맥처럼 맥박이 느린 경우에는 어지럼증, 무력감, 피곤함, 실신, 숨찬 증상 등으로 나타날 수 있다.

전극도자절제술부터 이식형 심장 전자기기 삽입술까지 부정맥 시술의 종류

부정맥 시술은 주로 빈맥에 대한 전극도자절제술 치료가 주를 이룬다. 갑작스러운 두근거림 증상으로 발현되는 발작성 상심실성 빈맥은 완치 목적으로 시술이 가능하며 심방세동과 심방조동은 재발률이 높은 편이나 시술 치료가 약물치료에 비해 효과는 훨씬 좋다. 전극도자절제술은 시술 테이블에 누워 있으면 사타구니 위치의 대퇴정맥을 통해 긴 시술관을 심장까지 위치시킨 후 그 관을 통해 진단 및 치료 카테터를 이동하여 심장 내 불필요한 전기 조직들을 제거하는 방식이다. 이후 시술을 마치면 삽입된 관을 모두 제거하고 지혈을 하면서 마무리하게 된다.

서맥성 부정맥은 맥박을 정상으로 유지할 수 있는 약물치료가 없기 때문에 인공심장박동기를 인체 내에 삽입하는 시술 치료를 받아야 한다. 배터리는 쇄골뼈 아래 피부를 절개하여 피부 밑 공간에 삽입하고 전기선을 혈관을 통해 심장 내에 거치하여 환자의 심장을 자극하여 박동을 만들게 된다.

인체 내 전자기기를 삽입하는 시술은 인공심박동기 삽입술뿐만 아니라 급사를 경험하였거나 급사의 위험이 높은 환자에게 심실성 부정맥이 발생 시 체내에서 자동적으로 제세동 치료(전기 충격)가 이루어져 급사를 막을 수 있는 이식형 제세동기 삽입술이 있다. 또한 심실 수축의 부조화로 인한 심부전 환자들에게 좌, 우 심실의 박동을 조율하여 심장 기능의 회복을 유도하는 심실 재동기화 전자기기 삽입술도 있다. 또한 실신의 원인 중 심장질환에 의한 원인이 의심되거나 뇌졸중 환자들 중 혈전이 심방세동과 관련된 것이 의심되는 경우 심장 부정맥을 진단하기 위해 가슴 부위 피부 밑에 작은 사건기록기를 삽입하는 이식형 사건기록기 삽입술도 있다. 이를 통해 발작적으로 발생하는 빈맥, 서맥, 심방세동 등을 진단 내릴 수 있다.

부정맥은 무증상의 심장 조기 수축부터 급사를 일으킬 수 있는 심실 빈맥(혹은 세동)까지 그 종류가 다양하고 종류에 따라 예후가 매우 다르다.

따라서 전문의와 진료를 통해 본인이 가지고 있는 부정맥은 어떤 종류이고, 치료는 필요한지, 예후는 어떤지에 대한 이해가 우선시되어야 한다

합병증 발생률은 1% 미만, 부정맥 시술

모든 시술 치료와 수술은 그에 따르는 합병증 발생의 위험이 있다. 전극도자절제술의 경우 발생 가능한 심한 합병증은 심낭 출혈, 방실 차단, 뇌졸중 등이 있으나 이의 발생률은 0.1~1% 수준이다. 심장 내 전자기기 삽입술과 관련하여서도 기흉, 심낭 출혈, 전기선 이탈로 인한 재시술 등의 합병증이 발생할 수 있으나 이 역시 발생률은 1% 미만이다. 실제로 건국대학교병원 부정맥클리닉에서는 6세 환아와 87세 어르신까지도 전극도자절제술을 시행받고 잘 지내고 있다.

시술 시간은 시술마다 차이가 있는데 발작성 상심실성 빈맥은 통상 2시간 내외 정도 소요되나 심방세동, 복잡성 심방빈맥, 심실빈맥 등은 기본적으로 4시간 이상이 소요된다. 시간이 많이 소요되는 이유는 부정맥을 유발하는 시간, 치료하는 시간, 치료 후 다시 재발 여부를 확인하는 시간 등이 필요하기 때문이다. 심장 내 이식형 전자기기 삽입술은 인공심박동기의 경우 통상 1시간 내외, 기타 제세동기, 심실 재동기화 기기 삽입술은 2시간 내외가 소요된다.

냉각도자절제술을 도입한 부정맥클리닉

건국대학교병원 부정맥클리닉은 부정맥 전문의 한 명과 부정맥 시술을 보조해 주는 전문 간호사와 방사선사, 그리고 심전도, 24시간 홀터 검사, 운동부하 검사, 심박동기 분석 조절을 담당하는 전문 임상병리사들이 팀을 이뤄 매년 질적, 양적인 발전을 지속하고 있다. 특히 심장수술 환자에서 발생한 복잡성 심방빈맥과 같은 고난도 부정맥에 대한 치료뿐만 아니라 국내에서 시행되는 모든 시술 치료를 행하고 있다. 현재 최신의 3차원 심장영상장비를 업그레이드하였고 2020년 1월부터 심방세동에 대한 냉각도자절제술을 도입하여 시술 시간을 단축시키는 노력을 하였다

41

일어섰을 때 어지럼증이나
시야 장애가 나타난다면,
기립성 저혈압을 확인해 보세요

기립성 저혈압이란?

기립성 저혈압은 말 그대로 일어나서 선 이후 혈압이 비정상적으로 감소해 뇌 혈류 공급이 일시적으로 떨어지는 것을 말한다. 증상이 나타나지 않는 경우도 있지만 어지럼증, 전신 피로감, 두통, 시야 장애 등의 증상이 대표적이고, 심한 경우 의식을 잃는 경우도 있다.

발생 원인은?

정상적으로 기립 시 500~1000cc의 혈액은 다리와 복부 장기 혈관에 머문다. 이로 인해 심장으로 혈류 공급이 감소하면서 심장박출량과 혈압도 감소한다. 이를 체내 신경체계가 인지해 체내 순환과 혈압을 안정화시키기 위한 보상작용으로 나타난다. 이는 정상 반응으로 혈압 감소는 수축기 혈압 5~10mmHg 정

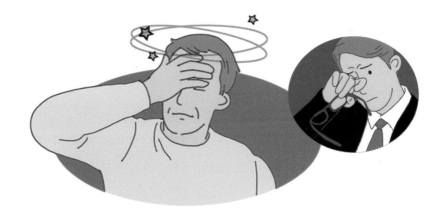

도로 낮아지며 맥박수는 분당 10~25회 정도로 더 빨라진다. 보상 기전에 장애가 있는 경우, 기립 이후 수축기 혈압이 20㎜Hg 이상 감소하면서 기립성 저혈압이 발생한다.

먹는 것이 줄거나 과로, 과음으로 인한 탈수, 고혈압 약제, 전립선 비대증 약제, 항우울제 등 약이나 고령(65세 이상에서 20% 정도 발생), 과식, 기저 심장 질환, 당뇨병, 신경계 질환, 파킨슨병, 침대 생활자 등이 대표적인 원인이다.

기립성 저혈압 예방법은?

건강한 생활습관이 가장 중요한 예방법이다. 적절한 식사와 수분 섭취, 운동, 금주, 스트레스는 피하는 등의 생활이 첫 번째다. 이외에 고혈압, 전립선 비대증, 우울증, 파킨슨병, 근골격계 질환으로 약을 먹기 시작하거나 변경한 후 기립성 저혈압 증상이 나타났다면 주치의와 상의가 필요하다.

또 갑자기 일어서거나 오래 서 있는 자세는 피하는 것이 좋다. 마지막으로 일어나 섰을 때, 불편한 증상이 있다면 앉거나 누워 머리를 아래쪽으로 낮추고 불편한 증상이 회복된 후 천천히 일어나야 한다. 기립성 저혈압은 일시적이나 마 의식을 잃게 할 수 있고 이로 인해 이차적 외상이 발생할 수 있기 때문이다.

치료법은?

기립성 저혈압을 유발하는 이차적 원인이 있다면 원인을 치료하는 것이 방법이다. 하지만 대부분, 특정상황에서 자율신경계 불균형으로 발생하기 때문에 특별한 치료법이 있지는 않다. 평소 건강한 생활습관을 유지하는 것이 일차적 치료 방법이자 예방법이다.

또 일어나 섰을 때 어지럼증이나 시야 장애 등 기립성 저혈압이 발생했다면 바로 앉거나 누워 머리를 낮추는 것이 치료가 될 수 있다.

기립성 저혈압과 빈혈의 차이는?

기립성 저혈압을 빈혈로 오해하는 분들이 많다. 이는 질환명과 질환의 증상을 오해해서 발생하는 일이다. 빈혈은 체내 적혈구 수치가 낮은 것이고, 기립성 저혈압은 기립에 따른 적절한 자율신경계 보상 체계의 장애로 발생한다. 두 질환 모두 어지럼증이나 전신 피로감, 실신 등을 유발할 수 있어 진료를 볼 때 어지럼증을 호소하는 환자에게는 빈혈 여부를 확인하기 위해 혈액검사로 헤모글로빈 수치를 확인한다.

42

운동 중 심장통증, 관상동맥 건강
체크하세요

협심증의 발병 원인은 무엇인가?

협심증은 심장에 혈액 공급이 부족해지면서 발생하는 질환이다. 심장은 혈액을 순환시키는 펌프 역할을 하는데 심장도 이 일을 하기 위해 관상동맥이라고 하는 혈관을 통한 산소 및 영양분 공급이 필요하다. 그런데 몸속의 모든 혈관은 나이가 들면서 동맥경화라는 혈관 내벽에 노폐물이 쌓이는 노화의 과정을 겪는다. 심장의 관상동맥도 예외는 아니어서 관상동맥의 동맥경화가 진행하여 혈관이 좁아지게 되면 심장이 필요로 하는 혈액공급을 받을 수 없게 된다.

특히 협심증은 관상동맥이 완전히 막히기보다는 어느 정도 좁아졌을 때, 운동 또는 활동 시에 심장이 더 많은 혈액을 요구하지만 동맥경화로 좁아진 관상동맥으로는 이를 충당할 수 없어 통증이 발생한다. 따라서 협심증의 증상은 주로 운동 또는 활동 시에 생기는 것이 특징이며 이를 전형적인 협심증이라고 한다.

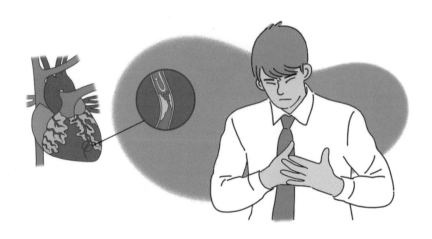

협심증의 증상은?

위에 설명한 것처럼 주로 움직일 때 통증이 생기는 것이 협심증의 가장 중요한 특징이다. 통증의 위치는 주로 가슴 한가운데이거나 약간 왼쪽에서 발생한다. 통증의 범위는 대개 손바닥 크기 정도로 넓게 나타나며 턱이나 왼쪽 어깨쪽까지 연결되는 경우도 있을 수 있다.

지속시간은 1분에서 10분 정도까지 다양하고 수초 이내의 순간적인 통증은 심장 문제가 아닐 가능성이 높다. 통증을 표현하는 언어는 사람마다 워낙 다양하지만 조이거나 묵직하게 압박한다는 느낌이라면 조금 더 협심증이 맞을 가능성이 높다. 어떤 사람은 증상이 전혀 없기도 하며 그냥 답답하거나 소화가 안 되는 느낌인 경우도 있어 전형적인 증상이 아니라도 가슴에 불편한 느낌이 있다면 전문가를 만나 상담을 해야 한다.

심근경색증과 차이점은?

운동 또는 활동 시에 증상이 생기는 협심증과 달리 가만히 있는 중에 가슴 통증이 발생하거나 협심증 양상의 통증이 20분 이상 지속되는 경우에는 심근경색의 가능성이 있다. 가슴 통증 외에도 어지러움, 실신, 식은 땀, 호흡곤란이 동반되기도 하며 약을 먹어도 효과가 없고, 협심증보다 더 강하게 오랫동안 아픈 증상이 나타난다. 심근경색은 관상동맥이 갑자기 막히면서 심장근육의 손상을 초래하여 위급한 상황이 발생할 수 있어 바로 응급실로 와야 한다. 응급실로 오면 심전도와 심근효소수치라는 혈액검사를 하고 응급시술을 해서 막힌 관상동맥을 뚫어줘야 한다.

협심증의 진단 기준은?

협심증은 우선 환자가 호소하는 증상을 기준으로 진단하게 된다. 증상으로 미루어 협심증이 의심이 된다면 기본적으로 심전도 검사를 하는데 심전도만 보면 응급시술이 필요한지 아닌지 알 수 있다. 협심증의 증상은 운동 시에 유발되기 때문에 안정 시에 심전도의 이상이 없다면 러닝머신 운동을 하면서 심전도를 검사하는 운동부하심전도 검사를 하게 된다. 최근에는 CT 검사로 관상동맥을 직접 촬영할 수 있게 되면서 운동을 하기가 어려운 경우에는 관상동맥 CT로 대체를 하기도 한다. 운동부하 심전도 및 관상동맥 CT 소견으로 협심증 여부를 확인하고 입원하여 관상동맥 조영술이 필요한 환자를 선별할 수 있다.

주로 발병하는 연령층과 성별은?

관상동맥의 동맥경화로 발병하는 질환이므로 다른 모든 동맥경화로 인한 질환과 위험요인이 같다. 나이가 들수록 동맥경화는 진행을 하므로 기본적으로 60대 이상의 고령에서 고혈압, 당뇨, 고지혈증, 흡연, 비만, 운동부족 등의 위험요인을 가진 사람에게 잘 생기는 질환이다. 다만 최근에는 서구화된 생활습관으로 인해 젊은 나이에 당뇨, 고혈압, 비만, 흡연 등의 위험인자를 가진 사람이 늘어나면서 30~40대에서의 발병도 증가하고 있다.

치료는 어떻게 이루어지나?

기본적으로는 약물치료를 우선 시도하게 된다. 주로 심장박동을 느리게 하면서 심장을 쉬게 하는 약물 또는 관상동맥을 확장시켜 주는 약물을 사용하게 된다. 만약 충분한 약물치료를 했는데도 증상이 지속된다면 관상동맥중재술이라는 시술을 할 수 있다. 이 시술은 좁아진 관상동맥 혈관을 넓혀주는 시술로 혈관 안에서 풍선을 부풀려 넓히거나 얇은 철망인 스텐트라고 하는 기구를 혈관 안에 삽입한다. 하지만 스텐트가 여러 개가 들어가야 할 정도로 관상동맥에 병이 심한 경우에는 관상동맥우회로술이라는 수술을 할 수 있다. 가슴을 열고 본인의 혈관을 활용하여 막힌 관상동맥 뒤에 연결하여 막힌 혈관을 우회하여 피가 흐를 수 있는 길을 만들어 주는 것이다.

여성 암 1위 유방암,
완치할 수 있다

유방암은 한국 여성에게 가장 많이 발생하는 암이다. 보건복지부와 중앙암등록본부의 '국가암등록통계'에 따르면 2018년 기준 유방암 환자 수는 2만 3,547명으로 전체 여성 암 환자 11만 5,080명 중 20.5%를 차지하며 여성 암 1위를 기록했다. 또한 국가 암 등록 사업 보고서에 따르면 1999년부터 유방암 발생률은 지속해서 증가하고 있다.

다행히 유방암 치료법도 꾸준히 발전하고 있는데, 유방암의 가장 기본적인 치료는 수술로 암을 제거하는 방법이다. 수술 이후에 추가로 고려하는 치료에는 항암치료, 호르몬치료, 표적치료 등이 있는데 건국대학교병원 유방암센터 노우철 센터장은 "다양한 치료 중 어떤 치료법을 적용할지는 기본적으로 유방암이 어느 정도 진행되었는지를 고려하고 암의 위치와 형태, 종류 등에 따라 결정한다"라고 전했다.

수술, 유방암 근치를 위한 첫걸음

유방암을 완전하게 제거하기 위해서 수술적 치료가 기본이 되는데, 유방암 수술은 전절제술과 부분절제술로 나눌 수 있다. 유방과 유방 근처의 근육들을 모두 제거하는 전절제술은 주로 암이 광범위하게 진행되었거나 종양의 크기가 클 때, 암이 흩어져 있을 때 시행한다.

부분절제술에는 두 가지 방법이 있다. 현재 가장 많이 적용하고 있는 방법은 유방을 완전히 절제하되 주위에 있는 근육 및 임파선 등은 최대한 보존하는 '변형근치유방절제술'이고, 그 외에 암이 있는 부위만 부분적으로 절제하고 유방은 보존하는 '유방보존술'이 있다. 부분절제술은 전절제술에 비해 절제 범위가 작은 만큼 유방 형태 변화가 적고 흉터도 작은 것이 장점이다. 최근에는 특히 최소 절개가 가능하고 합병증 위험을 감소시키는 로봇수술이 도입되면서 선호받고 있다.

눈에 보이지 않는 암세포까지 제거하는 항암치료

유방암 완치를 위해 수술 외에 추가적인 치료가 필요한 경우가 많다. 그중 항암치료는 수술 전이나 후에 시행한다. 수술 전 항암치료는 주로 암이 많이 진행돼 바로 수술을 진행하기 어려운 상황에 적용한다. 항암치료를 먼저 시작해서 암세포의 크기를 줄여놓은 뒤 수술을 진행하는 것이다. 수술 후 항암치료는 암의 재발을 막기 위한 예방의 목적으로 3개월 혹은 6개월간 보조 요법으로 시행할 수 있다. 수술로 눈에 보이는 암세포를 제거했더라도 눈에 보이지 않은 암세포가 다른 장기에 정착해 암이 재발할 수 있기 때문이다.

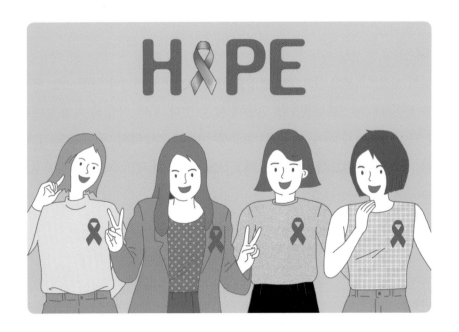

재발 방지 목적으로 시행하는 방사선 치료

유방을 부분적으로 절제한 경우, 남아 있는 유방에 암이 재발하지 않도록 대부분 방사선 치료를 한다. 또한 완전 절제를 했을 때에도 재발 우려가 높다고 판단되면 방사선 치료를 할 수 있다. 노우철 센터장은 "특히 뼈, 머리 등에 암이 전이된 경우, 항암제는 머릿속으로 들어가지 않기 때문에 방사선 치료가 가장 첫 번째 치료가 되는 경우가 많다"라고 설명했다.

에스트로겐을 조절하는 호르몬치료

유방암의 종류 중에서 주로 여성호르몬수용체가 있는 유방암의 재발을 막거나, 재발한 암의 치료를 위해서 호르몬 치료를 한다. 여기서 말하는 호르몬 중에는 에스트로겐이 있는데, 에스트로겐은 유방에 작용해서 유방암을 일으킬 수 있다. 이때 타목시펜(Tamoxifen)이라는 약을 사용해 에스트로겐 작용을 막을 수 있다.

에스트로겐 생성 자체를 억제하는 방법도 있다. 폐경 전 여성 대부분은 난소에서 여성호르몬이 나오므로 난소를 아예 절제해 버리거나 난소 기능 억제제를 투여해서 에스트로겐을 못 만들게 할 수 있다. 반면 폐경 후 여성은 대표적으로 아로마타제(aromatase)라는 효소를 이용해 지방에서 에스트로겐을 만든다. 따라서 이 효소를 억제하는 대표적인 약인 페마라(Femara), 아리미덱스(Arimidex) 등을 사용해 치료한다.

항암치료의 부작용을 보완하는 표적 치료

일반적인 항암치료는 암세포만 공격하는 것이 아니라 정상적인 세포들도 같이 공격해 면역상태가 떨어지는 부작용이 발생한다. 한편 표적 치료는 특정 부분만을 공격해서 암을 치료하는데, 대표적인 표적 치료는 HER2가 있는 유방암에서 HER2를 타깃으로 하는 방법이다.

노우철 센터장은 "과거에는 굉장히 공격적이고 치료가 어려웠던 HER2 양성 유방암은 현재 HER2에 대한 표적 치료가 발전함에 따라 오히려 치료가 잘되는 경우가 있다"며 "최근에는 호르몬수용체양성인 유방암에서 호르몬 치료제와 함께 쓰는 세포 줄기 억제제인 입랜스(Ibrance), 키스칼리(Kisqali), 버지니오(Verzenio) 등이 개발되어 치료성적이 좋아지고 있다"라고 덧붙였다.

유방암 환자들의 마음을 치료하는 재건술

암 치료에서 가장 중요한 것은 암을 완전히 제거하는 것이지만 기능적, 미용적인 측면도 고려할 필요가 있으므로 암 성형 수술(onco-plastic)을 병행하기도 한다. 암이 발병한 유방을 제거함과 동시에 유방을 복원하는 재건술을 시행함으로써 환자의 만족도를 높일 수 있다. 노우철 센터장은 "유방 절제술을 받은 여성 환자들은 자존감 하락과 심리적 고통 등을 느끼는 것으로 알려져 있어 유방 재건술을 단순 미용성형이라기보다 유방암 환자들의 마음을 치료하는 관점에서 이해하는 것이 필요하다"라고 말했다.

재건술의 방법은 크게 두 가지인데, 먼저 우리 몸에 있는 다른 조직을 떼어서 그 자리를 메우는 방법이 있다. 주로 등에 있는 근육을 돌려서 메워주거나 배에 있는 근육을 올려서 메워준다. 다음으로 보형물을 삽입하는 방법도 있는데, 예를 들어 유방에서 유두와 피부는 남겨놓고 안에 있는 유선조직만을 다 제거한 뒤 빈자리에 보형물을 삽입해서 비슷하게 형태를 잡아주는 방법이다. 이러한 재건술은 항상 가능한 것은 아니고 주로 유방암 초기에 시도해 볼 수 있다.

노우철 센터장은 유방암 치료에 대해 "우리는 유방암을 치료하는 것이 아니라 유방암을 앓고 있는 환자를 치료하는 것이기 때문에, 환자의 나이나 건강 상태, 환자나 보호자들의 의사도 굉장히 중요하고 환자의 사회적, 경제적 상황도 고려해서 환자에 따라 적절하게 치료해야 한다"라고 덧붙였다.

유방암 '남성도 걸린다' 통증 없어도, 한쪽 가슴에 혹 만져지면 의심

최근 샤워를 하던 도중 한쪽 가슴에 동전만 한 크기의 멍울이 만져진 남성 A씨(60세)는 비슷한 사례를 찾아보니 유방암이 의심되었다. 하지만 여성에게만 나타나는 질환으로 여겨 가볍게 넘겼다. 그러나 시간이 지나도 멍울은 사라지지 않았고 통증은 없었지만 멍울 크기가 점점 커져 갔다. 가족에게 말하기 망설여져 홀로 병원을 찾은 A씨, 유방암 진단을 받았다. 흔히 유방암은 여성에게만 발생하는 질환으로 알고 있는 경우가 많다. 그러나 남성도 여성처럼 유방조직이 있기 때문에 유방암 발생에 예외는 아니다.

남성 유방암은 매년 발생하는 유방암의 0.5~1% 정도를 차지한다. 여성 유방암 환자 1,000명 중 1~2명 정도로 발생하며, 발병률이 낮은 편이다. 그러나 전체 유방암 환자가 급증하면서 남성 유방암 환자도 소폭 증가하고 있다. 실제 건강보험심사평가원 통계자료에 따른 남성 유방암 환자 수는 2012년 48명, 2015년 539명, 2017년 616명, 2019년에는 711명으로 지속적인 증가세를 보이고 있다.

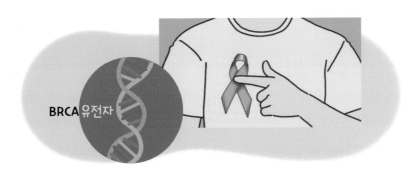

BRCA 유전자

외과 유영범 교수는 "통증은 없지만 한쪽 유방의 유두 밑에 혹이 만져지는 경우, 남성 유방암을 의심해 볼 수 있다"며, "혹의 모양은 불규칙하지만 단단한 경우가 많고 유두에서 분비물이나 피가 나오거나 수축, 피부 궤양 등이 발생하기도 한다"고 설명했다. 이어 유영범 교수는 "유방이 비대해진다는 면에서 여유증과 혼동될 수 있지만, 여유증은 멍울이 비교적 부드럽고, 통증이 동반돼 차이가 있다"고 덧붙였다.

남성 유방암은 여성 유방암과 마찬가지로 유전성 요인과 호르몬 불균형이 대표적인 원인으로 꼽힌다. 하지만 남성 유방암의 경우 여성 유방암과는 달리 80% 정도에서 유방암 유전자인 BRCA1/2 유전자 돌연변이와 관련이 있는 것으로 알려져 있어 유방암으로 진단된 남성은 반드시 BRCA 유전자 검사를 고려해야 한다. 또한 남성호르몬인 테스토스테론에 비해 여성호르몬인 에스트로겐의 비율이 높아지면 유방암 위험도가 높아진다고 알려졌다. 이러한 호르몬 불균형을 초래하는 원인으로 대표적인 유전질환인 클라인펠터(Klinefelter)증후군(XXY)이 있고, 이 질환에서는 일반인(XY)에 비해 19배 정도 유방암 발병률을 보인다. 후천적 원인들로는 간경화, 만성 알코올 중독으로 인한 간질환이나 고환염 등 고환 관련 질환이 해당된다.

여성 유방암과 남성 유방암의 차이점은 발병 연령이다. 40대 후반의 비교적 젊은층의 비율이 높은 여성 유방암과 달리 남성 유방암은 연령이 비교적 높은 65~67세에 많이 발생한다. 남성 유방암 연령별 진료 인원을 살펴보면 60대가

30.4%로 가장 많았으며, 70대가 27.8%, 50대가 23%로 중장년층이 80% 이상을 차지했다.

치료는 여성 유방암과 거의 비슷하다. 암이 발견되는 종양의 범위에 맞는 수술이 시행되고, 병기에 따라 항암화학요법, 호르몬치료, 방사선치료 등이 진행된다.

유영범 교수는 "남성 유방암은 여성에게만 나타나는 질환으로 알려져 혹이 만져지더라도 인식하지 못하거나, 위험을 간과하는 경우가 많다"며 "유방암은 통증 없이 시작되고, 눈에 보이는 증상이 나타날 정도면 암이 상당히 진행됐을 확률이 높기 때문에 질환이 의심되면 치료시기를 놓치지 말고 병원을 찾아야 한다"고 조언했다.

유방암 체크리스트

- [ ] 유방에 전에 없던 덩어리, 단단한 멍울이 있거나 피부가 두꺼워졌다.
- [ ] 유방이 오렌지 껍질처럼 붓거나 붉어지고 열이 난다.
- [ ] 유방의 크기나 모양에 변화가 있다.
- [ ] 유두의 가려움증, 통증, 벗겨짐이 생겼다.
- [ ] 유두나 유두 외 유방 피부 부위의 부분적 함몰이 생겼다.
- [ ] 유두에서 혈성 분비물이 나온다.
- [ ] 전에 없던 유방의 부분적 통증이 있다.

최소 절개 · 즉시 재건을 함께, 환자 만족도 높은 유방암 치료

정확도 업(Up), 로봇 유방암 절제술

여성이라면 한번쯤 걱정해 봤을 유방질환. 유방암은 한국 여성에게서 가장 많이 발생하는 암이다. 꾸준히 증가 추세를 보이고 있는 데다 발병 연령대까지 낮아져 두려움이 커지고 있다. 출산을 하지 않거나 30대 이후에 출산을 하는 경우가 많은 국내 여성은 여성호르몬에 노출되는 시기가 길어져 어린 연령대에 유방질환을 겪는다. 초경을 빨리 하거나 모유 수유를 하지 않는 것 또한 유방암 발병 가능성을 높이는 원인으로 알려져 있다.

유방암을 완전히 제거하기 위해선 수술이 기본이다. 유방암 수술은 전절제술과 부분절제술로 나눌 수 있다. 전절제술은 전통적인 수술법으로 종양뿐만 아니라 유선조직을 전부 제거하는 방식이다. 종양의 크기가 크거나 암이 광범위하게 진행되었을 때 시행한다. 부분절제술은 유방의 일부분만 제거하는 방식이다. 절제 범위가 작을수록 유방 형태 변형과 흉터가 작다.

이처럼 전통적인 수술법은 절개를 크게 하므로 합병증의 위험을 증가시키고 큰 흉터를 남긴다. 최근에는 최소한의 절개로 빠른 회복을 돕고 합병증 발생을 감소시키는 로봇수술이 선호되고 있다. 건국대학교병원에서는 로봇 유방암 절제술을 올해 초부터 본격적으로 시행했다.

유방암센터 유영범 교수는 "건국대학교병원에서는 로봇수술을 통해 절제술과 재건술을 시행하고 있습니다. 아무래도 기존 절개 수술보다 흉터가 작기 때문에 미용적인 효과가 우수하지요. 또한 고해상도 카메라를 통해 선명하고 입체적인 시야 확보가 가능합니다. 정교하고 자연스러운 기구로 접근해 수술

하므로 조직의 손상을 줄이고 안전하게 수술을 할 수 있어요"라고 말한다.

수술만큼이나 중요한 재건술

최근 유방암 수술 트렌드는 암 수술을 하면서 유방을 복원하는 재건술을 함께 시행하는 것이다. 건국대학교병원 또한 절제술과 재건술을 동시에 진행하며 환자의 만족도를 높이고 있다.

　유영범 교수는 다시 이야기한다. "유방을 절제하기 때문에 환자들이 두려워합니다. 실제로 유방암 환자들이 스트레스나 우울감 등 정신적 고통을 겪곤 하지요. 종양 제거와 유방 재건을 동시에 진행하면 수술 후 환자가 느낄 상실감을 덜 수 있습니다. 건국대학교병원에서는 외과와 성형외과가 협진 체제를 구축하고, 정교하면서도 정확하게 수술을 진행합니다."

　유방 재건술은 크게 두 가지로 나뉜다. 보형물을 넣는 방법과 환자의 복부 근육이나 등 근육 등의 자가 조직을 사용하는 방법이 있다. 과거에는 자가 조직을 선호하는 경우가 많았지만, 자가 조직을 채취하는 수술을 거쳐야 하는 단점 때문에 최근에는 보형물을 더 선호하는 추세다.

유방암 위험 요소 제거가 중요

유방암을 예방하기 위해서는 '싹'을 잘라내는 것이 중요하다. 흔한 유방질환 중 하나인 유방양성종양은 크기나 모양이 변하는 등 암이 의심될 경우 제거하는 것이 바람직하다. 특히 유두종, 엽상종은 암으로 진행될 가능성이 높은 만큼 크기와 상관없이 반드시 제거해야 한다.

　유영범 교수는 "무엇보다 유방암을 유발하는 가장 큰 원인은 여성호르몬입니다. 유방암은 여성호르몬인 에스트로겐의 영향을 받기 때문이죠. 여성호르몬에 노출되는 기간이 길수록 유방암 발생 위험이 증가하는데, 초경을 빨리한 여성이나 폐경이 늦은 여성들이 위험군에 속합니다. 하지만 임신과 출산, 수유 기간 동안 여성호르몬 분비가 멈추기 때문에 유방암 발병 리스크가 줄어듭니다"라고 말한다.

또한 유방암의 가족력이 있는 경우 유방암이 발병할 확률이 어느 정도 높아질 수 있다. 가족력과 별개로 BRCA 유전자(유방암 및 난소암의 발생률을 높이는 유전자)를 보유한 여성에게서도 발생빈도가 높아진다.

갈수록 유방암 환자 연령대가 낮아지면서 유방암 수술 후 임신과 수유가 가능한지에 대한 걱정이 많다. 수술 이후 항암치료를 거치는 등 안정기를 들어서기까지 2~3년만 지나면 충분히 임신과 수유가 가능하다.

주기적인 관찰과 꾸준한 운동이 중요

유영범 교수는 유방암 수술 후 재활도 중요하다고 강조한다. 재활치료로 스트레칭이나 근력 운동을 습관화하는 것이 좋다. 처음부터 강도가 센 운동보다 점진적으로 운동 강도를 올릴 것을 추천했다.

"많은 유방암 환자들이 수술 후 재발을 가장 많이 우려합니다. 수술 후 5년에 이르기까지 6개월 간격으로 추적 관찰을 하는 게 중요해요. 일반적으로 재발이 가장 많이 발생하는 기간은 수술 후 3년 이내입니다. 이후에는 재발 위험도가 떨어집니다. 따라서 유방암을 치료한 환자들은 꾸준히 추적 관찰하고 항호르몬 요법 등을 통해 재발을 방지하는 것이 좋습니다."

유방암을 예방하기 위한 생활 습관도 잊지 말 것. 일상생활 속에서 체내 에스트로겐 농도를 낮추는 습관을 지니는 것이 좋다. 과다한 음주는 체내 에스트로겐 양을 높일 수 있기 때문에 알코올 섭취량을 줄이는 것이 좋다. 또한 스트레스를 줄이고 평소 규칙적으로 운동을 실천하는 것도 도움이 된다. 이러한 소소한 생활습관이 여성 스스로 건강한 일상을 꾸리는 단초가 될 수 있다.

건국대학교병원은 건강보험심사평가원에서 2019년 발표한 유방암 적정성 평가에서 1등급을 받아 유방암 치료를 잘하는 병원으로 인정받기도 했다. 그리고 현재까지 6회 연속 유방암 적정성 평가 1등급을 획득했다.

　　정확도 높은 로봇수술을 통해 최선의 치료는 물론 유방암 환자들의 정서적 케어로 삶의 질까지 향상시키는 건국대학교병원. 여기에 의료진들의 열정이 더해져 유방암 환자의 만족도가 한층 더 높아질 것으로 기대된다.

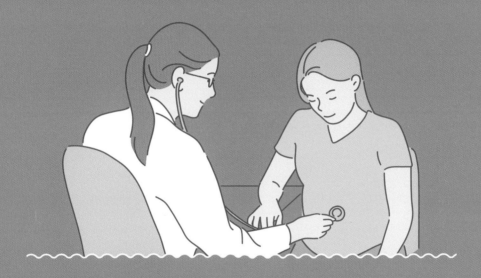

제 4 장

윗배
온종일 불편한 속, 원인이 궁금해요

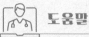 **도움말**

김정한(소화기내과) 교수
간암, 간경변증, 간염, 지방간

천영국(소화기내과) 교수
췌장, 담도 질환

이상훈(소화기내과) 교수
췌장, 담도 질환

방호윤(외과) 교수
위암

김평수(외과) 교수
위암, 복강경수술

이선영(소화기내과) 교수
위장관질환, 위·대장내시경, 대장용종제거술,
염증성장질환

이태윤(소화기내과) 교수
췌장, 담도질환

 글

이화영
김경현
김정한(소화기내과) 교수

45

간경변증, 심한 경우
이식 필요할 수도

40대 이상 B형 C형 간염 환자, 6개월 주기로 점검해야

피로감은 간 기능이 떨어졌을 때도 발생한다. 따라서 만성적인 피로감을 느낀다면 간 건강을 점검해 볼 필요가 있다. 피부도 반복적으로 다치면 흉터가 생기듯 간도 지속적으로 손상을 받으면 섬유화가 진행되면서 간세포 구조가 변형돼 간 기능이 떨어진다. 심한 경우 간 이식이 필요할 수도 있어 주의가 필요하다. 간경변증은 초음파나 내시경검사, 드물게는 간조직검사를 통해 진단할 수 있다. 최근에는 간섬유화 검사장비를 통해 확인하기도 한다. 간경변증은 원인질환을 관리하는 방법으로 치료한다. 간은 간경변증 단계에 이르면 정상으로 회복이 어렵다. 따라서 더 악화되지 않는 방향으로 치료한다.

김정한 소화기내과 교수는 "만성간염바이러스 B형과 C형으로 간경변증이 발생한 경우에는 항바이러스제를 사용하고 술이 원인일 때는 금주와 함께 충분한 영양섭취, 필요에 따라 간장보조제를 처방하기도 한다"며 "심한 경우 간

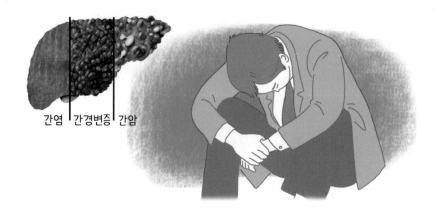

간염 간경변증 간암

이식을 고려하기도 한다"고 설명했다.

합병증이 나타나기도 하는데 복수가 찬 경우에는 저염식, 이뇨제 등을 처방하고 바늘을 이용해 복수를 제거하는 복수천자를 이용하기도 한다. 식도나 위 정맥류 출혈이 있거나 출혈 위험이 큰 경우에는 내시경적 정맥류 폐색술 등 내시경적 치료를 하기도 한다.

김정한 교수는 "침묵의 장기라 불리는 간은 손상돼도 초기에는 두드러지는 증상이 없다"며 "40대 이상 B형 간염, C형 간염 환자와 간경변 증상이 있는 사람은 6개월에 한 번씩 간암표지자검사(알파태아단백, AFP)와 초음파검사로 점검하는 것이 필요하다"며 "이 외에도 평상시 간 건강에 문제가 있다고 생각되면 간섬유화검사(Liver elastography)도 고려할 수 있다"고 조언했다.

남은 영양분이 간의 지방질에 쌓여
생기는 지방간, 예방과 치료법은?

남자 30%·여자 15%가 지방간이라고 하는데, 지방간이 생기는 이유는?

지방간이란 몸이 필요한 에너지로 활용하고 남은 영양분을 간에 지방질, 특히 중성 지방으로 전환하여 저장하는 기전에 의해 발생한다. 원인에 따라 알코올 과다 섭취로 인한 알코올성 지방간과 과체중이나 복부비만, 당뇨, 고지혈증 등이 주원인인 비알코올성 지방간으로 구분된다. 비알콜성 지방간은 복부 초음파나 CT 등 영상검사에서 지방간이 관찰되고, 일주일간의 알코올 섭취량이 여성의 경우 70g(소주 1병 정도), 남성은 140g(소주 2병 정도) 이하이면서 간독성 약물이나 유전 및 자가면역으로 인한 간질환이 없는 경우, 진단한다. 다시 말해 술을 마시지 않더라도 몸이 사용하는 양보다 많은 영양분이 중성지방의 형태로 간에 축적되어 지방간이 생길 수 있다.

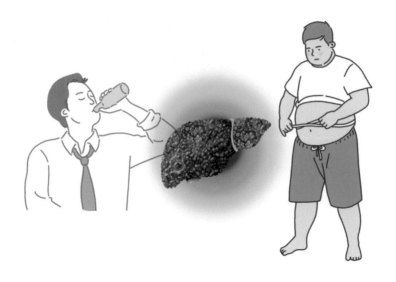

지방간의 치료법은?

모든 질환의 치료는 원인을 없애는 것이 가장 중요하다. 마찬가지로 알코올성 지방간의 경우는 금주가, 비알코올성 지방간의 경우는 과체중, 비만, 대사증후군의 치료가 가장 필요하다.

폐경 이후 지방간 확률이 높은 이유는?

남녀 비교 시 50대 이전에는 남성에서 더 높은 유병률을 보이다가 이후 여성 유병률이 증가해 60대에 이르면 비슷한 수준의 유병률을 보인다. 이는 비알코올성 지방간 발생의 억제 효과가 있는 여성호르몬인 에스트로겐이 폐경 이후 감소되어 나타난 영향으로 생각된다.

국내외 지방간 치료제는?

결론부터 이야기하면 지방간질환의 치료제로 인정받은 약물은 없다. 아직까지는 운동과 식이요법을 통한 체중 및 복부비만 관리가 가장 중요한 치료다. 일반적인 간장보조제는 말 그대로 보조적인 역할에 머물고 있다. 그 외에 당뇨 치료에 사용되는 인슐린 저항성 개선 약물과 항산화제인 비타민E가 도움이 될 수 있는 것으로 알려져 있다. 심한 대사증후군이나 고도 비만이 동반된 경우 위의 일부를 절제하는 비만 수술(bariatric surgery)을 하기도 한다.

한편으로는 공식적으로 인정된 지방간질환 치료제가 없기 때문에 거의 모든 세계적 제약사들이 뜨거운 경쟁을 벌이고 있기도 하다.

지방간 예방법은?

앞서 언급한 대로 운동과 식이요법이 가장 중요하다. 알코올성 지방간의 경우 금주가 가장 중요하며 과체중 혹은 비만한 비알코올성 지방간 환자는 7~10%의 체중 감량이 필요하다. 그러나 체중을 너무 빨리 줄여도 오히려 악화되는 경우가 있으므로 한 달에 2~3kg의 체중을 줄이는 것이 적절하다. 식사량은 하루 400~500kcal 정도 줄이되 운동 요법을 병행해야 건강을 해치지 않고 목표를 이룰 수 있다. 운동은 유산소 운동과 근력 운동을 함께 해야 하고 중등도 운동을 주 3~5회 총 150분 이상 할 것을 권고하고 있다.

잦은 야식,
담석증 유발률 높어

다이어트, 변비, 폐경, 간흡충 등등 담석증 유발 요인 다양

담석증으로 병원을 찾는 환자가 꾸준히 증가하고 있다. 건강보험심사평가원에 따르면 지난 5년 사이 58% 증가한 것으로 나타났다(2015년 136,774명에서 2019년 216,325명으로 증가).

담석은 담즙의 성분이 돌처럼 딱딱하게 굳은 것으로 크게 콜레스테롤 담석과 색소성 담석으로 나눈다. 콜레스테롤 담석은 구성 성분의 50~70%가 콜레스테롤인 경우로 과식과 비만, 과한 다이어트, 혈중 높은 콜레스테롤이 원인으로 꼽힌다.

소화기내과 천영국 교수는 "과체중의 경우 간에 지방이 축적돼 지방간이 생기고, 혈중 콜레스테롤 농도가 높아지면서 담즙 내로 유입되는 콜레스테롤도 많아져 담낭과 담도에 콜레스테롤성 담석이 생길 수 있다"고 설명했다. 또 당뇨병이 있는 경우에도 합병증으로 신경이 손상되면서 담낭이 담즙을 짜주는

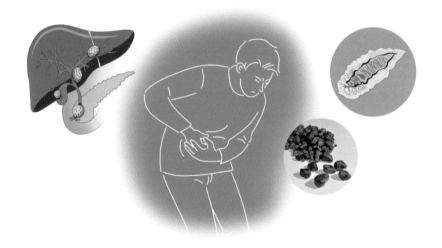

운동기능이 저해되어 담석이 씻겨 내려가지 못하면서 담석이 발생하기도 한다.

　다이어트나 장기간 금식 등 식사를 제대로 하지 못한 경우에도, 담낭에서 담즙을 배출하는 호르몬이 분비가 안 되면서 담석 유발률을 높인다.

　천영국 교수는 "변비가 심한 사람은 대변에 담즙산이 잡혀 소장에서 흡수되지 못하고 대변과 함께 배출돼 간 내 담즙산이 떨어져 담석이 더 잘 생길 수 있다"고 말했다. 야식도 원인으로 꼽힌다. 잠을 자는 동안 음식이 위 내에 오래 머물면서 담즙 배출을 자극, 담도 내 담즙양이 많아지고, 더불어 담즙 내 콜레스테롤 배출이 많아지면서 담석이 발생할 수 있다.

　색소성 담석은 간에서 만들어진 색소가 주성분으로 갈색과 흑색으로 나뉜다. 나이도 요인이다. 담즙은 콜레스테롤과 담즙산, 레시틴이 균형을 이뤄 콜레스테롤이 다른 물질과 엉겨 붙지 않도록 하는데, 나이가 들면 간에서 담즙산 생성량이 줄면서 담석 발생률이 높아지는 것이다. 경구피임약을 장기간 복용하거나 폐경도 영향을 미친다. 색소성 담석은 소장에서 이동한 균이 담관에 염증을 일으키거나 간흡충이 간 내 담관에 염증을 일으키면서 주로 발생한다.

　천영국 교수는 "우리나라가 특히 간 내 담석 빈도가 높은 편"이라며 "간흡충이 빨판으로 영양분을 흡수하고 염증을 유발하고 사체가 떠다니면서 담석이 유발되는 것"이라고 설명했다. 이어 천영국 교수는 "간 내 담석은 치료가 쉽지 않고, 간 내 담석 환자의 2.4~10%에서 담관암이 발생하는 것으로 알려져 있다"며 "전 세계에서 우리나라가 담도암 발병률이 가장 높은데, 간흡충이 주원인"이라고 설명했다.

이어 천영국 교수는 "간흡충은 간 내 담도에 있는데, 간흡충이 죽더라도 간 내 담관에서 잘 빠져나오지 않고, 담도 내에 머무르게 되고 이 주변으로 콜레스테롤과 빌리루빈, 칼슘 등이 붙어 담석 형성의 원인이 된다"고 덧붙였다.

담석이 생겼을 때 나타나는 대표적인 증상은 복부팽만감, 음식이 잘 내려가지 않은 것 같은 느낌, 배꼽 주변에서 오른쪽이면서 등 쪽으로의 통증이다. 진단은 초음파를 이용하는데, 간 안쪽이나 담도 담석은 초음파로 확인이 어려워 내시경을 이용하며, MRI로도 진단할 수 있다.

치료는 약물과 내시경, 복강경 수술로 가능하다. 대표적인 약은 UD-CA(Ursodeocycholic acid)다. 웅담의 주성분으로 담석을 용해시킨다. 모래같이 담석의 크기가 작거나 담낭에 염증이 없는 경우 시행해 볼 수 있다. 연구 결과 평균 한 달에 1㎜ 정도 담석이 줄어들며 6개월 이상 복용할 경우, 완전히 없어지는 경우는 30%로 알려져 있다.

소화기내과 천영국 교수는 "UDCA 약제는 복용을 중단하면 1년 내 10~30%가 재발하는 것으로 알려져 있다"며 "담낭의 운동성 저하로 담석이 생긴 것으로 복용을 중단하면 재발한다"고 설명했다.

또 다른 약은 르와콜이다. 천영국 교수는 "올리브오일 중 일부 담석을 녹이는 성분이 있는데, 이를 농축시킨 약"이라며 "담즙의 생성과 분비를 촉진하고, 담즙 내 콜레스테롤 성분을 녹인다"고 설명했다.

내시경 치료는 담관에 위치한 2㎝ 이하 담석의 경우에 시행할 수 있다. 내시경을 입을 통해 십이지장까지 삽입하면 답즙이 배출되는 구멍(유두개구부)이 나오는데, 이를 통해 담관에 있는 담석을 바스켓으로 빼내는 시술이다. 2㎝ 이상의 담석은 담도 내 레이저 또는 전기수압쇄석술, 바스켓을 이용해 담석을 잘게 부순 후 제거한다.

간 내 담관 담석도 내시경 치료가 가능하다. 천영국 교수는 "간 내 담석 치료에서 십이지장내시경으로 치료가 어려운 경우, 경피경간적담도 내시경을 직접 담도 내로 삽입해 레이저로 담석을 쇄석 후 제거할 수 있다"고 말했다. 담낭 안에 생긴 담석은 담낭 전체를 떼어내는 것이 현재 유일한 치료법이다.

담석을 예방하는 가장 좋은 방법은 규칙적인 식사다. 담낭이 규칙적으로 담즙을 분비하도록 운동시키는 것이다. 식이로는 지방질이 많은 음식은 줄이고, 조리 시 기름도 적게 쓰는 것이 필요하다. 특히 포화지방이 많은 음식은 피해야 한다.

천영국 교수는 "오징어, 문어, 새우를 비롯해, 버터와 마가린에는 콜레스테롤 함량이 높다"며 "콜레스테롤 함량이 높은 음식은 주의하고 불포화지방산이 많은 고등어, 명태, 팥이나 콩, 견과류 등을 섭취하는 것이 필요하다"고 말했다. 이어 천영국 교수는 "카페인, 탄산음료 등은 소장에서 담즙산을 재흡수하는 데 약간 장애를 주기 때문에 가급적 피하고, 식물성 섬유소는 장간 순환을 돕는 만큼 충분한 섭취가 필요하다"고 전했다.

담관염, 담석증이 흔한 원인,
내시경적 담즙 배액술로 치료 가능해

담관염은 담석으로 담관이 막히면서 세균이나 진균, 기생충, 바이러스에 담도계가 감염돼 발생한 염증을 뜻한다. 담즙은 일반적으로 무균 상태로 알려져 있다. 오디(Oddi) 괄약근이 십이지장으로부터 담도 내로의 세균 침입을 방지하는 역할을 하고 있다. 하지만 다양한 원인으로 담관이 막히고 담즙 정체가 일어나면, 오디 괄약근의 기능 부전을 초래하고 세균이 십이지장에서 담도 내로 침투, 담즙 내 증식하면서 담관염을 유발하고, 나아가 전신 패혈증까지 일으킬 수 있다.

증상은 무증상부터 패혈증을 일으키는 급성 세균성 담관염까지 다양하다. 대부분 담관염 환자는 복증, 특히 오른쪽 위쪽의 복부 통증이 있고 오한, 발열, 황달 등이 나타나며 환자의 약 5%에서 패혈성 쇼크가 동반돼 급속하게 전신 상태가 악화되기도 한다.

소화기내과 이상훈 교수는 "담관염을 일으키는 가장 흔한 원인은 담석과 담도 찌꺼기(sludge)로 90% 이상을 차지하며, 이 외에 담관이나 그 주변부 종양,

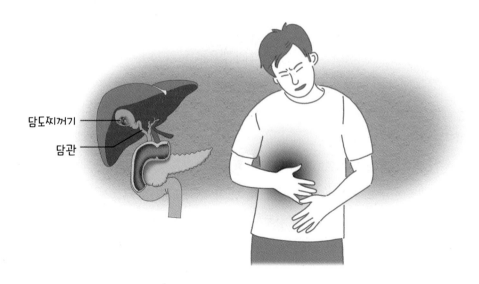

담도찌꺼기

담관

간 내 결석, 담관 협착, 기생충"이라고 말했다. 담관염은 임상적으로 오른쪽 위쪽 복부 통증, 오한, 발열, 황달 등의 전형적인 급성 담관염 증상을 보이면서, 혈액 검사상 담즙 정체 관련 수치의 상승, 복부 초음파나 CT, MRI 등 영상 검사에서 담도 폐쇄, 담석, 담관 확장 소견 등을 종합해서 진단한다.

담관염의 치료는 크게 3가지 원칙 하에 시행한다. 충분한 대증적 처치, 적절한 항생제 치료, 빠른 담즙 배액이다. 이상훈 교수는 "담즙 배액술은 90% 이상 내시경적 방법으로 가능하며, 가장 안전하고 합병증 발생이 낮은 시술"이라며 "실패한 경우, 영상의학과 인터벤션실에서 경피경간 담도 배액술을 시행하며, 드물게 수술적 치료를 고려하기도 한다"고 말했다.

담석이나 담도 찌꺼기로 발생한 담관염은 완치가 가능하고, 다른 원인으로 생긴 경우 기저 원인에 따른 치료에 따라 완치 여부가 결정된다. 하지만 일부에서 완치 후에도 재발하는 경우가 있어, 정기적인 관찰이 필요하다.

이상훈 교수는 "담관 배액술을 시행한 경우 시술 후 1~2주에 걸쳐 회복하며, 시술 후에도 바로 식사나 일상생활이 가능하다"며 "다만 환자의 나이, 기저 질환, 담관염의 중증도에 따라 회복 기간이 달라질 수 있어 담당 의사와의 상의가 필요하다"고 전했다.

 담관염은 주로 50~70대에 나타나는 것으로 알려졌다. 담석 중 총담관 담석은 70대가 가장 많고, 간 내 담관 담석은 40~50대에서 가장 많이 확인된다. 급성 담도염에 동반된 패혈증 쇼크는 주로 노인 환자에게서 발생한다.

 담관염의 예방법은 원인에 따라 차이가 있다. 이상훈 교수는 "담석증이 원인인 경우 저섬유식, 포화지방이 많이 함유된 식사, 유전적 요인, 비만, 당뇨, 간경변증이 주요 위험 요인"이라며 "육류, 유제품, 튀김 등 기름진 음식은 자제하고 채소와 과일 등 섬유소가 풍부한 음식을 충분히 먹으면서 균형 잡힌 식사를 해야 한다"고 말했다. 이어 이상훈 교수는 "하지만 지방을 너무 적게 섭취하면 담낭 자극이 적어져 담즙이 담낭에 고이게 돼 담석이 생길 확률이 커진다"며 "꾸준한 운동을 통해 정상 체중을 유지하는 것이 중요하다"고 덧붙였다.

49

위암 조기에 발견하지 못해도
환자별 맞춤치료로 생존율 높인다

위암은 1999년 이후 점차 감소세지만, 여전히 한국인에게 가장 많이 발생하는 암이다. 2017년 국가암등록통계에 따르면 2017년 암을 진단받은 환자 23만 2,255명 중, 위암 환자는 2만9,685명(12.8%)으로 1위를 기록했다. 다행히 전 국민을 대상으로 국가암검진사업이 시작되면서 40세 이상부터 2년마다 위 내시경검사를 실시하고, 건강에 대한 관심이 증가하면서 조기에 위암을 발견하는 일이 많아졌다.

현재 위암의 5년 생존율은 약 76%로 과거에 비해 크게 향상됐다. 위암센터 방호윤 센터장은 "위암 중 조기 위암의 비율이 70% 정도로 많아졌기 때문"이라며 "진행성 위암의 5년 생존율은 약 60%, 다른 장기로 전이된 위암은 6% 정도로 생존율이 크게 떨어진다"고 전했다.

조기 위암 환자가 증가하면서, 위암학회에서는 위암 치료 가이드라인을 발표했다. 암의 조직검사상 분화도가 좋고, 림프절 전이가 없으며 위 점막에만 국한된 2㎝ 이하의 조기 위암의 경우 내시경으로 절제하는 것을 권장하는 내용이다. 현재는 종양의 크기, 형태, 분화도 등에 따라 내시경 수술 대상을 넓히기 위해 다양한 연구와 시도가 이뤄지고 있다.

조기 위암이지만 내시경적 절제술이 어려운 경우 수술이 필요하다. 수술은 개복 수술과 복강경 수술이 있다. 방호윤 센터장은 "복강경 수술이 상처가 적고 수술 후 통증도 적으며 회복 기간이 짧아 조기 위암 환자에서 많이 시행되고 있다"고 말했다.

진행성 위암은 어떻게 치료할까? 방호윤 센터장은 "림프절 전이가 있다 해도 주위 림프절을 포함해 절제하는 것이 위암의 완치율을 높이는 가장 확실한 방법"이라고 말했다. 암을 완벽하게 절제하고, 수술 후 보존적 항암 화학 요법을 병행한다. 방호윤 센터장은 "1기 위암이 아니라면, 힘이 들더라도 항암 화학 요법을 함께 하는 것이 생존율을 높일 수 있다"고 조언했다.

이어 방호윤 센터장은 "다른 장기로 전이된 경우라도 포기하지 않고 적극적인 절제술과 항암 화학 요법을 통해 생존율을 높이고, 삶의 질도 개선할 수 있다"며 "실제 복막 전이가 발견된 4기 위암 환자 중 적극적인 절제술과 항암치료로 5년 이상 재발 없이 생존한 사례가 있다"고 강조했다.

수술 전 검사상 이미 전이가 된 진행암이면서 폐색이나 출혈 등 증상이 있을 때는 우선 증상 완화를 목적으로 하는 고식적 수술을 진행하고, 항암치료를 하거나 수술 전에 항암치료를 먼저 하고 나서 암의 크기를 줄여 수술을 하기도 한다.

방호윤 센터장은 "위암 치료를 위해서는 다양한 진료과의 의사들이 서로 상의해, 수술 전 치료 전략을 잘 세워야 한다"며 "건국대학교병원 위암센터는 위장관외과, 종양내과, 소화기내과, 방사선종양학과, 진단병리과, 영상의학과, 핵의학과 등의 의료진이 다학제 진료를 하고 있다"고 설명했다. 이어 방호윤 센터장은 "특히 진행성 위암의 경우, 다학제 상의를 통한 개인별 맞춤 치료가 생존율을 높이는 데 꼭 필요하다"고 덧붙였다.

위암 치료에 있어 항암 화학 요법도 많이 발전했다. 통상적인 항암 요법 외

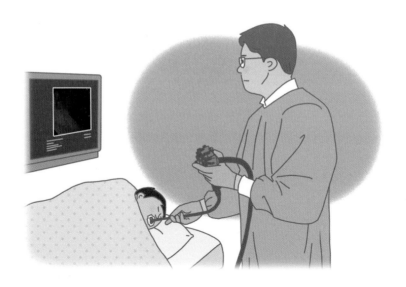

에 여러 표적 치료제 및 면역 치료제가 개발됐다. 전이성 위암의 1차 요법으로는 트라스투주맙(허셉틴주)과 기존 항암제를 병용해 사용한다. 생존율을 향상시키는 효과가 있지만 Her2 유전자 양성인 경우만 사용 가능하다는 한계가 있다. 2차 요법으로는 라무시루맙(사이람자주)을 사용하며, 종양으로 가는 혈관 생성을 억제하는 역할을 한다. 3차 요법은 면역치료제인 니볼루맙(옵디보주)이나 펨브롤리주맙(키트루다주)을 사용할 수 있지만 아직 비급여 항목이다.

방호윤 센터장은 "위암 치료에 있어 일반적인 가이드가 있지만 위암의 특성, 환자의 상태, 증상이 모두 다르다"며 "그 환자에게 맞는 맞춤 치료를 잘 설계하고, 진행하는 것이 위암 환자의 생존율을 높이는 데 중요하다"고 말했다.

50

위암의 주원인인 헬리코박터균, 올바른 진단과 제균 여부 확인 중요해

헬리코박터파일로리균은 위점막과 점액 사이에 기생하는 균으로 위암의 주요 원인으로 꼽힌다. 헬리코박터가 유발하는 대표적인 질환은 기능성 소화불량증, 급성 위염, 만성 위염, 위암, 위말트림프종 등이 있다. 진단은 위내시경하 조직검사나 혈액검사, 대변검사, 소변검사 등을 통해 한다.

소화기내과 이선영 교수는 "헬리코박터균은 위에 균일하게 퍼져 있지 않기 때문에 우연히 균이 없는 곳의 조직으로 검사하면 음성으로 나올 수 있다"며 "비침습적인 혈액검사나 대변검사를 병행하는 것이 안전하다"고 말했다.

이선영 교수는 지난해 논문을 통해 헬리코박터 검사를 받은 872명의 결과를 바탕으로 한국인 성인 18.1%에서 조직검사와 혈청검사가 불일치한다는 사실을 확인했다. 특히 145명은 조직검사에서는 헬리코박터균이 진단되지 않았으나 혈액검사에서 균이 있다고 나왔으며 채취한 위 점막조직에 선종(이형성증)이나 암 등의 종양세포가 섞여 있을 때 불일치율이 11배 상승했다고 밝힌 바 있다.

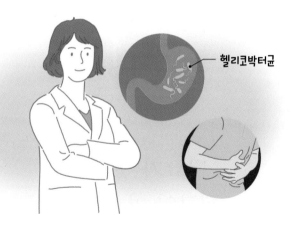

헬리코박터균

치료는 위궤양 환자나 합병증을 동반한 십이지장 궤양 환자, 조기 위암 환자, 변연부 B세포 림프종 환자를 대상으로 하며 헬리코박터파일로리균을 억제하는 약제와 항생제를 사용한다. 치료 4주 후에는 세균이 모두 박멸되었는지 확인하는데 이는 숨을 내쉬어 공기를 모아 확인하는 요소호기검사(UBT)로 한다.

이선영 교수는 "감염자는 위암 예방과 균의 전염을 막기 위해 균을 없애는 제균 치료를 받아야 한다"며 "감염을 진단받은 상태에서 방치할 경우, 80~90세가 넘어서까지 이시성 조기 위암이나 선종이 수년 간격으로 발생해 입원과 퇴원을 반복하게 될 가능성이 높기 때문"이라고 말했다. 건국대학교병원은 헬리코박터 치료에 있어 2차 제균 치료도 하고 있으며 1차 제균과 같이 일주일에 하루 두 번 처방하고 있으며 치료 성공률도 93.9%로 높다.

이선영 교수는 "우리나라보다 탄 음식이나 짠 음식을 많이 먹는 나라도 많은데, 유독 한국에서만 위암이 많은 이유는 한국인의 헬리코박터 감염율이 높기 때문"이라며 "우리나라가 위암 1위국의 오명을 떨치기 위해서는 헬리코박터 감염에 대한 올바른 진단과 치료가 중요하다"고 전했다.

51

기름이 섞인 변을 반복적으로 보거나
당뇨가 생겼다면,
췌장암 의심해 볼 것

전 축구선수인 유상철 축구감독이 췌장암으로 사망해 안타까움을 주고 있다. 췌장암은 췌장에 생긴 암세포 덩어리다. 췌장을 머리, 몸통, 꼬리 3등분으로 나눴을 때, 췌장암은 췌장 머리 부분에서 발생하는 경우가 가장 흔하다. 건강보험심사평가원에 따르면 2016년 췌장암 진료 인원은 총 1만6,568명으로 연령대별로는 70대 29.9%(5,115명), 60대 29.0%(4,957명), 50대 19.2%(3,286명) 순으로 50~70대가 전체 환자의 78.1%를 차지하는 것으로 나타났다.

소화기내과 이태윤 교수는 "췌장암은 발병 초기 증상이 거의 없어, 조기 발견이 어렵다"며 "증상이 있어도 다른 소화기계 증상과 유사해 각별한 주의가 필요하다"고 전했다. 이어 이태윤 교수는 "등 쪽으로 퍼지는 복통이 오래 지속되거나 황달 혹은 전에 없던 당뇨가 생겼다면 췌장암을 의심해 볼 것"이라고 덧붙였다.

췌장암의 대표적인 증상은 크게 3가지다. 첫째는 복통이다. 주로 명치끝에서 흔하게 느끼며, 췌장이 등 쪽과 가까이 있어 허리 통증을 호소하는 경우도

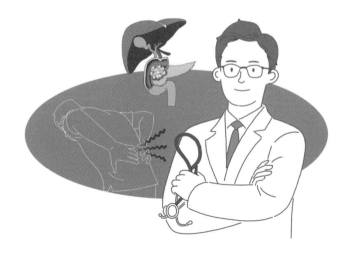

있다. 황달도 나타난다. 췌장 머리 부분에서 암이 발생하는 경우, 약 80%가 황달을 경험하며 가려움증이 함께 나타나기도 한다. 체중도 감소한다. 보통 본인 체중의 10% 이상이 줄면 췌장암을 의심해 볼 수 있다.

진단은 조영증강 복부 CT나 MRI로 한다. 이태윤 교수는 "CT는 가격이 저렴하나 자주 찍으면 방사선 피폭이 부담될 수 있어, 방사선 피폭이 없는 MRI 검사도 적극 고려해 볼만 하다"며 " MRI는 췌관과 담관을 관찰하는데 효과적이며, 특히 간 전이 확인에 필요하다"고 말했다. 내시경 초음파검사(EUS)도 방법이다. 내시경을 췌장에 접근시켜 초음파검사를 시행하면서 암이 있는 경우 동시에 조직검사도 가능하다. 또 종양표지자검사(CA19-9)는 예후 판정과 치료 후 추적검사를 위해 실시한다.

췌장암의 근치적인 치료는 수술이지만 수술이 가능한 경우는 전체 췌장암 환자의 20% 이하로, 대부분이 내과적인 치료의 대상이 된다. 내과적 치료는 항암화학요법과 방사선 치료, 스텐트 삽입, 신경 차단술이 있다. 이태윤 교수는 "췌장암의 내과적 치료는 암의 크기, 위치, 병기, 환자의 나이와 건강 상태 등을 고려해 선택한다"고 말했다.

이어 이태윤 교수는 "항암화학 요법은 수술이 불가능한 환자의 암세포를 사멸시키고자 일정한 주기로 항암제를 투여, 증상을 경감시키거나 수술 후 재발 방지를 목적으로 시행한다"고 설명했다. 방사선 치료는 췌장암 환자 중 병변이 커서 절제는 불가능하지만, 다른 곳으로의 전이가 없는 경우 고려해 볼 수 있다. 또 국소진행형 췌장암이라면 방사선과 항암제 치료를 병행하다가 암의 크기가 줄면 수술도 가능하다.

이태윤 교수는 "췌장암 진단 당시 담관 폐색으로 황달이 심하거나 담관염이 있는 경우, 먼저 내시경적 역행성 담췌관 조영술(ERCP)을 통해 플라스틱 담관 스텐트를 삽입, 황달과 담관염을 해소시킨 후 수술이나 항암 화학 요법을 시행하는 것이 좋다"고 말했다.

신경차단술은 췌장암으로 통증이 매우 심한 경우 사용한다. 췌장암은 통증이 심한 질환으로 마약성 진통제를 사용해도 통증이 지속되는 경우가 있다. 이때 내시경 초음파 혹은 경피적인 방법으로 신경차단술을 시행하면 통증이 감소해 삶의 질을 높일 수 있다.

이태윤 교수는 "췌장암은 초기 발견이 어려워 증상이 발견됐을 때 이미 진행된 경우가 많지만 증상을 간과하지 않고 조기에 발견하면 완치도 가능하다"며 "이미 진행된 경우에도 다양한 내과적인 치료를 통해 생존 연장과 삶의 질 제고를 도모해 볼 수 있다"고 조언했다.

52

반복되는 심한 복통
'췌장염' 때문?

우리 몸 가장 깊숙한 곳, 여러 장기에 둘러싸여 있는 췌장. 손바닥 반 정도의 작은 크기로 위장 뒤쪽에 위치해 은둔의 장기로 불린다. 췌장질환은 단순 검사만으로 조기 발견이 어렵고 초기 증상이 거의 나타나지 않아 중증으로 진행될 가능성이 크다. 이러한 췌장에 생길 수 있는 대표 질환이 '췌장염'이다.

　췌장염은 소화기능과 각종 호르몬 분비 역할을 하는 췌장에 염증이 생긴 것으로 급성과 만성으로 나뉜다. 급성췌장염은 마약성 진통제가 필요할 정도로 매우 강한 복통을 동반하며, 일부에서 중증 췌장염으로 진행돼 심각한 합병증이 발생할 수 있다. 만성췌장염 역시 치명적인 합병증을 유발할 뿐만 아니라 췌장암의 위험인자이기에 각별한 주의가 필요하다.

급성췌장염, 심할 시 췌장괴사까지

급성췌장염의 원인으로 담석과 술이 70%를 차지한다. 담석이 췌장액의 흐름을 방해해 췌장염이 발생한 경우, 내시경으로 조기에 담석을 제거하는 것이 급성췌장염 치료에 필수적이다. 특징적인 증상은 췌장이 붓게 되면서 주변 신경이 자극을 받아 나타나는 심한 윗배 통증이다. 이러한 통증은 구역질이나 구토와 함께 갑작스럽게 시작되어 1시간 이내에 최고조에 이르며, 때로는 24시간 이상 지속되기도 한다.

소화기내과 이상훈 교수는 "중증 급성췌장염은 췌장 괴사나 농양, 가성 낭종 같은 국소 합병증과 폐 기능 부전, 저혈압 쇼크 등의 전신 합병증의 발생 위험이 아주 크기 때문에 적극적인 치료와 면밀한 관찰이 필수적이다"라고 설명했다.

췌장 80% 손상돼도 증상 없는 만성췌장염

만성췌장염은 대부분 술이 원인으로, 주로 장기간 음주를 한 사람에게서 발생한다. 알코올이 직접 췌장세포 손상을 일으키고 췌장액의 점성을 증가시켜 췌장 흐름을 방해하면 이로 인해 췌장세포 위축과 섬유화가 진행된다. 만성췌장염의 가장 큰 문제는 급성과 달리 췌장의 기능이 정상으로 돌아오지 않는다는 사실이다. 특히 췌장이 80% 정도 파괴될 때까지 증상이 없는 경우가 많아 증상이 나타나는 시기에는 이미 상당히 췌장 손상이 진행된 경우가 많다.

증상은 급성췌장염처럼 복통을 유발하나 강도와 발현 빈도가 환자에 따라 다르게 나타난다. 일부 만성췌장염이 매우 진행된 상태임에도 불구하고 통증이 없는 경우도 있다. 소화기능이 저하되기 때문에 소화불량, 체중감소, 영양실조 등이 발생할 수 있다. 췌장 손상이 심하게 저하된 경우 소화효소와 인슐린 분비가 감소해 지방변이나 당뇨가 생기기도 한다.

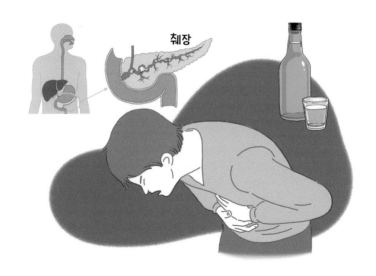

재발률 높은 췌장염, 금주가 필수

췌장염의 진단은 통증 파악 후 원인이 될 수 있는 담석증 유무와 음주 여부를 확인하는 것으로 시작한다. 이어 혈액검사로 췌장에서 분비되는 효소의 수치를 측정하고 복부 초음파, CT 촬영을 진행한다. 추가로 자기공명담췌관조영술, 내시경초음파 등을 진행해 원인을 찾기도 한다.

급성췌장염 환자의 약 90%는 초기에 입원해 금식하고 수액 치료를 받으면, 큰 합병증 없이 입원 치료 후 7일 내 호전된다. 하지만 25%에서 췌장염이 재발할 수 있기 때문에 원인 질환을 찾아 치료하고 합병증을 예방하는 것이 중요하다. 특히 담석에 의한 췌장염은 조기에 내시경으로 담석을 제거하고 재발을 막기 위해 담낭절제술을 받는 것을 권장한다.

만성췌장염은 금주가 필수적이며, 통증 조절과 손상된 췌장기능을 보충하기 위해 췌장 효소, 인슐린 투여 등 약물치료를 시행한다. 동반된 합병증에 대해 내시경적 혹은 수술적 치료가 필요할 수 있고 이미 발생한 합병증은 평생 관리가 필요하다.

이상훈 교수는 "췌장염을 예방하고 재발을 막기 위해서는 금주가 가장 중요하다"며 "또한 만성췌장염은 췌장암에 걸릴 위험도가 정상인보다 8배 높으므로 6개월에서 1년마다 정기 검진을 해야 한다"고 조언했다.

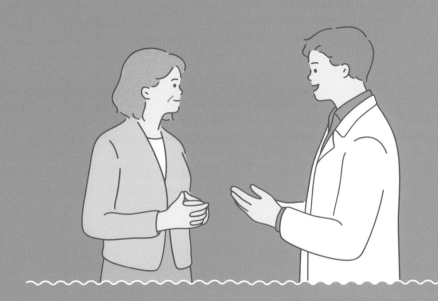

제 5 장

아랫배
이상 증세, 지나치지 마세요

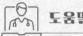 도움말

박경식(외과) 교수
갑상선암 로봇수술, 유방암 정밀의학, 부신 및
부갑상선 종양

조영일(신장내과) 교수
만성신부전, 사구체신염, 투석 및 이식

박정환(신장내과) 교수
만성신부전, 사구체신염, 투석 및 이식

박형근(비뇨의학과) 교수
요로결석, 요실금, 전립선질환, 정관 및 남성 수술,
불임

김아람(비뇨의학과) 교수
배뇨장애, 방광암, 전립선질환, 방광통증증후군,
소아비뇨기질환, 성기능장애, 요실금, 로봇수술,
신경인성방광

황대용(외과) 교수
대장암, 결장암, 직장암, 항문암, 로봇수술

유춘근(외과) 교수
대장암, 결장암, 직장암, 항문암

백진희(외과) 교수
대장암, 결장암, 직장암, 항문암

이선영(소화기내과) 교수
위장관질환, 위·대장내시경, 대장용종제거술,
염증성장질환

김태진(산부인과) 교수
부인암수술(근치수술 및 가임력 보존수술),
비정상자궁경부세포검사관리, 자궁 및 난소종양,
복강경하 부인과 수술, 로봇수술

이선주(산부인과) 교수
부인암수술 및 항암치료(진행성 난소암,
자궁내막암, 자궁경부암), 부인종양(자궁 및 난소),
로봇수술, 복강경 수술

손인숙(산부인과) 교수
산전유전진단, 고위험임신, 일반산부인과, 성클리닉

심승혁(산부인과) 교수
부인암(자궁암, 난소암), 일반부인과(자궁근종,
내막증), 골반내시경, 부인종양센터 , 로봇수술

김형곤(비뇨의학과) 교수
요실금, 전립선, 방광암, 전립선암, 결석, 배뇨장애,
로봇수술

성무경(외과) 교수
항문질환, 변비/변실금, 탈장, 대장암, 직장암,
항문암

 글

이화영
조영일(신장내과) 교수
김경완
박서정
이선주(산부인과) 교수

53

부신 종양, 호르몬 과다 분비되면
수술로 치료해야

로봇수술로 자극과 출혈 최소화,
수술로 호르몬 기능 조절할 수 있어

호르몬은 우리 몸이 정상적으로 기능하는 데 꼭 필요하다. 이 호르몬을 생산하고 분비하는 곳을 내분비계라 한다. 따라서 내분비계에 종양이 생기면 호르몬 분비에 문제가 발생하면서 여러 가지 질환이 나타난다.

부신은 대표적인 내분비계 기관이다. 부신에서는 코르티솔, 알도스테론, 에피네프린 등의 호르몬이 분비된다. 코르티솔은 스트레스에 대응한다. 동물 실험 결과를 보면 스트레스를 많이 받은 쥐는 부신이 커져 있다. 알도스테론은 나트륨과 물을 흡수하고, 칼륨을 배출해 혈압을 조절한다. 부신에도 종양이 생길 수 있는데, 부신에 생긴 1㎝ 이상의 종괴(덩어리)를 부신종양이라고 한다. 컴퓨터 단층촬영(CT), 자기공명영상촬영(MRI), 초음파 검사로 확인할 수 있다. 나이가 들수록 유병률이 증가하는 경향이 있어, 30세 미만에서는 1%지만,

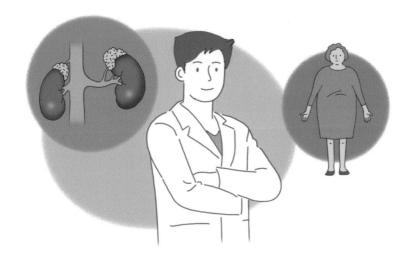

70세 이상에서는 7%까지 증가한다.

부신에 종양이 생기면 쿠싱증후군, 갈색세포종, 알도스테론증 등의 질병이 발생할 수 있다. 가장 흔한 것은 쿠싱증후군이다. 갑상선암센터 박경식 교수는 "종양으로 코르티솔 호르몬이 과다 분비되면서 체형이 변화하는 병"이라며 "가슴과 배는 살찌고, 반대로 팔과 다리는 가늘어진다"고 설명했다. 알도스테론 호르몬이 많이 분비되면 근육의 기능을 조절하는 혈중 칼륨 농도가 떨어지면서 팔다리근육이 약해져 걷다가 넘어지기 쉽다.

부신종양의 경우, 호르몬의 과다 분비를 유발하지 않으면 굳이 치료할 필요가 없다. 다만 종양의 크기가 4㎝ 이상이면 다른 장기를 압박할 수 있고, 암으로 진행할 가능성이 있어 수술로 종양을 제거한다.

부신 종양의 제거는 복강경 수술이 표준 수술방법이다. 절개 수술을 하면 복부는 10㎝ 정도 절개해야 하는 반면, 복강경은 작은 구멍 크기의 절개만으로 종양 제거가 가능하다. 하지만 종양의 크기가 크거나 병변 조직의 유착이 심할 때, 종양이 다른 장기에 영향을 줄 수 있는 위치에 있을 때 과다 출혈 위험이 커 로봇수술을 진행한다. 부신은 체내 깊숙이 위치하며 혈류량이 많은 게 특징인데, 로봇수술로 하면 자극과 출혈을 최소화할 수 있고, 회복도 빠르다는 장점이 있다.

　박경식 교수는 "최근 젊은층에서도 부신종양이 많이 발견된다"며 "혈압이 높고, 거미형 체형이거나 근육이 약해 자주 넘어진다면 호르몬 검사를 고려해 볼 것"이라고 말했다. 이어 박경식 교수는 "부신호르몬 이상이 만성화되면 되돌리기 쉽지 않다"며 "수술로도 호르몬 기능을 조절할 수 있기 때문에, 조기 치료가 중요하다"고 덧붙였다.

만성콩팥병 환자의
건강한 여름나기

흔히 만성신부전이라고도 하는 만성콩팥병은 매우 흔한 병이다. 우리나라에서 만성콩팥병의 유병률은 약 13% 정도로, 7명 중에 1명이 앓고 있을 정도로 매우 흔하다. 더군다나 그 주요 원인인 당뇨병과 고혈압이 점점 증가하고 있고 고령 인구의 증가로 만성콩팥병 환자는 해가 갈수록 늘어나고 있다.

　만성콩팥병으로 신장 기능이 현저하게 저하되기 전까지는 특별한 증상을 나타내는 경우는 많지 않아 증상만 가지고는 만성콩팥병 유무나 그 심각성을 알기 어렵다. 그런데 적절한 치료 없이 방치하면 만성콩팥병이 진행되어 투석이나 신장이식이 필요할 정도로 콩팥이 완전히 망가지게 되므로, 각별한 주의가 필요하다. 조기에 진단하여 적절한 치료만 잘 받으면 만성콩팥병이라고 해서 크게 염려할 것까지는 없다.

　병원에서 치료를 잘 받는 것 외에도 만성콩팥병 환자들은 일상생활 속에서 몇 가지 주의가 필요하다. 특히 여름철에 주의해야 할 사항들이 있다. 여름철에 신장 기능이 급격하게 나빠지거나 만성콩팥병의 전신합병증이 악화될 수

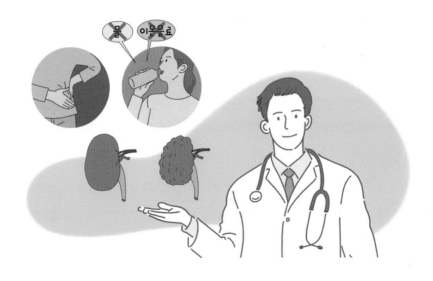

있기 때문이다. 그중에 기억해야 할 중요한 합병증이 고칼륨혈증이다. 칼륨은 여름철 계절 과일과 야채 속에 많이 들어 있다. 콩팥기능이 정상이면 과일을 많이 먹어 칼륨 섭취가 늘어나도 콩팥에서 과량의 칼륨을 소변으로 내보내기 때문에 아무런 문제가 생기지 않는다. 그러나 콩팥기능이 떨어진 만성콩팥병 환자라면 문제가 다르다. 만성콩팥병 환자에게서는 고칼륨혈증이 치명적인 부정맥을 일으킬 수도 있으므로, 칼륨이 특히 많이 함유된 과일은 주의가 필요하다.

칼륨이 특히 많이 함유된 과일은 바나나, 참외, 키위, 오렌지 등이고 칼륨 성분이 상대적으로 적은 과일은 사과, 체리, 포도, 파인애플, 딸기, 수박 등이다. 칼륨이 많은 과일은 가능하면 피해야 하지만 칼륨이 적게 들어 있는 과일은 만성콩팥병 환자라도 하루에 1~3쪽은 먹어도 크게 문제가 되지 않는다.

무더운 여름철에는 땀을 많이 흘리게 되는데, 콩팥기능이 정상인 사람은 물을 많이 마시더라도 별 문제가 되지 않는다. 그러나 만성콩팥병 환자는 콩팥의 조절 능력이 떨어져 있어서 물을 너무 많이 마시게 되면 저나트륨혈증 등이 생길 수 있으므로 주의가 필요하다. 땀을 많이 흘린 후에 이온음료를 마시기도 하는데 대부분의 이온음료에는 나트륨과 함께 많은 양의 칼륨이 들어 있으므로 만성콩팥병 환자들은 피하는 것이 바람직하다. 여름철에 식중독에 걸려 설사와 구토가 심하게 생기면, 수분과 전해질 조절 능력이 떨어지는 만성콩팥병 환자들은 건강한 사람들보다 훨씬 심한 고생을 하게 된다. 탈수로 신장 기능이 급격하게 나빠지기도 한다. 생선회와 같이 조리하지 않은 음식은 가능하면 피하는 것이 좋다.

위와 같은 몇 가지 사항만 주의하면 만성콩팥병 환자라고 해서 여름철을 즐기지 못할 이유가 없다. 만성콩팥병이라도 조기에 발견하여 진단하면 적절한 치료로 일반인과 다름없이 건강하게 지낼 수 있는 것이다. 반면에 만성콩팥병이 심해진 다음에야 진단을 받게 되면 병의 진행을 막기가 어려운 경우가 많다. 문제는 만성콩팥병으로 콩팥기능이 정상의 30%~40% 이하로 떨어지더라도 약간 피곤하다거나 조금 붓는 것 같다거나 소변에 거품이 좀 나는 것 같다는 등의 아주 막연한 증상밖에 없어서 환자들이 스스로 알아채기가 쉽지 않다는 것이다.

그러므로 콩팥병을 조기에 진단하기 위해서는 병원에서 정기적인 검진을 받는 수밖에 없다. 아주 간단한 소변검사와 혈액검사만으로도 콩팥병의 유무를 진단할 수 있으므로, 특히 당뇨병이나 고혈압 등의 만성질환이 있는 환자는 병원에서 꼭 콩팥병에 대한 검진을 정기적으로 받는 것이 필요하다. 최근에는 국가에서 시행하는 건강검진에서 콩팥의 기능(사구체여과율로 표기)과 단백뇨 여부를 확인할 수 있다. 따라서 검진만 충실히 해도 만성콩팥병의 유무를 쉽게 알 수 있다. 물론 검진에서 이상 소견이 나오면 반드시 병원에 가서 추가로 정밀 검진을 받아야 한다.

이미 만성콩팥병이 너무 심하게 진행한 경우라면, 혈액투석이나 복막투석 혹은 신장 이식을 받아야만 한다. 병원에서 그런 이야기를 듣게 되면 환자들은 대개 낙심을 하는 경우가 많다. 하지만 최근에는 환자의 상태나 형편에 맞는 여러 치료 방법들이 있어서, 너무 염려할 필요는 없다. 신장 이식을 할 수 있으면 좋으나 당장 공여자가 없어서 신장 이식을 기다려야 한다고 하더라도 적절한 투석 치료를 시행하면 얼마든지 건강하게 지낼 수 있으니 너무 걱정하지 말고 자신에 맞는 적절한 투석 방법에 대해 주치의와 잘 상의하면 된다.

투석을 하든 투석을 하지 않든 만성콩팥병 환자도 여름철을 얼마든지 건강하게 지낼 수 있음을 기억하고, 여름휴가 계획이 있다면 출발하기 전에 주치의와 미리 의논을 하는 것이 필요하겠다.

55

돌이킬 수 없는 만성신부전,
예방만이 답

생활습관 점검, 주 3회 이상 30분씩 적절한 운동 유지

매년 3월 둘째 주 목요일은 '세계 콩팥의 날'이다. '세계 콩팥의 날'은 세계신장학회와 국제신장재단연맹이 신장 건강을 제고하고 위험성을 경고하기 위해 2006년 공동으로 제정했다. 그럼에도 불구하고 최근 만성신부전의 주원인이 되는 고혈압, 당뇨병 등 생활습관병의 증가와 함께 만성신부전 환자 수도 급격히 늘어나는 추세다.

'만성신부전'이란 다양한 원인에 의해 신장 기능이 조금씩 소실돼 회복될 수 없는 상태를 말한다. 일반적으로 사구체 여과율이 60㎖/분 미만으로 저하된 사람을 만성신부전증으로 진단한다. 만성신부전으로 인한 신장 이상이 생기면 요독증, 빈혈, 뼈 질환, 근무력증 등 우리 몸에 복합적인 이상이 생긴다.

만성신부전의 경우 신장 기능의 저하 속도는 비교적 느리지만 손상된 신장 기능은 영구적으로 회복될 수 없다. 또 신장은 정상 기능의 50%까지 감소하더

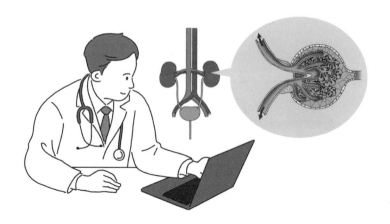

라도 별다른 증상을 나타내지 않기 때문에 모르고 지나가는 경우가 상당히 많다. 평소 신장에 관심을 기울이고 신장질환을 예방하는 것이 중요한 이유다.

만성신부전을 예방하기 위해서는 평소 생활 습관을 점검해야 한다. 먼저, 음식은 싱겁게 먹어야 한다. 조리할 때 소금의 양을 조금씩 줄여나가고 국이나 찌개의 섭취를 줄이는 것이 바람직하다. 담배는 끊고 술은 하루에 한두 잔 이하로 줄여야 하며 건강한 체중을 유지해야 한다.

식습관 이외에도 주 3회 이상 30분씩 적절한 운동을 하는 것이 도움이 된다. 무엇보다 만성신부전의 원인질환 중 대부분을 차지하는 고혈압과 당뇨병을 철저히 관리하고 정기적으로 신장 검사를 실시하는 것이 중요하다.

신장내과 박정환 교수는 "만성신부전의 치료는 신장 기능의 회복이 아닌 진행 속도를 최대한 늦추는 것"이라며 "한 번 만성신부전으로 손상된 신장 기능을 되돌리는 방법은 없다"고 말했다. 또한 박정환 교수는 "신장 기능이 심각하게 저하된 말기 신부전의 경우 투석이나 신장 이식과 같은 신대체요법을 시행하지 않으면 생명을 유지하기 어렵다"며 "따라서 만성신부전은 예방하는 것만이 답"이라고 강조했다.

56

신장 기능 위협하는 요로결석, 충분한 수분 섭취와 식습관 개선이 최고의 예방법

평소 옆구리에 심한 통증이 있거나 소변에 피가 섞여 나온다면 요로결석을 의심해 볼 필요가 있다. 요로결석은 대부분 신장이 배출하는 칼슘과 수산이 뭉쳐져 생긴다. 칼슘이나 수산을 과하게 섭취하거나 짜게 먹으면 신장이 수산을 과하게 배출하면서 뭉쳐 결석이 되기 쉽다. 수분 섭취량이 적은 경우, 소변 속 결석 성분이 잘 녹지 않고 결석이 생겨도 소변량이 적어 몸 밖으로 잘 빠져 나오지 않으면서 생성되기도 한다. 또 결석 생성을 억제하는 '구연산'이 체내에 부족해도 나타날 수 있다.

대표적인 증상은 갑작스러운 통증이다. 결석이 소변이 배출되는 길을 따라 내려가다가 막히면 신장과 요관 내에 갑자기 소변이 차면서 신장이 늘어나고 주변 근육과 장기가 자극을 받는다. 비뇨의학과 박형근 교수는 "요로결석의 통증은 수십 분에서 수 시간 정도 지속되다가 사라졌다가 이후 다시 나타나는 간헐적 형태를 보이는 경우가 많다"고 전했다.

통증은 결석의 모양과 크기, 위치에 따라 다르게 나타난다. 신장결석은 증

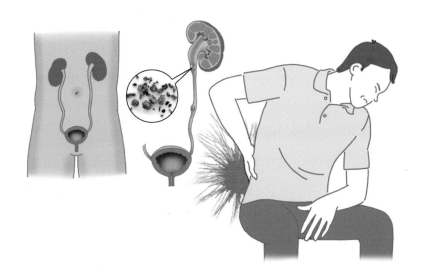

상이 없거나 가벼운 소화불량 정도로 나타난다. 요관결석은 옆구리에서 등으로 이어지는 통증이 발생한다. 방광결석은 아랫배 불쾌감이나 소변이 자주 마렵고, 소변을 보아도 시원하지 않은 배뇨 증상을 보인다. 공통적으로 소변에 피가 섞여 나오는 혈뇨를 동반한다.

박형근 교수는 "요로결석으로 인한 통증은 시간이 지나면서 사라지는 경우가 많은데, 이 때문에 결석을 방치하는 경우가 많다"고 말했다. 이어 박형근 교수는 "방치할 경우, 결석의 크기가 커지면서 신장 기능을 잃는 등 다양한 합병증이 나타날 수 있다"며 "염증과 관련된 결석은 신장을 가득 채울 만큼 크기가 커질 수 있다"고 말했다.

대표적인 합병증은 신장에 물이 차는 수신증이다. 요관에 결석이 생기면 소변이 나갈 수 없게 되면서 그 소변이 신장까지 차고 넘쳐 내부를 가득 메우고, 더 진행되면 내부 공간을 확장시킨다. 수신증이 발생하면 신장 기능이 떨어지고 이 상태가 지속되면 신장 기능을 영구적으로 상실하며 만성신부전으로 이어질 수 있다. 또 결석이 있는 상태에서 요로 감염이 함께 나타나는 경우, 신우신염이나 패혈증에 이를 수도 있다. 특히 당뇨 환자는 소변에 당이 있어 세균 번식이 쉬워 요로 감염에 취약하기 때문에 패혈증이 오는 등 갑자기 쇼크가 나타나거나 사망에 이를 수도 있어 각별한 주의가 필요하다.

재발률도 높다. 박형근 교수는 "요로결석은 한 번 발병하면 1년 이내 10%, 10년 이내 50%로 재발률이 높은 것으로 알려졌다"며 "환자의 체질과 생활습관과 관련이 깊기 때문"이라고 설명했다. 박형근 교수는 "환자의 체질이란 소변 속 결석을 만드는 칼슘이나 수산 같은 물질을 많이 배출하는 경우로 유전적으로 발생하기 때문에 고치기가 어렵다"며 "요로결석 수술 후 식단 조절은 물론 충분한 수분 섭취와 적당한 운동이 필수"라고 설명했다.

치료법은 통증의 정도와 결석 크기에 따라 나뉜다. 결석의 크기가 5㎜ 이하로 통증 등의 증상이 심하지 않고 합병증이 없는 경우, 결석이 자연스럽게 빠지기 기다리는 대기요법을 쓴다. 소변량이 2~3ℓ 이상이 되도록 충분히 수분을 섭취하며 경우에 따라 결석이 빠지는 것을 돕는 약물치료를 함께 진행하기도 한다.

사용하는 약물은 전립선비대증에도 사용하는 약물(alpha blocker)로 요도나 전립선 주위 근육을 이완시켜 배뇨를 돕는 것처럼, 요관을 이완시켜 소변을 통해 결석이 배출되게 한다. 통증이 심하거나 결석의 크기가 5㎜ 이상일 때는 체외충격파쇄석술이나 결석 제거술을 시행한다. 체외충격파쇄석술은 몸 밖에 충격파를 가해 결석을 부숴 배출시키는 방법이다.

박형근 교수는 "입원과 마취가 필요 없어 간편하게 시행할 수 있다"며 다만 결석이 크거나 단단한 경우 한 번에 깨지지 않을 수 있어 여러 번 치료하는 경우가 있을 수 있고, 엑스레이에서 잘 보이지 않는 경우에는 시술이 어렵다"고 설명했다.

결석이 매우 크거나 합병증이 있는 경우, 쇄석술 치료가 잘 되지 않을 때는 내시경을 통해 수술적 치료를 한다. 성공률은 95%로 높지만, 입원과 마취가 필요하다.

요로결석을 예방하는 가장 확실한 방법은 충분한 수분 섭취와 식습관 교정이다. 하루 1.5~2ℓ 이상의 물을 섭취하되, 여러 번에 나눠 마시는 게 좋다.

술은 오히려 결석을 유발하기 때문에 피해야 한다.

또 결석의 성분이 칼슘과 수산이기 때문에 과한 섭취는 금해야 한다. 박형근 교수는 "수산화나트륨이 많이 함유된 시금치, 땅콩, 초콜릿 등은 피하는 것이 좋다"며 "멸치같이 칼슘이 많이 들어 있는 음식에 대한 문의가 많은데, 요로결석 환자가 칼슘 섭취를 줄이면 오히려 결석 위험을 증가시킨다는 연구가 있어 적절히 섭취하는 것이 좋다"고 덧붙였다.

염분 섭취는 제한하는 것이 필요하다. 소금같이 짠 음식이 결석을 서로 붙이는 접착제 같은 역할을 하기 때문이다. 또 과도한 육류와 과량의 비타민C 섭취도 피해야 한다.

박형근 교수는 "결석 환자는 정기적으로 비뇨의학과를 방문해 꾸준히 혈액과 소변을 통해 대사검사와 영상검사를 받는 것이 결석의 재발과 합병증 예방에 중요한 부분"이라고 당부했다.

급증하는 신경인성 방광,
전문적이고 지속적인 치료 필요해

치료 과정에서 환자 가족들의 협조 필수적

신경계의 이상이나 조절 기능의 부조화로 방광의 기능에 이상이 오는 것을 '신경인성 방광'이라고 한다. 척수 손상, 파킨슨병, 뇌졸중, 치매, 다발경화증, 당뇨병 등 여러 원인에 의해 발생하는데 국민건강보험공단에 따르면 2011년 30만 명으로 추산되던 신경인성 방광 환자는 2016년 41만 명으로, 5년 사이 38% 증가했다.

방광의 기능은 크게 저장 기능과 배출 기능으로 나뉜다. 두 기능은 방광과 뇌의 아주 정교한 신경학적 교신을 통해 조절된다. 방광 기능이 정상일 경우 방광에 소변이 차면 방광은 뇌로 소변을 보게 하라는 신호를 보내고 뇌는 정보를 종합해 방광과 요도 괄약근에 다시 신호를 보내 배출을 유도한다. 바로 이 신경전달 경로에 이상이 생겨 저장과 배출 기능에 문제가 생기는 것이 신경인성 방광이다. 자신의 의사와 상관없는 갑작스럽고 강한 요의, 소변을 참지 못

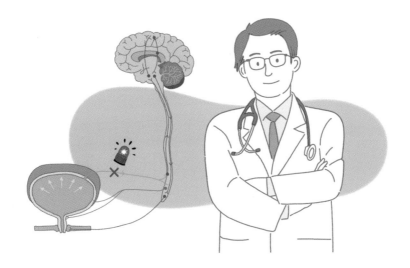

하는 요실금, 소변을 지나치게 자주 보는 빈뇨, 수면을 방해하는 야간뇨 등이 대표적인 증상이다. 방광에 소변이 있어도 요의를 전혀 느끼지 못하거나 방광 내압이 비정상적인 경우도 흔하다. 방치하면 신장 기능 상실, 요로 감염 등 심각한 질병으로까지 이어질 수 있다.

　주로 방광의 수축과 이완을 돕는 약물 투여, 소변 배출을 돕는 도뇨관을 삽입하는 등의 치료를 진행한다. 경우에 따라 환자 상태를 오히려 악화시킬 수 있는 약물도 많아 세밀한 주의가 필요하다. 도뇨관 삽입 시 요로 감염, 협착이 생길 수 있어 장기적인 추적 관찰이 중요하다. 신경인성 방광은 질환의 특성상 환자 본인뿐 아니라 환자 가족의 삶의 질에도 심각한 영향을 끼친다. 치료 과정에서 가족들의 적극적인 협조가 필요하기 때문에 가족 상담을 병행하는 것이 바람직하다. 비뇨의학과 김아람 교수는 "신경학적 문제가 동반되는 신경인성 방광은 정확한 진단과 장기간 지속적이며 전문적인 치료가 필요한 질병"이라며 "가족들의 협조와 이해가 매우 중요하기 때문에 기존의 치료 접근 방법을 보다 발전시키는 것이 중요하다"고 강조했다.

58

대장암, 대장 모양·종양 크기와
위치에 따라 맞춤 치료하세요

교과서나 모형을 보면 대장은 직사각형 모양으로 소장을 감싸고 있지만, 실제 대장의 모양은 사람마다 다르다. 가슴까지 길게 늘어진 대장도 있고, 평균보다 길고 모양이 복잡한 사람도 있다. 따라서 대장의 모양과 길이, 그리고 종양의 크기나 모양, 위치, 성격 등을 고려하면 의료진이 보다 효과적인 치료를 할 수 있다.

대장암센터 황대용 센터장은 "대장은 마치 지문처럼 모양에 따라 사람을 구분할 수 있을 정도로 다양하다"며 "모양이 워낙 다르다 보니, 같은 부위에 생긴 암이라도 개인의 대장 길이와 모양에 맞게 해부학적으로 수술 계획을 세우는 게 맞춤 치료의 첫걸음"이라고 말했다.

종양의 위치와 크기, 형태를 정확하게 파악하는 것도 중요하다. 횡행결장에 큰 종양이 위치한 경우에는 CT 촬영 시 왼쪽과 오른쪽 방향으로 각각 누워 양쪽을 촬영한다. 중력 때문에 눕는 방향에 따라 종양 위치가 달라질 수 있고, 이는 수술 시 접근 방향을 결정하는 데 영향을 미치기 때문이다. 수술 시 종양에

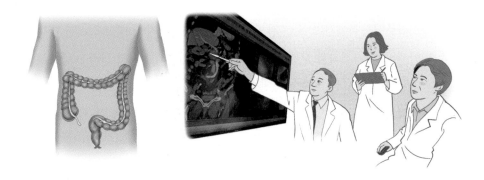

대한 접근 방향을 결정하는 것은 환자에게 보다 효과적인 수술을 진행하는 데 매우 중요한 요소이다. 이렇게 대장의 모양과 길이, 종양의 위치와 크기를 파악하고 이를 통해 접근 위치를 선정하면, 이에 맞춰 개개인 맞춤형 수술법을 설계한다. 대장암 수술이라고, 모든 환자가 복부 절개를 통해 종양을 제거하지 않는다.

황대용 센터장은 "개복이든, 복강경 혹은 로봇수술법이든 간에 복부 절개가 필요한 수술인지, 절개 없이 종양만 떼어낼지, 수술보다 다른 방법이 더 효과적인지는 환자마다 다르다"고 말했다. 이어 황대용 센터장은 "복막전이는 배 속 장기를 감싸는 비닐주머니 같은 막에 암세포가 떨어져 있는 상태로 이런 경우는 보통 복부 절개 수술을 한다"며 "이때 복막 외에도 난소 등 다른 장기에 암이 퍼질 위험이 있기 때문에 일부 환자는 난소 등을 함께 제거한다"고 설명했다.

또 직장수지 검사를 했을 때 항문 가까운 곳에 버섯 모양의 목이 있는 종양이 있다면, 항문을 통해 기구를 넣어 복부 절개 없이 제거도 가능하다. 종양 위치가 항문에 가까운 진행성 중하부 직장암의 일부의 경우는 방사선 항암치료만으로도 호전돼 환자에 따라 수술을 하지 않는 경우도 있다. 황대용 센터장은 "예전에는 하부 직장암이라도 방사선 항암치료 후 대부분 직장을 들어내는 큰 수술을 했지만, 최근에는 방사선 치료로 암 조직이 거의 없어졌다고 판단이 되면 수술하지 않고 지켜보기도 한다"고 말했다.

미국임상종양학회에서 발표된 진행성 하부 직장암 환자를 대상으로 한 미국 유수의 암센터 연구 결과를 보면, 방사선 치료로 암 조직이 거의 사라진 중하부 직장암 환자의 약 75%는 수술을 하지 않아도 큰 문제가 없었다.

약물치료도 환자 개개인에 맞춰 처방한다. 2기 MSI-H 결장암 환자는 항암제를 쓰면 오히려 치료에 좋지 않다는 연구 결과가 많아, 미국 가이드라인에서는 쓰지 말 것을 권고한다. MSI-H 대장암은 DNA를 복구하는 유전자의 돌연변이를 보이는 경우로 대장암 환자의 약 5~15%에서 발견된다.

황대용 센터장은 "건국대학교병원 대장암센터에서는 차세대염기서열분석법(NGS)을 통해 대장암 환자의 유전자 변이를 동시에 분석한다"며 "유전자 변이를 확인하면 환자에게 맞는 약물치료를 선정하는 데 도움이 된다"고 말했다. 이에 따라 MSI 환자는 항암제 대신 면역치료제를 사용하거나, 유방암 관련 유전자 변이가 나온 대장암 환자에게 유방암 제제를 쓰기도 한다.

황대용 센터장의 대장암 맞춤 치료는 '온라인 상담실'에서도 이뤄진다. 건국대학교병원 대장암센터는 2010년부터 네이버 카페(cafe.naver.com/hopecrc)에서 온라인 상담을 진행하고 있다. 대장암의 기본 정보, 대장암 건강 강좌 동영상, 대장암의 최신 연구결과도 확인할 수 있으며, 환자나 보호자가 직접 의사와 상담하는 '대장암 상담' 게시판도 있다. 황대용 센터장이 직접 환자 질문에 답글을 단다. 황대용 센터장은 "환자가 의료진과 충분히 소통할 수 있는 창구"라며 "충분한 상담뿐 아니라 환자들이 진료실에서 미처 다 풀지 못한 궁금증에 대해서도 알려주고 있다"고 전했다.

또 건국대학교병원은 대장암 환자 1명 당 3명 이상의 교수가 모여 맞춤 치료 방향을 설계한다. 외과 외에 간담췌 외과, 소화기내과, 병리과, 영상의학과, 핵의학과, 흉부외과, 신경외과 등 여러 과와 활발히 협진하고 있다.

59

치질인 줄 알았더니,
크론병?

20~30대 환자가 전체 환자의 70%

대학생 김 모 씨는 복통이 잦고 화장실을 갈 때마다 항문 통증이 있어 병원을 찾았다가 크론병 진단을 받았다.

크론병은 입부터 구강, 식도, 위, 소장과 대장, 항문까지 부분적으로 궤양이 나타나는 질환이다. 오른쪽 하복부에 있는 회맹부(90%)에서 주로 생기며 전 위장관에서 발생할 수 있다. 점막에서 장막까지 침범하는 깊고 긴 궤양으로 복통이나 체중감소, 항문 주위 병변, 누공, 장 폐색과 협착으로 인한 배변 장애 등이 주요 증상이다.

소화기내과 이선영 교수는 "치질 등의 항문질환이 비교적 드문 10~20대의 경우 항문에 통증, 열감, 분비물 등이 있다면 크론병을 의심해 볼 필요가 있다"며 "크론병은 복부와 항문 증상이 흔하기 때문에 치질인 줄 알고 병원에 갔다가 진단되는 경우도 많다"고 설명했다. 건강보험심사평가원에 따르면 실

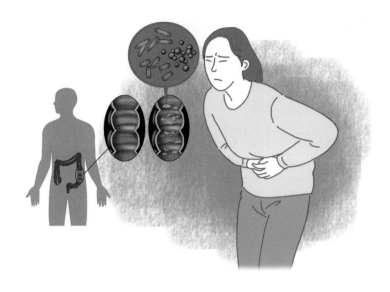

제 크론병 환자의 비율은 20대가 전체 35.2%로 가장 많고 30대(25.7%), 10대 (17.0%)순으로 젊은층이 주를 이루고 있다.

크론병의 원인은 NOD2 유전자 변이 등의 유전적 요인과 장내 세균총의 불균형(microbial dysbiosis) 등의 환경적 요인이 복합적으로 관여해 발생하는 것으로 추정되고 있다. 진단은 조직검사를 위한 대장내시경 검사와 소장 병변 확인을 위한 복부 CT나 MRI, 소장조영술, 캡슐내시경 등으로 검사한다.

치료는 항염증제인 메살라진(mesalazine) 계열의 약물을 장기간 복용하고, 필요 시 스테로이드제나 면역조절제, 생물학제제, 항생제 등도 사용하는 것으로 알려졌다.

이선영 교수는 "임신 중이거나 수유 시, 재발이나 악화를 예방하기 위해 태아에게 비교적 안전한 것으로 알려진 FDA B(펜타사, 인플릭시맙, 아달리무맙 등)에 해당하는 일부 약물을 사용할 수 있다"며 "크론병이 악화될 경우에는 출산이 가까운 제3주산기의 임부에서도 FDA C에 해당하는 스테로이드 약제를 사용할 수 있다"고 설명했다.

크론병은 영양분을 흡수하는 소장에서 발생하는 질환인 만큼 식욕이 줄고 점막 염증과 세균 과다 증식으로 인한 흡수 장애 등이 있기 때문에 영양관리가 중요하다. 따라서 식사를 할 때 부드럽고 싱거운 음식을 조금씩 여러 번 나눠 먹고 식사량이 적다면 영양보충음료나 파우더로 단백질과 비타민, 무기질을 보충하는 것이 필요하다.

이선영 교수는 "기름에 볶거나 튀긴 음식, 질긴 야채, 딱딱한 과일, 견과류, 향신료, 맵거나 짠 음식, 뜨겁거나 찬 음식, 카페인, 탄산음료, 고지방 유제품 등은 주의해야 한다"며 "특히 복부팽만감이 있는 경우에는 포드맵(FODMAP, 소장에서 잘 흡수되지 않아 과민성 장증후군을 악화시키는 종류의 탄수화물) 식이를 참고해 양배추, 콩, 식빵, 인공감미료 등 가스를 많이 생성하는 식품은 피하는 것이 필요하다"고 조언했다.

20~30대 부인암 환자, 가임력 보존술로 임신·출산 포기하지 마세요!

20~30대 부인암 환자 비율이 증가하고 있다. 난소암·자궁경부암·자궁내막암 등 여성의 생식기에 발병하는 암을 '부인암'이라고 한다. 건강보험심사평가원에 따르면 자궁경부암 환자는 2010년 2만 8,202명에서 2019년 2만 6,161명으로 약 7% 감소했다. 반면 20~30대 자궁경부암 환자는 같은 기간, 3,340명에서 3,756명으로 약 12% 증가했다. 자궁내막암과 난소암 환자 역시 같은 기간 20~30대 환자가 약 64%, 38% 늘었다. 부인암은 감소 추세지만, 20~30대 환자는 도리어 많아지는 것이다. 게다가 결혼과 출산 연령이 높아지면서 미혼이거나 출산 경험이 없는 여성이 부인암을 진단받는 사례가 증가하면서 가임력 보존 치료에 관한 관심이 높아지고 있다.

가임력 보존 치료에 있어 가장 중요한 요소는 병기다. 초기에 발견할수록 가임력 보존 가능성이 높다. 자궁경부암의 경우, 0기에 발견하면 세포 변형 부위만을 원뿔 형태로 잘라내는 원추절제술을 시행한다. 1기 때는 종양이 있는 자궁경부만 절제하고 아기의 집인 자궁 체부는 보존해 가임력을 유지한다.

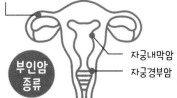
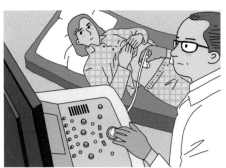

난소암(나팔관염, 원발성 복막암)

자궁내막암
자궁경부암

부인암
종류

　자궁내막암은 일반적으로 자궁적출술과 난소 및 난관 절제술이 권고되지만, 가임력 보존을 희망하는 초기 암 환자라면 고용량 프로게스테론 요법을 적용할 수 있다. 이는 자궁내막세포의 증식을 억제하는 역할로 1년 내 약 70~80% 환자가 치료 가능하다. 따라서 완치 후 바로 임신할 수 있다. 하지만 자궁내막암은 재발률이 높다. 여성·부인종양센터 김태진 센터장은 "고용량 프로게스테론 요법을 적용한 후 임신이 안 되는 경우, 1년 내 약 30% 환자에서 재발하기 때문에 정밀한 추적 관찰이 필요하다"고 말했다.

　난소암은 한쪽 난소에만 종양이 발생한 초기에 해당 난소만 제거하는 방법으로 가임력을 보존한다. 김태진 센터장은 "난소암은 증상이 거의 없어 3기 이상일 때 발견하는 경우가 많다"며 "우연히 산전검사에서 초기에 암을 발견하는 20~30대 젊은 환자들의 경우 가임력 보존 치료를 시도할 수 있다"라고 말했다.

　가임력 보존술 시행은 초기 암이라도 환자마다 암 조직의 성질이 다양해 암의 크기와 병기뿐 아니라 조직학적으로 전이 가능성이 큰 암인지, 아닌지를 구분해 최종적으로 결정한다.

　김태진 센터장은 "부인암 환자에서 가임력을 보존하기 위해 자궁이나 난소를 제거하지 않는데, 이는 암의 악화나 재발로 이어질 위험이 있어 여러 가지 검사를 통해 치료 대상을 정확하게 선정하는 것이 가장 중요하다"며 "수술 시에도 매우 고난도 의술이 필요하다"라고 말했다.

김태진 센터장은 "자궁경부암 초기에 자궁보존과 광범위자궁경부적출술을 진행하더라도 수술 중 자궁경부 길이가 너무 짧아지면 자궁경부근무력증으로 조산의 가능성이 매우 높다"며 "자궁경부 가까이에는 항문과 방광으로 가는 신경이 접해 있어 배뇨나 배변 장애 발생 위험도 있기 때문에 고난도의 의술이 필요하다"고 말했다.

이어 "특히 자궁체부와 자궁경부 사이의 절단면에 근접한 자궁동맥은 임신시 태아에게 가는 혈액에 영향을 미칠 수 있어 수술 시 주의가 필요하다"라고 덧붙였다.

예방법은 정기적인 검진이다. 일 년에 한 번씩 받는 자궁경부암검사와 초음파검사는 자궁내막암과 난소암의 조기 발견에 도움이 된다. 우리나라에서는 20세 이상 여성이라면 2년에 한 번씩 자궁경부세포검사를 무료로 받을 수 있다. 정기 검진 외에도 비정상적인 출혈, 하복부 통증, 만져지는 종괴와 같은 부인과 증상이 나타나면, 전문의와 상담 후 정밀검사를 받는 것이 필요하다.

61

로봇수술,
초기 난소암에 더 효과적

난소암, 정기적인 검진이 중요

난소암은 '침묵의 살인자'라고 불릴 만큼 발견이 어려워 발견 시기 역시 늦다. 보통 발견되었을 때는 이미 암이 많이 진행되어서 손쓰기 어려운 경우가 많다. 하지만 안타깝게도 현대의학으로는 암이 되기 전인 전암병변을 발견하는 방법은 없다.

산부인과 이선주 교수는 "골반초음파검사와 종양표지자검사 등 검진을 정기적으로 하더라도 난소암 사망률을 낮추지 못한다는 연구결과가 발표되었다"고 말했다. 그럼에도 불구하고 이선주 교수는 1년에 한 번씩 정기적인 골반초음파검사를 받아볼 것을 권한다. 이에 대해 이선주 교수는 "초음파로 암이 아닌 난소종양을 발견했을 때 암이 될 수 있는 위험성을 예측할 수 있기 때문이다. 난소암은 초기 암 상태에서 발견하면 예후가 좋기 때문에 정기적으로 검사를 받는 것이 좋다"고 말했다.

난소암은 난소 일부분의 세포가 암으로 변해 자라는 것을 말한다. 크게 난소의 표면에 있는 상피성 난소암과 비상피성 난소암으로 나눌 수 있다. 이선주 교수는 "보통 난소암 환자를 보면 상피성 난소암이 90% 정도를 차지하고 나머지 비상피성 난소암이 10%를 차지한다. 이런 이유로 크게 둘로 나누어 구분한다"고 설명한다.

초기 난소암에 효과가 두드러진 로봇수술

건국대학교병원은 다른 암에 비해 발견이 늦은 난소암 수술을 로봇을 이용해 진행하고 있다. 로봇을 이용한 난소암 수술은 초기 암으로 병변이 난소 또는 골반강 내에만 국한되어 있을 때 더욱 유용하다. 진행성 암은 개복을 해도 힘든 상태인 경우가 많아 이 상태에서 로봇수술이 가능한지는 아직까지 임상적으로 증명되지 않은 상황이다. 이선주 교수는 "진행성 암인 경우에는 복강 내 퍼져 있는 종양들을 다 수술해야 하기 때문에 로봇으로 불가능한 경우가 생긴다. 그래서 퍼져 있는 것들을 떼어내는 것이 아닌 초기 암일 때 로봇을 이용한 수술을 진행한다"고 설명했다.

난소암 로봇수술을 할 때 중점을 두는 부분이 있다. 첫 번째는 복강 내 퍼져 있는 부위를 꼼꼼히 확인해 모든 암을 제거하는 것이다. 이에 대해 이선주 교수는 "난소암은 복강에 잘 퍼지는 암이기 때문에 제대로 찾는 것이 중요하다. 만약 이것이 불가능하다면 지체하지 말고 개복 수술로 전환해야 한다"고 말한다. 두 번째는 난소에만 국한되어 있는 초기 암의 경우, 종양을 몸 바깥으로 빼낼 때 종양이 터져서 내용물이 복강 내에 흐르지 않게 해야 한다. 만약 내용물이 복강 내에 흐르게 되면, 암이 퍼져 암의 병기가 오르고 수술 후 항암치료를 실시해야 하기 때문이다. 이선주 교수는 "난소암 로봇수술은 병변을 제대로 확인하고 종양을 조심스럽게 끄집어내는 게 굉장히 중요하다"고 말했다.

특히 로봇수술은 난소암뿐만 아니라 여성생식기에 발생하는 암을 수술할 때

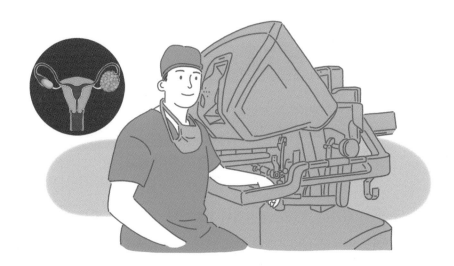

도 장점이 부각된다. 절개 상처가 작고 몸속을 3차원 영상으로 확인할 수 있어 시야가 뛰어나며 수술 동작이 정교해서 출혈이 적고 정확하다. 수술 후 통증이 작고 입원 기간도 짧아 환자들의 만족도도 높은 편이다.

이선주 교수는 "앞서 말했듯이 난소암 로봇수술은 초기 암인 경우 개복 수술과 대등한 성적을 보인다. 진행 암에 대해서는 아직 임상시험 결과를 기다려야 하지만 자궁내막암에서는 좋은 치료성적을 보이고 있다. 덕분에 로봇수술이 이미 표준 치료로 자리 잡기도 했다"고 말한다.

임신 가능한 난소암 환자

난소암 환자라면 대부분 수술 후 임신 가능성에 대해 궁금증을 갖는다. 최근에는 젊은 여성들에게 난소암 발병률이 높아지고 있어 수술 후 임신 가능 여부는 굉장히 중요한 부분이다.

결론부터 말하면 초기 암, 즉 난소암 1기일 때는 가임력 보존 수술이 가능하다. 보통 초기 암일 때는 반대쪽 난소와 자궁을 남겨두고 한쪽 난소 난관과 그물망을 제거, 림프절절제술을 시행한다. 수술 후에는 항암치료를 하는데 이

때 일시적으로 난소 기능이 떨어져 임신이 불가능하지만 시간이 지나면 난소 기능이 회복되어 임신이 가능한 것이다. 그 외에 비상피성 난소암은 항암치료에 잘 듣기 때문에 거의 대부분 가임력보존수술을 할 수 있다. 이 경우에도 일시적으로 폐경이 오지만 시간이 지나면 난소 기능이 돌아온다.

조기 발견 어려운 만큼 예방이 중요

난소암은 조기 발견이 어렵고 예방법이 모호하다. 난소암이 발생하는 뚜렷한 원인이 밝혀지지는 않았지만 배란 시 생긴 상처에 외부에서 암의 씨가 들어와서 생기거나 배란의 상처가 아무는 과정에서 유전자 돌연변이가 생겨 난소암을 일으키는 요인이 되기도 한다. 그렇기에 배란 횟수는 난소암 발생의 중요한 원인 중 하나다.

이선주 교수는 "비상피성 난소암은 기본적으로 젊은 사람들에게 많이 발생한다. 하지만 상피성 난소암은 배란 횟수가 많을수록 발병률이 올라가는 것으로 보고되고 있다. 임신과 출산이 많을수록 배란 횟수가 줄어들어 난소암 위험이 감소하지만 출산기피 현상으로 배란 횟수가 많아지며 상피성 난소암 발생률이 높아지고 있는 게 현실이다. 난소암 발생률을 줄이는 가장 손쉬운 방법은 출산이다. 보통 1명 이상 출산 시 난소암 발생률을 30~40% 정도 줄여준다고 한다. 많이 낳을수록 좋다"고 말한다. 이어 난소암을 예방하는 방법으로 경구 피임약 복용을 추천했다. 경구 피임약은 배란을 억제하는 약으로 FDA 승인을 받은 난소암 예방약이기 때문이다. 이선주 교수는 "보통 경구 피임약을 5년 이상 복용하면 난소암 발생 위험이 50% 감소하는 것으로 보고되고 있다. 아이를 두 명 이상 낳고, 경구피임약을 쓰면 발생률은 70%까지 줄어들 수 있다"라고 말했다.

경구피임약은 기본적으로 피임약으로 개발됐지만 출혈을 억제하는 효과가 있어 생리통에도 효과가 있다. 또한 배란을 억제하기 때문에 난소암을 예방하고, 자궁내막을 깎아주는 효과가 있어 자궁내막암의 예방약이기도 하다. 하지만 혈전을 만들 수 있어 흡연 여성은 경구 피임약을 복용해서는 안 된다. 이선주 교수는 "산부인과에서 경구 피임약을 잘 쓰면 명의라는 말이 있다. 그만큼 좋은 약이지만, 전문의와의 처방에 따라 사용할 것을 권한다"고 조언했다.

그 밖에도 유방암 유전자 돌연변이(BRCA1, BRCA2 mutation)가 있을 경우에 예방적으로 난소난관절제술을 시행하면 상피성 난소암 발생을 예방할 수 있다. 다만 BRCA1 돌연변이는 35~40세에, BRCA2 돌연변이는 40~45세에 시행하는 게 좋다.

이선주 교수는 "어떤 병이 되었든지, 병이 생긴 다음에 치료하는 것은 어리석은 일이다. 1년에 한 번씩 정기적인 검진을 통해 미리 예방할 수 있으면 좋다"라고 말했다. 이선주 교수는 마지막으로 병이 생기기 전에 미리미리 정기검진을 받는 것이 가장 큰 예방법이 될 수 있다며, 조금만 시간을 내서 자신의 건강을 챙길 것을 당부했다. 또한 이선주 교수는 "특히 여성들은 산부인과에 방문하는 걸 꺼려하는데, 산부인과는 임산부뿐만 아닌 모든 여성들이 건강을 위해 오는 곳이다. 주저하지 말고 건강을 위해 방문해 주시길 바란다"라고 말했다.

62

여성의 75%가 일생 한 번은 경험하는
칸디다질염

가임기 여성의 50~75%가 적어도 한 번은 앓지만, 대수롭게 생각하지 않고 지나가는 질환 중 하나가 칸디다질염이다. 칸디다질염의 85~90%를 차지하는 원인균은 칸디다 알비칸스다. 사람의 위장관 내 기생하는 곰팡이균 무리의 하나로, 정상균 무리의 균형이 깨지거나 몸에 문제가 있을 때 피부와 점막에 질병을 유발한다.

따뜻하고 습한 환경에서 자라는 곰팡이균의 특성으로 여성의 경우, 생리대를 장시간 착용하고 있거나 회음부가 꽉 끼는 하의를 입으면, 통풍이 잘 되지 않으면서 질이 칸디다균에 감염되거나 염증이 발생하면서 증상이 나타난다. 대표적인 증상은 질 분비물과 가려움이다. 속옷에 노란 분비물이 묻어나오는데, 심한 경우 연두색이 비치기도 한다. 배뇨 중 통증이나 화끈거림, 외음부 간지럼증(소양감) 등도 흔하다.

산부인과 손인숙 교수는 "피로감이 느껴지는 등 면역력이 약해졌을 때나 항생제 사용으로 질내 세균총의 변화가 있을 때, 임신 또는 경구피임약 사용 등

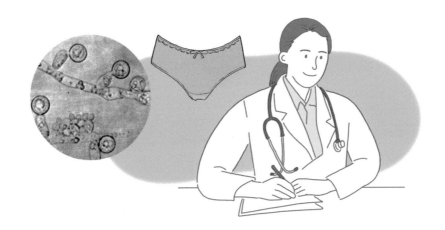

에스트로겐이 증가할 때 주로 나타난다"며 "임신, 당뇨병, 항생제 사용 등이 관련 인자"라고 말했다.

치료법은 간단하다. 항진균제인 클로토리마졸, 세르타코나졸을 질정제와 외용제로 사용하거나 플루코나졸 150㎎을 먹는 방법이다. 항진균제를 사용하면 2~3일 내 증상이 사라지고 약 5% 정도에서 재발한다. 손인숙 교수는 "면역력이 떨어져 있는 산모의 경우 약 20% 정도에서도 나타날 수 있으며 조산과의 연관성은 뚜렷하지 않아 증상이 없다면 치료가 필요 없다"고 말했다.

이어 손인숙 교수는 "기본적으로 예방을 위해 꽉 끼는 옷의 착용을 피하고, 증상이 있을 시 의료진과 상담 후 약 처방 또는 크림을 처방받을 수 있다"며 "당뇨병이 있다면 혈당 조절을 하는 것이 필요하다"고 전했다.

63

30~40대 여성, 생리양 많고 통증 심하다면
자궁근종 의심을

자궁근종 환자 10명 중 6명 차지… 폐경 이후엔 크기 줄어

자궁근종 환자가 크게 늘고 있다. 건강보험심사평가원에 따르면 지난해 자궁근종 환자 수는 40만41명으로 2014년보다 약 10만 명이 증가했다. 연령별로는 40대가 17만3,668명으로 가장 많았고 30대가 7만6,719명으로 그 뒤를 이었다.

자궁근종은 자궁근육의 일부가 이상 발육해 생기는 덩어리로 양성 질환이다. 위치에 따라 자궁체부근종, 자궁경부근종, 점막하근종, 장막하근종으로 나누는데 이 중 자궁근층에 생기는 자궁체부근종이 전체 90%를 차지한다.

산부인과 심승혁 교수는 "자궁근종 원인은 정확히 밝혀지지 않았지만 에스트로겐이 기여하는 것으로 알려졌다"며 "자궁근종은 초경 이후 발생하고 가임기 여성에게서 발병률이 크게 증가하며 에스트로겐 분비가 감소하는 폐경 이후 크기가 줄어든다"고 설명했다.

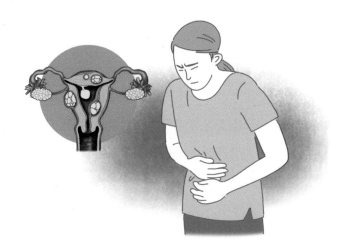

　자궁근종은 특별한 증상이 없는 경우가 많다. 심승혁 교수는 "증상이 나타나는 경우는 약 25%로 생리통이나 생리 과다가 흔하게 나타나고 자궁근종 크기가 큰 경우 주변 장기를 압박해 배변 장애와 배뇨 장애 같은 증상이 나타난다"고 말했다.

　진단은 골반 내진검사와 골반 초음파, CT, MRI 등과 같은 영상의학적 검사로 쉽게 진단할 수 있다. 치료는 근종 크기와 수 그리고 위치, 증상에 따라 달라지며 크게 내과적 치료와 외과적 치료로 나눈다.

　내과적 치료는 주로 호르몬 요법을 이용한다. 심승혁 교수는 "자궁근종 크기가 커 개복수술만 가능한 경우, 최소침습 수술 등을 위해 호르몬 요법을 통해 크기를 줄이기 위해 사용하고, 내과적 이유로 수술을 못하는 상황이나 개인적 사정으로 수술을 연기할 때 내과적 치료법을 택한다"고 말했다.

　심승혁 교수는 이어 "빈혈이 심한 경우에도 호르몬 요법을 시행하는데, 치료기간 동안 생리 양이 줄고, 자궁근종 크기도 줄어드는 효과가 있다"며 "또한 동시에 철분제 치료를 병행하면 빈혈이 호전되고 수혈 등을 피할 수 있게 된다"고 덧붙였다.

　외과적 치료인 수술적 요법은 내과적 치료에도 자궁근종 크기가 줄지 않거

나 계속 커지는 경우, 폐경 이후에도 자궁근종 크기가 커져 악성 종양이 의심
되는 경우, 자궁근종이 꼬여 통증과 같은 급성 증상이 있는 경우, 배뇨 장애와
같은 압박 증상이 발생하는 경우에 고려한다.

수술적 치료는 자궁을 보존하는 치료와 그렇지 않은 경우로 나눈다. 심승혁
교수는 "수술적으로 자궁을 완전히 제거하는 경우, 난소는 보존해 여성호르몬
분비 등은 유지하면서 자궁근종의 재발 위험으로부터 벗어날 수 있다"며 "자
궁을 보존하는 경우, 향후 자궁근종의 재발 위험은 높지만 가임력을 보존할 수
있다는 장점이 있다"고 말했다.

64

소변 참기가 너무 힘들다면,
전립선 건강 확인하세요

소변의 횟수가 증가하고 자는 도중 소변을 보기 위해 일어나고, 심한 경우 소변을 지린다? 이는 요실금의 증상과 비슷하지만 전립선 비대증의 전형적인 증상이다.

전립선 비대증은 60대 남성의 60% 이상이 경험하는 흔한 질환이다. 전립선이 비대해지면서 요도가 좁아져 소변보기가 힘들어지고, 이 영향으로 방광의 소변 저장 능력에 이상이 생기면서 소변 참기가 힘들어지는 것이다. 뿐만 아니라 배뇨 기능도 떨어져 소변이 나올 것 같으면서 나오지 않거나 소변을 보는데 시간이 오래 걸리고, 이전에 비해 소변 줄기가 가늘며 중간에 끊어지기도 한다.

비뇨의학과 김형곤 교수는 "만성화될 경우, 폐색이 되면서 배뇨가 아예 되지 않은 요폐가 유발될 수 있고, 심하면 방광이 과팽창돼 방광 기능 회복이 불가능할 수 있다"고 말했다. 이어 김형곤 교수는 "드물지만 요폐로 방광결석이나 방광게실, 신장 기능의 상실, 요로 감염이나 신우신염 등으로 이어지는 경

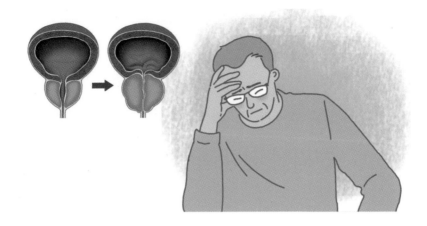

우도 있다"며 "증상이 나타날 경우, 빠른 진단과 치료가 중요하다"고 설명했다.

진단은 증상의 정도를 파악하기 위해 증상 점수표, 직장수지검사, 요속검사, 경직장초음파검사 등을 이용해 확인한다.

치료는 약물치료와 수술치료로 나눈다. 약물치료는 전립선 부위의 긴장을 풀어주거나 전립선의 크기를 줄여 소변이 잘 나올 수 있게 한다. 김형곤 교수는 "약물은 효과도 좋지만 부작용도 적고 무엇보다 하루 한 번만 먹기 때문에 간편하다"며 "하지만 지속적으로 복용해야 한다는 단점이 있다"고 말했다.

수술치료는 증상이 심한 경우나 약물치료로 효과가 없는 경우 진행한다. 내시경으로 막혀 있는 요도를 뚫는 경요도전립선절제술을 시행한다. 특별한 절개 없이 요도를 통해 내시경을 넣어 시술하기 때문에 수술 후 회복도 빠르고 흉터도 없다. 하지만 전립선이 다시 자라기 때문에 약 10년 정도 후 약 10%에서 재수술이 필요하기도 하다. 또 수술 후 출혈이나 전해질 이상, 수술 후 역행성 사정이나 발기부전, 요도협착 등의 부작용이 발생할 수 있다.

김형곤 교수는 "최근 기기가 발전하면서 홀미움레이저(Holmium laser)를 이용한 전립선 제거술이 나와 새로운 치료법으로 자리 잡고 있다"며 "기존의 경요도전립선 절제술의 단점은 보완하고 효과는 높게 나타나고 있어 앞으로는 이전보다 더 안전하고 효과적인 치료를 기대할 수 있을 것"이라고 덧붙였다.

65

자주 물 마시는 습관,
치질 예방의 시작

흔히들 치질이라 하면 대부분 치핵을 상상하거나 염두하여 말한다. 하지만 정확하게 치질이란 항문에 생기는 질환이라는 뜻이다. 세부적으로는 치핵 이외에 치루, 치열과 같은 질환이 더 있다. 이들 질환은 항문에 생긴다는 공통점을 제외하고는 생기는 기전이나 나타나는 증상이 많이 다르다. 추운 겨울철에 심해지기도 하는데, 치핵의 예방과 치료법 등을 대장항문외과 성무경 교수의 도움을 받아 자세하게 알아봤다.

치핵의 주요 증상은 항문돌출과 배변출혈이다. 항문돌출이란 배변 중 항문에 덩어리 같은 것이 밀려 나오는 증상을 가리킨다. 심할 땐 배변 중이 아닌 평상시에도 나와 있기도 한다. 성무경 교수는 "덩어리란 원래 항문 안쪽에서 서로 밀착해 항문을 닫아 주는 혈관 뭉치로서 변이나 가스가 새지 않도록 하는 스펀지 같은 역할을 하며 충혈 정도가 심해지면 쉽게 출혈한다"면서 "동맥성의 출혈이라 선홍색을 띠며 때로는 물총으로 쏘듯 나오기도 한다며 통증은 대체로 없다"고 말했다.

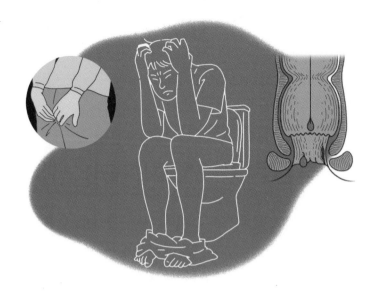

간혹 혈전성 치핵이 있는 환자에서 혈액이 굳어 콩알처럼 딱딱하게 만져지는 사례가 있다. 이런 경우는 통증이 동반되기도 한다. 치핵은 사람이 서서 걷기 시작한 이래 중력이 아래로 쏠리게 돼 어쩔 수 없이 감당할 수밖에 없게 된 질환이다. 이 때문에 항문 안쪽에 있던 혈관 뭉치가 자꾸 바깥쪽으로 나가려는 힘을 받게 된다. 변비가 있거나 혹은 변비가 없더라도 습관적으로 배변 중에 힘을 많이 주는 사람은 혈관 뭉치가 아래로 쏠리는 중력에 밀어내는 힘까지 더해져 혈관 뭉치의 돌출을 야기한다. 배변을 너무 자주 하거나 배변 시간이 너무 길어도 마찬가지다. 뿐만 아니라 배변 시 밀어내는 힘이 크지 않더라도 혈관 뭉치가 확장돼 용적이 커진다면 항문 바깥쪽으로 쉽게 밀려 나올 수 있다.

성무경 교수는 "이 증상의 대표적인 사례로 술 마신 후 겪는 항문돌출을 꼽을 수 있다. 알코올이 혈관을 확장시키는 성질이 있기 때문"이라고 지적했다. 이런 증상은 오랜 시간을 가만히 앉아 있어도 혈류가 정체되면서 겪을 수 있다. "특히 요즘 같은 추운 겨울철엔 활동량이 줄어든 데다 두꺼운 옷을 꽉 껴입는 경우가 많아 항문돌출 여지가 더 크다"는 게 성 교수의 설명이다.

성무경 교수는 "치핵을 예방하려면 이런 유발 요인들을 피하는 것이 우선이라면서 가장 기본적으로 변비가 생기지 않도록 조심해야 한다"며 "육류보다는 채소나 과일과 같이 식이섬유가 풍부한 음식을 먹는 것은 물론 물을 갈증이 없더라도 수시로 많이 마시는 것이 좋다"고 조언했다. 성무경 교수에 따르면 물은 첨가물이 들어 있는 각종 음료보다 생수가 낫다.

이와 함께 배변 중엔 과도한 힘주기를 피하며 배변은 하루에 한 번만, 배변 시간은 3분을 넘기지 않는 것이 치핵 예방에 도움이 된다. 직업적으로 장시간 앉아 있어야 한다면 중간에 한 번씩 일어나 적당한 몸 운동을 해주는 것이 좋다. 술은 되도록 마시지 않는 것이 좋다.

치핵으로 일상생활에 불편할 정도의 증상이 있다면 치료해야 한다. 일차적으로는 약물치료를 한다. 연고나 좌제와 같은 국소용 약이나 먹는 약으로 치료하는 방법이다. 대개 이런 약물치료로는 한계가 있기 때문에 1~2주 정도 사용해 본 뒤 증상 호전이 뚜렷하지 않다면 수술 치료를 생각하는 게 좋다.

성무경 교수는 "흔히들 수술 후 통증이 매우 심할 것이라는 지레짐작으로 극단적으로 수술 치료를 피하려는 환자들이 의외로 많다"면서 "실제로 많이 하는 전통적인 방식의 절제수술은 통증이 좀 있을 수밖에 없다"며 "절제수술 후 상처가, 통증에 예민한 항문 주변부를 자극해 어쩔 수 없이 생기게 되지만 좋은 진통제에 배변을 쉽게 하는 하제를 사용, 통증을 잘 관리하면 크게 줄일 수 있다"고 강조했다. 여기에 적절한 온수 좌욕으로 관리하면 통증을 크게 줄이는 동시에 배변하기가 훨씬 부드러워진다. 무엇보다 요즘은 항문 안쪽에서 절제해 통증에 예민한 항문 주변부엔 상처를 만들지 않는 수술이 고안돼 있다.

성무경 교수는 "원형문합기 치핵고정술이라는 것으로서 원형문합기라는 도구를 사용해 치핵의 뿌리 부분을 항문 안쪽에서 원주상으로 잘라낸 뒤 전체 치핵을 안쪽으로 밀어 올려 고정시키는 수술"이라며 "전통적인 절제수술에 버금가는 치료 효과가 있으면서, 상처가 생기더라도 상대적으로 둔감한 항문 안쪽에서 만들어져 통증이 거의 없다"고 밝혔다.

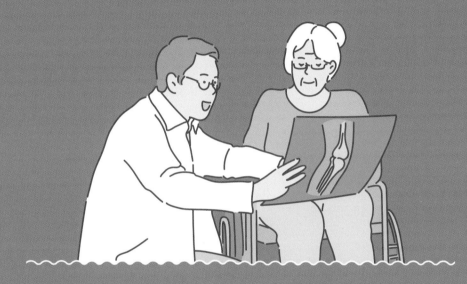

제 6 장

팔다리
수족 건강, 삶의 질에 중요해요

도움말

송기호(내분비대사내과) 교수
당뇨병, 갑상선, 골다공증, 부신질환

이승준(정형외과) 교수
손, 손목 및 팔꿈치 관절(관절경 수술)

김태영(정형외과) 교수
인공관절수술(고관절,슬관절), 고관절보존수술,
노인성골절, 골다공증

이준규(정형외과) 교수
무릎관절염(인공관절, 절골술, 줄기세포치료),
무릎인대, 연골, 반월상연골 손상, 무릎 스포츠
손상, 관절경 수술

이동원(정형외과) 교수
무릎스포츠손상, 관절염(절골술, 줄기세포치료),
반월상연골 봉합술 및 이식술, 인공관절

이송암(흉부외과) 교수
폐, 식도외과 질환, 하지정맥류, 로봇수술

정홍근(정형외과) 교수
발, 발목 : 무지외반증, 인대재건, 인공관절, 스포츠
손상 및 외상

박지현(종양혈액내과) 교수
두경부암, 폐암, 대장직장암, 비뇨생식기암, 육종,
흑색종

최용범(피부과) 교수
건선, 면역질환 및 면역치료, 색소성질환,
레이저치료

글

이화영
김경완
김경현
이준규(정형외과) 교수
김태영(정형외과) 교수
정홍근(정형외과) 교수

66

등산 중 손목 골절 발생했다면,
골다공증 의심해야

골다공증, 70세 여성 3명 중 2명꼴로 유병률 높아

등산을 하던 A씨(55세)는 산을 내려오다가 넘어지면서 손으로 땅을 짚었다가 손목이 부러졌다. 검사결과 골다공증 초기 진단을 받았다. 또 다른 예다. 집안일을 하던 B씨(65세)는 밥상을 들다가 허리에서 뚝 소리가 났다. 이후로는 허리 통증이 발생, 허리를 펴지 못할 정도가 돼 병원에 내원한 결과, 척추압박골절 진단을 받았다. 골다공증이었다. B씨는 평소 관절염 약을 꾸준히 복용 중으로 주기적으로 스테로이드 주사를 맞았고, 이 영향으로 뼈가 더 많이 약해졌다는 소견을 들었다.

골다공증은 뼈에 칼슘과 무기질이 빠져나가 골량이 감소하고 뼈의 미세구조에 변화가 생기면서 약한 자극에도 골절이 발생하는 상태다. 허리, 손목, 고관절이 쉽게 부러진다. 비교적 젊은 50대에는 주로 손목이, 나이 들면서 반사신경이 늦어지면 손목을 짚지 못하고 엉덩이에 직접적인 하중이 가해지면서

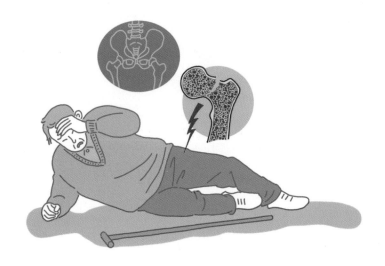

고관절 골절이 발생한다.

골다공증은 주로 여성들에게 많이 발생한다. 유병률은 여성의 경우 50대가 15.4%, 60대가 32.8%, 70대가 65.2%로 3명 중 2명꼴로 보고된다. 남성의 경우는 50대가 4.5%, 60대가 5.5%, 70대가 20%다. 내분비대사내과 송기호 교수는 "여성호르몬이 뼈를 보호하는 역할을 하기 때문에 폐경 후 뼈가 급격히 약해진다"고 말했다.

송기호 교수는 "골다공증은 질환 인지율도 낮고 문제점에 대해서도 잘 모르는 사람이 다수"라며 "치료만 해도 골절을 예방해 삶의 질을 개선하고 수명도 늘릴 수 있는데 골다공증이라고 쉽게 봐서 치료를 잘 하지 않는다. 그리고 치료를 받아도 10명 중 7명이 1년 내 치료를 중단한다"고 덧붙였다.

고관절 골절은 심각한 후유증을 동반하는데 고관절 골절 후 1년 내 사망률은 5~20%, 5년 내는 50%다. 1년 후 생존한 사람 중에도 3분의 1이 제대로 걷기 어려워 다른 사람의 도움이 필요한 상태가 된다고 보고됐다. 송기호 교수는 "사골을 여러 번 우리다 보면 처음에는 꽉 차 있던 뼈가 숭숭 뚫리는 게 보이는데, 그런 상태가 골다공증이라고 이해하면 된다"며 "65세 이상의 여성과 70세 이상의 남녀는 골다공증 검사를 받고, 필요한 치료를 받는 게 중요하다"고 강조했다.

골다공증은 폐경이 주원인이지만 유전적 영향도 있어 부모님 중 고관절이나 엉덩이, 허리 골절은 없었는지 확인해 볼 필요가 있다. 또 음주와 흡연, 저체중, 스테로이드 계통의 약 복용이 원인으로 꼽힌다.

진단은 골다공증 검사 기계로 하며, 누워 있으면 기계가 점수로 골밀도를 평가해 알려준다. 20~30대를 기준으로 약해진 정도에 따라 마이너스(―) 수치가 높아진다.

예방법은 없을까. 송기호 교수는 "뼈는 20~30대 뼈 양이 최고로 올라갔다가 조금씩 떨어진다"며 "내가 가진 골량이 많지 않으면 뼈가 금방 약해지기 때문에 이때 최고의 골량을 만들어 놔야 한다"고 조언했다.

67

손목에 자그마한 혹이 만져지는데
치료해야 하나요?

손관절에 생기는 손목 결절종, 방치하면 신경 압박해 통증 유발

하루 종일 컴퓨터 앞에서 업무를 보는 직장인들이나 손목을 많이 사용하는 사람들은 손목 결절종을 주의해야 한다. 손목 결절종은 손관절에 생기는 물혹으로, 힘줄이나 관절막에서 끈적한 점액질이 나와 고이는 풍선 같은 주머니이다.

모든 연령에서 발생하지만 특히 10~30대 여성에게서 많이 발생한다. 정확한 원인은 밝혀지지 않았다. 다만 컴퓨터나 핸드폰을 자주 사용하는 등 손목을 많이 사용하는 사람, 관절염이 있거나 외상으로 인해서 관절막이 손상된 경우에 발생할 가능성이 높은 것으로 추정된다. 손목에서 맥박을 집는 요골 동맥 부위와 손등 쪽에 잘 발생한다. 손등 쪽에 생길 경우에는 땅을 짚는 동작을 할 때 통증이 심해질 수 있다.

손목 결절종은 양성종양의 하나이기 때문에 일상생활에 지장이 있지 않는 한 꼭 제거할 필요는 없다. 하지만 주머니가 점점 커지면서 염증 반응이 심해

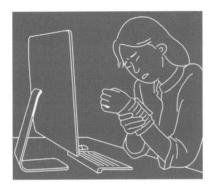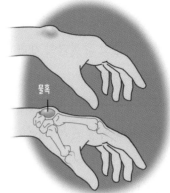

물혹

지거나 관절막이나 신경 등을 압박하면서 통증을 유발할 수 있기 때문에 정기적인 점검은 필요하다. 외부로 튀어나온 물혹 때문에 미관상 좋지 않아 치료하기도 한다.

치료 방법은 크게 비수술적 치료와 수술적 치료로 나뉜다. 비수술적 치료는 주사기로 결절종 내에 있는 점액질을 빼내는 것이다. 흉터가 거의 없고 간단하지만 점액질이 고이는 주머니와 관절막이 그대로 남아 있어 재발할 확률이 상당히 높다. 비수술적인 방법에도 불구하고 혹의 크기가 과도하게 큰 경우나 손목 통증이 지속적으로 발생하면 수술적 치료를 진행한다.

수술적 치료 방법은 절개술과 내시경으로 나뉜다. 절개술은 손목 결절종 치료에 가장 많이 사용되는 수술법으로, 말 그대로 피부를 절개해 점액질이 차오르는 주머니와 점액질이 흘러나오는 관절막을 함께 제거한다. 재발률이 낮지만 어쩔 수 없이 흉터가 남게 된다.

내시경으로 손목 결절종을 치료할 경우 절개술보다 통증이 적고 흉터가 작게 남는다. 그러나 손목 결절종이 하나의 큰 덩어리가 아니라 여러 개의 격벽으로 나뉘어져 있거나, 여러 부위에 다발성으로 생긴 경우에는 내시경으로 제거하는 것이 불가능한 경우도 있기 때문에 수술 방법을 선택할 때 세밀한 검사가 필요하다.

정형외과 이승준 교수는 "손목 결절종은 한 번 생기면 수술을 한다고 해도 재발할 확률이 20% 이상으로 알려져 있다"며 "수술로 결절종과 변성된 관절막을 일부 제거해도 관절막이 재형성하는 과정에서 결절종이 다시 생길 수 있기 때문"이라고 전했다.

이어 이승준 교수는 "손목을 오래 사용했을 경우 손목 스트레칭을 통해 관절을 유연하게 하고 손목 개입이 많은 테니스나 골프 같은 운동을 하기 전에 본인에게 적절한 운동량을 고려하고 운동 전 스트레칭과 운동 후 관리 등을 하면서 예방하는 것이 가장 좋다"고 강조했다.

등산, 건강하게 하려면?
골다공증과 근력관리 필요해

의욕이 앞선 산행은 크고 작은 부상을 부른다. 특히 봄 산행길은 언 땅이 녹으면서 평소보다 미끄럽고 질퍽거린다. 게다가 겨울 내 신체활동이 적은 탓에 유연성과 근력 등이 저하된 상태. 조금만 미끄러워도 넘어지기 쉽다. 문제는 고령자의 경우, 산행 중 가벼운 엉덩방아에도 고관절 골절이 발생할 수 있다는 점이다. 골다공증이 심한 경우 작은 충격에도 골절이 쉽게 일어나기 때문이다. 노인의 경우 대부분이 골다공증이 있기 때문에 가벼운 엉덩방아에도 고관절이나 대퇴부 골절이 일어날 수 있어 주의해야 한다.

20~30대의 경우 갑자기 미끄러져도 동작이 빠르기 때문에 균형을 잡을 수 있는 반면 어르신들은 근육이 적고 노화해 급격한 근육 활동이 필요할 때 이를 갑자기 감당해 내기 어렵다. 또 고관절 골절을 방치할 경우 치명적인 합병증은 물론 생명까지 위협할 수 있기 때문에 빠른 치료가 필요하다.

고관절 골절은 대부분 수술로 치료한다. 다른 부위 골절에 사용하는 석고 고정 같은 비수술적 치료가 어려운 데다, 장기간 침대에서 안정을 취하는 환경

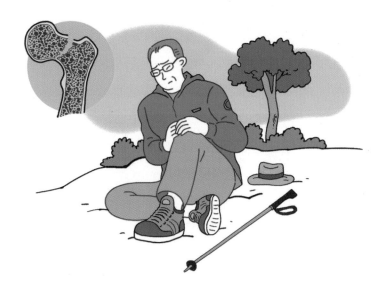

이 욕창이나 폐렴, 패혈증 등 2차 합병증을 유발할 수 있기 때문이다.

대표적인 수술법이 인공고관절 치환술이다. 부러지거나 이상이 있는 고관절의 일부분을 제거하고 인공고관절을 삽입해 통증을 줄이고 관절을 회복시키는 수술이다. 최근에는 이전에 사용하던 플라스틱 관절면과 달리 닳는 게 적고 생체 적합성도 높은 세라믹 관절면을 사용, 반영구적으로 사용할 수 있는 것으로 알려졌다.

예방을 위해서는 평소 골다공증 관리와 함께 근력 운동을 꾸준히 하는 것이 좋다. 근력은 균형감과 관련이 있는 만큼 평소 꾸준한 근력 운동이 산행 시 부상 예방에 도움이 된다. 골다공증 예방을 위해 우유나 콩, 두부, 김, 다시마 등 칼슘이 풍부한 음식과 고등어, 꽁치 등 비타민D가 많은 음식을 통한 영양 섭취에도 신경 쓰는 것이 중요하다.

69

물놀이 중 꽈당, 고관절 골절
젊은층에서도 빈도 높아

젊은층 과도한 다이어트로 인한 영양 부족,

실내 생활 비중 높아 뼈 약해질 수 있어 골절 주의해야

여름철 즐거운 휴가의 불청객은 사고이다. 특히 여름철에는 물놀이를 하다 넘어져 엉덩이뼈 골절로 병원을 찾는 사람이 많은 만큼 안전사고에 대한 주의가 필요하다. 엉덩이 관절(고관절)은 상체와 하체를 이어주는 관절이다. 앉거나 서기, 하체 돌리기 등 엉덩이 관절을 움직이는 경우나 체중을 실어 걸을 때 사타구니에 강한 통증이 발생하는 경우, 고관절 골절을 의심할 수 있다.

대개 미끄러지거나 넘어지고 난 후 활동하다 며칠이 지나도 통증이 가시지 않아 병원을 방문, 고관절 골절을 진단받는 경우가 많다. 이는 비전위성 골절이 전위성 골절로 바뀌는 경우다. 비전위성 골절은 고관절 골절이 있더라도 골절 부위가 전위되지 않은 경우로 쉽게 말해 금이 간 상태다.

정형외과 김태영 교수는 "비전위성 골절은 발생 후 며칠 정도는 걸을 수 있

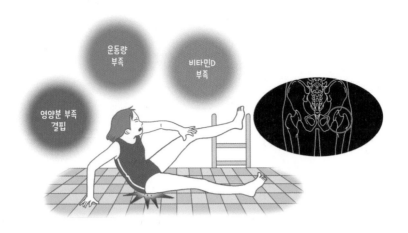

어 진단이 늦어지는 경우가 많다"며 "비전위성 골절 치료는 금속 핀으로 고정만 하면 치료가 가능하지만 전위성 골절은 인공관절 수술로 이어질 수 있어 빠른 진단이 필요하다"고 설명했다. 따라서 물놀이를 하다 넘어진 후에 엉덩이 통증이나 사타구니 통증이 점점 심해지거나 체중을 실어 걸을 때 절뚝거림이 점점 심해진다면 꼭 병원에 내원해 골절 여부를 확인해 보는 것이 필요하다.

김태영 교수는 "고관절 골절은 흔히 노인들에게만 생기는 것으로 생각하는 경향이 있는데 젊은 사람에게도 자주 발생한다"며 "특히 여름철에는 과도한 다이어트로 인해 영양분이 부족한 경우, 뜨거운 햇볕을 피하기 위해 실내 생활이 많은 여름에 운동량 부족 및 체내 비타민D 양이 부족해져 뼈가 약해질 수 있어 더욱 주의해야 한다"고 말했다.

고관절 예방을 위해서는 물속에서는 미끄러움 방지 신발을 착용하고 이끼가 많거나 바닥이 잘 보이지 않은 물에서는 물놀이를 피하는 것이 좋다. 또 젊은 나이라 하더라도 적절한 식습관과 꾸준한 운동으로 건강한 뼈를 유지하는 것이 골절 예방에 도움이 된다.

70

고관절 골절 예방 위해,
골다공증 약은 잠시 쉬세요!

5년 이상 복용한 비스포스포네이트 계열의 골다공증 약,
오히려 고관절 골절 위험 높여

골다공증약을 장기간 복용 중이라면 대퇴골절 주의가 필요하다. 골다공증 약 중 비스포스포네이트 계열의 약제는 뼈를 녹이는 파골세포를 제거해 뼈가 더 녹지 않게 하는 역할을 한다. 하지만 파골세포가 제거된 탓에 미세골절이나 오래된 뼈가 새로운 뼈로 대체되지 못하고 쌓이면서 미세골절이 점점 커져 나중에 골절의 형태로 나타나는 것이다.

정형외과 김태영 교수는 "비스포스포네이트 계열의 약물을 오래 복용하는 경우, 골절 형태가 날카롭지 않고 뭉뚝하게 튀어나오면서 금이 가 있는 비전형적 골절 형태를 보인다"고 말했다.

걸을 때는 허벅지 바깥에서 통증이 발생하여 절뚝거리는 반면 앉아 있거나 설 때는 통증이 사라지는 것이 주요 증상이다. 김태영 교수는 "특히 통증이 발

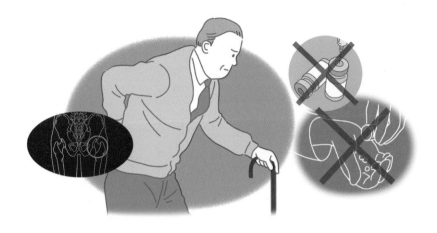

생한 부위를 주먹으로 두드릴 때, 시원하다는 느낌보다 통증이 증가된다면 더욱 가능성이 높다고 볼 수 있다"며 "허벅지에 통증을 느꼈을 때 이를 척추질환으로 오인하는 경우가 흔한데 척추질환으로 인한 경우, 통증이 있는 부위를 두드릴 때 통증보다는 시원하다는 점이 차이점"이라고 전했다.

골다공증 약으로 인한 골절은 복용기간이 증가할수록 발병 확률이 증가하는 것으로 알려졌다. 최근 김태영 교수팀이 전국민 건강보험공단 자료를 분석하여 국제학술지에 발표한 보고에 따르면 10만 인년(person-year)* 당 38인년 정도가 발생하는 것으로 보고하였으며 특히 여성이 남성보다 발생 위험이 높은 것으로 밝혀졌다.

치료는 통증이 약하거나 골절이 약간 보이는 경우 약물치료로 진행한다. 뼈를 형성하는 골다공증 약제인 테리파라타이드 성분의 피하 주사 약제를 사용한다. 3개월 정도 사용하면 통증이 호전되고, 6개월 후면 통증이 사라지는 경우가 많다.

김태영 교수는 예방법에 대해 "비스포스포네이트 성분의 골다공증 약을 복용하는 경우 5년 이상 사용했다면 1~2년 사용을 멈추거나 다른 골다공증 약으로 대체해 사용하도록 권장한다"며 "또 복용기간이 5년 미만이라 하더라도 걸을 때 허벅지 외측에 통증이 발생하고 두드릴 때 더 아프다면 정형외과 전문의를 찾아 정밀 검사를 받는 것이 필요하다"고 말했다.

> ※ 인년법(person-year method) : 추적 조사 대상자의 인수와 관찰기간을 고려하여 분모를 설정하고 질병 이상의 발생 빈도를 측정하는 방법으로, 대상의 관찰기간이 상이할 때에 사용한다. 1인 1년간의 관찰을 1인년의 단위로 하는 일이 많다.

걸을 때 사타구니 통증 있다면
고관절염 의심해 봐야

고관절 통증 방치하면 보행에 지장 줘

고관절은 골반과 다리를 연결해 주는 엉덩이 관절로 우리 몸의 중심에서 상체와 하체를 연결한다. 체중을 지탱하는 동시에 보행을 돕는 핵심 관절로 매우 안정적인 형태를 띠고 있다. 주로 앞뒤 방향으로 움직이는 무릎관절과는 달리 고관절은 앞뒤, 좌우, 회전 등 다양한 방향으로 자유롭게 움직이고 운동범위가 큰 것이 특징이다. 고관절은 조금만 손상이 생겨도 손상 정도가 급속히 나빠질 수 있고, 이로 인한 통증도 심해진다. 고관절에 이상이 생기면 보행 장애가 발생해 삶의 질이 크게 저하될 수 있으니 주의해야 한다.

고관절염은 말 그대로 고관절에 발생하는 관절염이다. 고관절을 덮고 있는 매끄러운 연골이 닳아서 없어지고, 뼈와 뼈가 서로 부딪히면서 심한 통증을 유발한다. 고관절염 초기에는 사타구니 부위가 불편해지는 증상이 나타난다. 무리한 경우 통증이 발생할 수 있으며, 관절염이 악화될수록 사타구니 통증이 엉

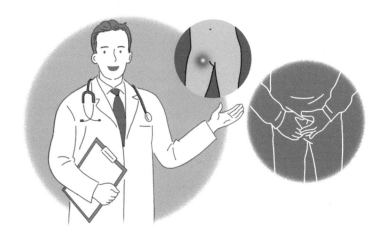

덩이와 허벅지 통증으로 이어지기도 한다. 심하면 무릎에도 영향을 미친다. 다리를 절뚝거리기도 하는데, 초기에는 본인이 인식하지 못하는 경우가 많기 때문에 다른 사람으로부터 다리를 절뚝거린다는 이야기를 듣는다면 진료를 받아보는 것이 좋다.

허리 질환과 혼동 잦아, 빠른 발견이 중요

걸을 때 고관절에서 삐걱거리는 느낌이 있는 경우에 관절에 심각한 문제가 생긴 것으로 여기고 걱정하는 사람들이 많다. 하지만 이러한 삐걱거림은 대부분은 관절염보다 건염이나 인대에서 비롯되는 경우가 흔하다. 다만 소리가 더욱 커지거나 보행이 어색하게 느껴지면 고관절 진료를 받아보는 것이 좋다. 삐걱거림이 꽤 오랫동안 지속됐다면 일상생활에는 무리가 없는 경우라 하더라도 진료를 받는 것이 필요하다. 심각한 관절염으로 진행되기 전에 적절한 약물치료와 생활 습관의 교정 등을 통해 충분히 좋아질 수 있기 때문이다.

고관절염은 흔히 허리 질환과 혼동하기 쉽다. 허리에 통증이 느껴지면 디스크와 같은 척추 질환을 떠올리게 마련이지만, 고관절에 이상이 있는 경우도 의외로 많다. 고관절염을 허리 질환으로 여기고 정확한 진단을 받지 못한 채 방치하면 보행에 지장을 초래할 수도 있으므로 빠른 치료가 필요하다.

무리한 스포츠 활동과 비만이 주된 요인

고관절염 치료에서 가장 중요한 것은 조기 발견이다. 고관절염은 방사선검사를 통해 진단할 수 있다. 방사선검사에서도 발견하기 쉽지 않은 경우에는 MRI를 통해 진단한다. 고관절염은 발생 원인에 따라 그 종류가 나뉜다.

이유를 알 수 없는 일차성 고관절염은 대체로 노화, 비만, 스포츠 활동 등을 통한 복합적인 요소에 의한 것으로 나타난다. 이차성 고관절염은 특정한 이유에서 비롯되는 경우다. 고관절이 비정상적으로 형성된 고관절 이형성증, 고관절을 이루고 있는 뼈 중 하나인 대퇴 골두가 괴사하는 대퇴 골두 무혈성 괴사 등 외상, 감염과 같은 관절 손상이 동반된 후 발생하는 고관절염을 뜻한다.

최근 젊은 연령대의 고관절염 환자가 늘고 있다. 여가활동이나 건강관리를 위해 레포츠, 등산 등의 활동을 자주 하게 되면 고관절에 무리가 가고 이는 곧 연골을 손상시킨다. 또 서양식 식습관으로 인해 비만한 경우 관절에 하중이 많이 가해지면서 관절 연골에 지속적으로 힘이 가해지는 경우도 있다. 무리한 스트레칭이나 관절 운동으로 인해 뼈와 뼈가 충돌하면서 발생하는 연골 손상도 젊은 연령층에서 많이 나타난다.

관절 연골이 심하게 닳으면 재생이 불가능하기 때문에 초기에 치료하지 않으면 수술을 해야 한다. 특히 고관절은 무릎이나 발목과는 달리 관절 운동 범위가 매우 넓기 때문에 관절염이 발생하면 통증이 매우 심한 것은 물론 활동 자체가 불가능하므로 누워 지낼 수도 있다. 이 경우 신체활동의 감소로 인해 뼈가 약해지는 골다공증을 겪을 수도 있고 비만, 당뇨, 고혈압, 폐렴 등의 다양한 질병이 동반될 수 있다. 고관절은 허리와도 직접적으로 연결되어 있어 절뚝거리면서 다니는 경우 허리 통증 및 허리 질환으로 이어지기도 한다.

인공관절 수술로 일상생활로 복귀

고관절염 초기에는 약물치료를 통해 통증을 조절하고 손상된 연골을 회복시킨다. 통증이 심한 경우에는 관절 내 주사 치료를 통해 증상을 호전시킨다. 건국대학교병원 스포츠센터에서는 초기 관절염 환자에게 적합한 신체 운동을 제안한다. 근력을 향상시켜 관절에 대한 하중이 적절히 균형을 이루도록 돕는다.

관절염이 많이 진행된 경우에는 수술적 치료가 필요하다. 관절연골이 어느 정도 남아 있는 젊은층에서는 관절염의 원인이 되는 부분을 제거하는 수술을 하거나 불안정한 관절 형태의 뼈를 절골해 안정적인 형태로 만들어 주는 절골술을 진행한다. 하지만 나이가 많은 고령 환자의 경우, 관절 연골이 전혀 남아 있지 않을 때에는 인공관절을 삽입하는 수술을 진행한다.

고관절염 환자들 대부분은 다리를 밖으로 벌리는 근육이 약화되어 있다. 또 통증으로 인해 걸을 때 보행 속도 및 보폭이 감소하게 되는데, 이때 고관절에 가해지는 압박력이 증가되어 통증의 악순환을 일으키게 된다. 따라서 재활운동은 고관절의 운동 범위를 점차적으로 증가시키기 위한 스트레칭 운동 위주로 진행된다. 걸을 때 체중을 지지하는 근력을 강화시켜 보행 시 고관절에 가해지는 스트레스를 완화해 고관절을 보호하는 동시에 정상 보행을 할 수 있도록 돕는다.

몸의 중심에 자리한 고관절은 모든 기본 생활에 매우 중요한 역할을 한다. 환자의 상태에 따른 다양한 치료 방식으로 고관절 질환의 진행을 늦출 수 있다. 심한 경우에도 인공관절 수술을 통해 정상적인 생활이 가능하다. 최근 인공관절의 급속한 발전으로 영구적인 사용이 가능해졌다. 환자분들이 고관절 수술을 지나치게 부담스러워하는 경우가 있는데, 적극적인 치료를 통해 정상적인 생활로 복귀하기를 권장한다.

72

겨울철 더 시리고 아픈 무릎,
운동으로 관리해야

계절이 겨울로 접어들면 무릎 통증으로 병원을 찾는 노인들이 많아진다. 이들 중 대부분이 무릎 퇴행성 관절염을 앓고 있는 환자들이다. 무릎 퇴행성 관절염의 치료 목표는 환자의 통증을 줄여 관절의 운동 범위 및 기능을 회복하고, 관절염의 진행을 늦추며, 편안한 일상생활을 할 수 있도록 하는 것이다. 이를 위해 약물치료, 물리치료 등 여러 치료법이 사용되지만 가장 중요한 것은 환자 스스로 꾸준한 운동을 통해 근력을 유지하는 것이다.

관절염 환자들에게 가장 기본이 되는 운동은 '걷기'이다. 하루에 최소 1시간은 걷는 것을 권장한다. 하지만 겨울이 다가오면 추운 날씨로 인해 야외 활동이 부담스러워 운동량이 줄어들 여지가 많다. 이럴 때는 실내에서 할 수 있는 다양한 운동을 통해 운동량을 유지하는 것이 좋다.

실내에서도 '걷기'를 권장한다. 여건이 된다면 운동기구(트레드밀)를 이용해 최소 1시간 평소 보행 속도로 걷거나 제자리 자전거 타기를 하는 것이 좋다. 물속에서 운동하는 아쿠아로빅도 권장할 만하다.

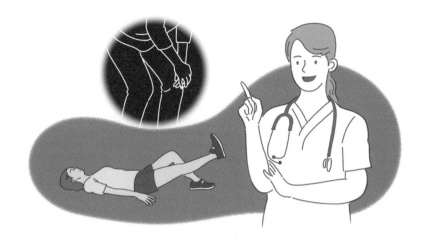

　대퇴사두근, 허벅다리 근육의 근력 유지를 위한 운동도 중요하다. 관절염 환자들의 증상 호전에 꼭 필요하기 때문이다. 가장 쉽게 할 수 있는 방법은 누운 자세 또는 앉은 자세에서 무릎을 쭉 뻗고 한 다리를 40㎝ 정도 든 후 10초 동안 자세를 유지하고 내려놓는 것이다. 40회 정도 반복한다. 이때 중요한 점은 대퇴사두근에 힘이 들어가는 것을 느끼는 것이다. 관절염이 심하지 않다면 스쿼트를 하는 것이 대퇴사두근 강화에 도움이 된다. 이때 무릎에는 하중이 많이 가지 않고 대퇴사두근에 하중이 가해지는 정도로만 무릎을 굽힌다.

　겨울철에는 추운 날씨로 인해 근육 경직이 올 확률도 증가하기 때문에 근육 스트레칭도 필요하다. 누운 자세에서 한 다리를 쭉 뻗어 지면에 직각이 되도록 들고, 발끝에 수건을 감아서 당겨주는 햄스트링 근육 스트레칭, 한 다리는 앞쪽으로 무릎을 약간 구부린 상태에서 반대쪽 다리는 쭉 뒤로 뻗어 발을 지면에 대고 몸으로 하중을 가해주는 비복근 스트레칭 등이 도움이 된다.

　정형외과 이준규 교수는 "겨울에는 날씨도 춥고 야외에서 운동을 하다가 빙판길에 넘어져 골절이 발생하는 분들도 많기 때문에 특히 노인분들은 실내에서 할 수 있는 운동을 권장한다"며 "자꾸만 움츠러들고 운동하기 싫은 계절이지만 몸을 게을리 하지 않는 것만이 무릎 통증을 줄이는 지름길"이라고 강조했다.

73

계단 오르내릴 때 통증이 심하다면,
무릎 건강 적신호

무릎 관절염의 종류는?

무릎은 넓적다리와 정강이 사이, 즉 대퇴부와 하퇴부의 연결부위인 관절로 굴곡, 신전, 회전 운동이 가능한 부위이며, 체중전달도 하게 된다. 흔히 말하는 관절염이란 것은 뼈와 뼈 사이의 충격을 흡수하는 연골과 활액막에 이상이 발생하여 통증, 부종 등의 증상이 나타나는 것이다. 통증, 부종 등은 일종의 염증 증상으로, 염증은 우리 몸에 손상이 있을 때 이를 회복하기 위해 나타나는 자연적인 반응이다. 무릎 관절염의 종류는 발병요인에 따라 크게 두 가지로 나눌 수 있다. 첫째로는 특별한 기질적 요인 없이 나이가 들면서, 즉 관절연골에 미세한 충격이 오랜 기간 축적되어 발생하는 일차성 또는 특발성 관절염, 두 번째로는 외상, 기형 및 관절 연골에 영향을 미치는 다른 질병 등이 원인이 되어 발생하는 이차성 또는 속발성 관절염이 있다.

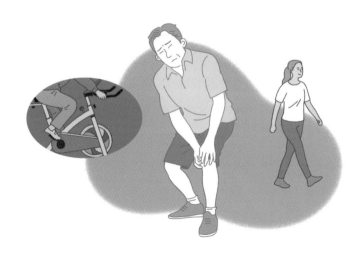

누구에게나 발병 가능, 정확한 원인은 없어

무릎 관절염은 무릎 관절 연골 및 활액막에 이상이 발생하여 통증, 부종의 증상이 나타나는 것으로 정의되기 때문에 연령에 관계없이 누구에게나 나타날 수 있다.

무릎 관절염 중 가장 흔한 퇴행성 관절염, 일차성 관절염의 정확한 원인은 아직 명확하게 밝혀지지는 않았다. 크게 나이, 성별, 유전적 요소, 체중 등이 중요한 요인으로 여겨지고 있다. 일반적으로 고령에서 질환이 발생하고, 노화와 관련된 변화가 퇴행성 관절염의 발생 위험을 증가시키기는 하지만 다른 요소도 있는 만큼 노화만을 원인으로 볼 수는 없는 것이다. 관절의 퇴행성 손상은 남녀 모두에서 일어나지만 증상을 일으킬 정도의 관절염은 여성한테 더 많이 발생하는데, 이는 호르몬의 영향으로 파악되고 있다.

건강보험심사평가원 자료에 따르면 우리나라에서 2019년 무릎 관절염 상병으로 치료받은 환자수가 297만 명, 약 300만 명인데, 이 중 남성 환자가 차지하는 비중이 30%, 여성 환자가 차지하는 비중이 70%다. 관절염의 고위험군으로는 여성 고령층, 체중이 많이 나가는 경우, 젊은 시절 무릎을 다친 경력이 있는 사람, 류마티스 관절염 관련하여 자가면역질환이 있는 사람 등이다.

계단 오르기나 등산은 피할 것

나이가 들면서 건강에 대한 걱정 중 고혈압, 당뇨 등 만성질환에 대한 걱정도 있지만 가장 두려운 것 중 하나가 신체가 아파서 활동을 못하는 것이다. 특히 무릎이 아픈 경우 운동 및 여가생활 등을 제대로 할 수 없다는 것이 크나큰 문제다. 무릎 통증이 있으면 운동을 제대로 못해 고혈압, 당뇨 등이 악화되고, 활동량 감소와 통증으로 인해 우울증마저 생길 수 있다.

일상생활에서 무릎에 무리가 가는 행동은 피하는 게 필요하다. 대표적 행동으로 계단 오르내리기, 등산, 무거운 것 들기, 쭈그려 앉아서 일하기 등이다. 체중이 늘지 않도록 주의하고, 체중을 줄일 수 있도록 해야 한다. 평지걷기, 물속에서 하는 운동, 실내자전거 타기 등을 권장하고, 대퇴사두근 강화 운동도 증상 호전이나 예방에 도움이 된다.

이준규 교수는 무릎 통증이 한동안 지속된다면 병원을 방문해 전문의에게 상담을 받을 것을 강조했다. 무릎 관절염은 신체 검진 및 일반 방사선 사진을 이용하여 진단한다. 신체 검진으로 무릎의 통증, 압통, 부종 등을 확인하고 일반 방사선 사진을 통해 관절 간격 감소, 골극 등의 관절염 소견을 확인한다. 일반 방사선 사진상 관절염 소견이 뚜렷하지 않은 경우, 자기공명영상 등을 촬영하기도 한다.

관절염 진행에 따라 치료법 달라

대부분의 환자는 특별히 증상이 심하지 않다면 비수술적 치료를 먼저 시행한다. 이때 치료의 목표는 환자의 통증을 줄여 관절의 운동 범위 및 기능을 회복하고 관절염의 진행을 늦추며, 편안한 일상생활을 할 수 있도록 하는 것이다.

비수술적 치료에는 물리치료와 약물치료가 있다. 구체적으로는 아세트아미노펜 계열 약물, 비스테로이드성 소염제, 진통제 등의 경구약과 패치 등이 있다. 이러한 약물은 오남용의 부작용, 위궤양, 천식 등의 기왕력을 고려해야 하므로 전문의 진찰 후에 적절한 약물을 선택하도록 해야 한다. 이 외에도 관절 내 주사 요법도 고려할 수 있다. 이른바 '연골 주사'라고 알려진 하이알루론산이 일부 증상 호전에 도움이 되는 것으로 알려져 있다. 또한 '뼈 주사'라고 알려진 스테로이드의 경우, 항염증 효과가 매우 커서 일시적으로는 통증 및 부종 완화에 효과가 좋지만 반복적으로 맞을 경우 오히려 연골 약화를 일으키고 감염의 위험이 있어 자제해야 한다. 열, 적외선, 초음파치료 등의 물리치료는 관절 강직을 호전시키는 데 도움이 될 수 있으며 운동치료를 통하여 관절 주위의 근육을 강화하는 것도 도움이 된다.

보존적 치료 방법을 시행받았음에도 지속적으로 증상이 있는 환자는 수술적 치료를 고려해야 한다. 퇴행성 관절염의 수술적 치료에는 다양한 방법이 있으며 환자의 증상, 건강 상태, 활동 정도 등을 고려하여 환자에게 맞는 적절한 치료법을 선택해야 한다.

국소적 연골 손상 및 반월상연골 손상 시 관절경 수술을 시행하게 된다. 관절의 일부만 손상된 비교적 젊고, 하지 정렬 상태가 정상적인 환자에게 해당된다. 반면 O자 다리 등 하지 정렬 상태가 좋지 않은 환자에서 무릎 안쪽만 연골 손상이 있고, 바깥쪽은 건강한 경우 근위 경골 절골술을 고려한다. 체중이 부하되는 부위를 관절염이 심하지 않은 바깥쪽으로 이동하는 수술이다. 관절 연골 전체가 심하게 마모되어 변형된 관절에는 인공관절 치환술을 권장한다.

손상된 관절을 의료용 금속과 플라스틱으로 만든 인공관절 삽입물로 대체하는 수술로 손상된 관절의 범위에 따라 단일구획 치환술 또는 전치환술을 시행한다.

100세를 사는 시대, 고령화 사회가 되면서 노인이 되어 삶의 질을 어떻게 향상시킬 것인가가 매우 중요해졌다. 1주일에 최소 3회, 30분 이상 땀이 날 정도의 운동을 하는 것이 좋고, 무릎 통증이 지속되는 경우 병원을 방문하여 전문의의 진료를 받는 것이 필요하다.

74

스키 중 흔한 전방십자인대 파열, 예방법은?

겨울철이 되면 스키장을 찾는 사람이 많다. 평균 스키장 방문객은 매년 400만 명 이상으로 이 중 1만 명 이상이 부상을 당하는 것으로 알려졌다.

스키 중 부상이 가장 많은 부위는 하체로, 그중에서 무릎을 다치는 경우가 가장 흔하다. 무릎 회전이 많은 만큼 넘어지거나 충돌할 때, 무릎에 충격이 가해지면서 인대 손상이 발생하기 때문이다. 특히 스키를 타다가 급하게 속도를 줄이거나 넘어지면 스키와 다리의 방향이 틀어지면서 전방십자인대에 압박이 가해져 파열이 발생하기 쉽다.

정형외과 이동원 교수는 "넘어졌을 때, 무릎에서 '뚝' 하는 느낌이 들고 이후 무릎이 붓고 통증이 발생한다면 전방십자인대 파열을 의심해야 한다"고 말했다. 이어 이동원 교수는 "전방십자인대가 심하게 파열된 경우에는 자연적으로 치유되기 어렵고, 이로 인해 무릎이 불안정해지면서 추가적으로 반월 연골판이나 연골의 손상을 유발한다"며 "초기에 전문의의 정확한 진단이 필수"라고 말했다.

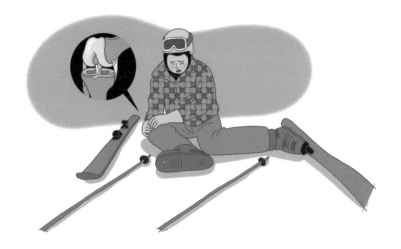

　수술적 치료가 필요한 경우에는 자신의 힘줄(자가건)이나 다른 사람의 힘줄 (타가건)을 이용해 전방십자인대를 만들어 주는 재건술이 필요하다.

　이동원 교수는 "최근에는 재건술 후에도 남아 있는 무릎 회전의 불안정성을 줄이기 위해 20세 미만이거나 무릎 회전이 많은 스포츠 활동을 하는 경우, 수술 전 회전 불안정성이 심한 경우에서는 전외측 인대 재건술을 함께 한다"고 전했다. 수술 후 다시 스키를 타기 위해서는 근력과 무릎의 기능 회복을 위해 9~12개월 이상 재활 치료가 필수다.

　스키 중 무릎 부상을 줄이기 위해서는 스키를 타기 전 '무릎 기능 한도'를 늘리는 것이 중요하다. 이동원 교수는 "무릎에는 관절이 견딜 수 있는 기능의 '한도'가 있는데, 무릎의 기능 한도를 높여주면 충격에 견디는 한도가 높아져 부상의 위험을 줄일 수 있다"고 말했다.

　무릎 기능의 한도를 높이기 위해서는 근력을 높이고 예기치 못한 불안정한 환경에서도 적응할 수 있는 고유 수용 감각 신경도 키워야 한다. 근력을 높이기 위해서 전문 재활센터나 운동시설을 이용하는 것이 좋지만 계단 오르기, 스쿼트, 앉은 자세에서 다리 들어올리기, 벽 잡고 까치발 들기 등 평상시에 할 수 있는 운동을 꾸준히 하는 것도 도움이 된다.

이동원 교수는 "전문 센터에서 동적 체평형 검사 등을 통해 평형감각(고유수용감각)을 평가할 수 있다"며 "이때 비정상적인 패턴을 보인다면 움직이는 상태에서 몸의 중심을 잡아 줄 수 있는 고유 수용 감각 증진 훈련도 받는 것이 좋다"고 말했다.

평상시 할 수 있는 운동으로는 의자 잡고 한 발로 서서 균형 잡기, 눈감고 한 발로 서서 균형 잡기, 쿠션 등에 올라가 한 발로 균형 잡기 등이 있다. 또 민첩성과 유연성을 기르면 스키를 타다 넘어질 때 무릎이 펴지지 않고 굽힌 상태로 다리를 모을 수 있어 부상을 예방하는데 도움이 된다.

이동원 교수는 "스키를 타기 전 근육과 인대가 유연해질 수 있도록 10분 정도 스트레칭을 하는 것이 좋다"며 "특히 허벅지 뒤쪽과 안쪽, 종아리 근육 등이 유연하면 무릎 관절에 가해지는 스트레스를 줄일 수 있다"고 전했다.

유행하는 저주파 마사지기,
정형외과 치료에도 이용

전방십자인대 재건술 환자, 앞무릎 통증 환자에게도 적용 가능해

최근 저주파 자극을 이용한 마사지기가 인기다. 저주파 자극기는 1000Hz 이하의 전기로 신경 또는 신경근을 자극하는 기기로 EMS(electrical muscle stimulation)가 대표적이다. 시중에서 판매되고 있는 대부분의 제품도 EMS로, 피부에 부착한 패드로 전기 신호를 보내 근육의 수축과 이완을 촉진한다. 이를 통해 근육의 경련을 완화하고 체액의 순환을 촉진시켜 뭉친 근육을 풀어주는 효과를 내는 것이다.

특히 파동에 따라 부드럽게 눌러주는 느낌, 두드리는 느낌 등을 조절할 수 있어 마치 마사지를 받는 듯한 느낌을 받을 수 있다. 다만 한 부위에 오래 사용하면 염증이나 부종, 열감 등이 발생할 수 있어 한 번에 20분 정도, 하루 3회 이내로 사용하는 것이 안전하다.

EMS는 정형외과 치료에도 활용된다. 예를 들어 무릎 수술 후 누워 있는 환

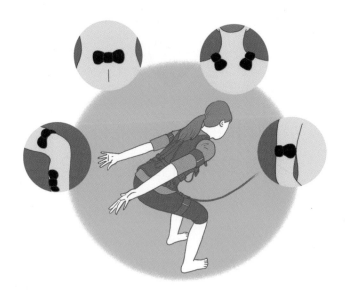

자는 다리를 펴고 들어 올릴 때 허벅지 전체 근육 중 일부만 사용한다. 따라서 재활 운동 시 EMS를 부착해 허벅지 앞쪽 근육(대퇴사두근) 전체를 수축할 수 있도록 하면 허벅지 전체의 근력을 강화시킬 수 있다.

정형외과 이동원 교수는 "기존 EMS는 전기 자극이 단일 경로였기 때문에 자극할 수 있는 근육의 범위가 제한적이고 근수축의 패턴이 다양하지 못했다"며 "최근에는 다중 경로 방식으로 접착 패드 간 자극 전달이 가능해 전기 자극이 미치는 범위가 넓어져 많은 근육이 운동에 참여하게 할 수 있다"고 전했다.

최근에는 무릎 전방십자인대 재건술 환자에게 EMS를 적용하는 방법이 활발하게 시도 중이다. 전방십자인대가 손상되면 우리 몸은 방어 기전으로 대퇴사두근력을 약화시키는데, 근력 약화는 전방십자인대 재건술 후에도 지속되는 경우가 많다. 이때 환자들에게 EMS를 적용해 대퇴사두근력을 향상시키는 원리다.

무릎 통증 치료에도 활용된다. 이동원 교수는 "상대적으로 젊은 여성의 경우, 대퇴사두근력과 고관절 주위 근력이 약해 앞무릎 통증이 흔히 발생한다"며 "이때 하체 전반의 근육을 통합적으로 수축시켜 줄 수 있는 EMS 수트를 적용하면 짧은 시간대 최대 운동 효과를 낼 수 있어 스포츠의학센터에서는 환자들이 전신 EMS 수트를 입고 런지, 스쿼트 등 운동 교육을 받게 하고 있다"고 전했다.

76

피가 잘 통해야 걷기도 편하다,
하지정맥류

하지정맥류는 인류가 서서 다니기 시작한 원시시대부터 시작된 질환이다. 아주 오래된 질환이지만 대부분 증상이 심하지 않고 과거 살기 바쁜 시절에는 다리에 혈관이 조금 튀어나와도 대수롭지 않게 여기고 넘어가던 질환이었다. 하지정맥류는 심각한 질환은 아니며 짧은 기간에 발생한 질환이 아니라 오랜 세월에 걸쳐 발생한 질환인 만큼 급하게 서두르지 않아도 되는 질환이다. 또한 정맥에 역류가 있는 하지정맥류의 치료는 한 번의 시술로 치료가 가능하며 시술 후에도 일상생활이 가능하다.

하지정맥류는 어떤 질환인가?

하지정맥류는 직립보행을 하는 인간에게만 발생하는 질환이다. 심장에서 동맥을 통해 다리로 내려온 혈액이 다시 정맥을 통해 심장으로 올라가야 하는데, 사람이 서 있으면 중력 때문에 올라가는 것이 어렵게 된다. 이때 다리에서 심

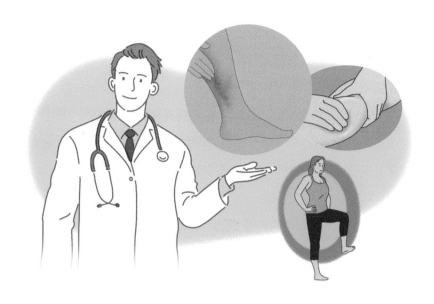

장으로 혈액이 올라갈 수 있게 해주는 것은 첫 번째로 정맥 안쪽서 혈액이 위쪽 방향으로만 흐르게 해주는 판막이며, 두 번째로는 사람이 움직일 때마다 정맥을 짜주는 역할을 하는 다리근육이다. 정맥 안쪽에 있는 판막은 심장판막처럼 혈액이 한쪽으로만 흐르도록 해주는데 이러한 판막이 망가지거나 역할을 하지 못하는 경우 다리에서 심장 쪽으로 혈액이 올라가지 못하고 역류하는 것을 하지정맥류라고 한다.

오래 서 있는 직군에서 많이 발생한다고 하는데 사실인가?

사실이다. 오래 서 있을 경우 중력에 의해 다리 쪽의 혈액이 위쪽에 위치한 심장 쪽으로 올라가는 데 방해를 받기 때문이다. 하지정맥류는 직업적인 요인이 많은 질환이며 선생님, 강사, 미용사, 요리사 및 간호사 등에서 많이 발생하는 것으로 알려져 있다. 또 임신과 출산이 원인이 되기도 한다. 임신 중의 호르몬 변화와 복압 상승이 정맥혈의 흐름을 방해하기 때문이다. 그밖에 유전, 노화 및 비만 등이 원인으로 알려져 있다.

치료법은 무엇인가? 반드시 시술(수술)해야 하나?

하지정맥류는 정맥판막의 역류 유무에 따라 역류가 없는 경우는 연고, 정맥순
환제, 압박스타킹, 혈관경화요법 및 피부 레이저치료 등 보존적 치료를 할 수
있다. 요즘은 정맥혈관 내 레이저 시술, 고주파 시술, 베나실 시술 및 클라리베
인 시술 등 수술 없이 간단한 시술로 완치를 기대할 수 있다.

하지정맥류를 예방하는 생활습관은?

정맥 혈액순환에 있어서 정맥판막 다음으로 중요한 것이 다리근육이다. 다리
를 움직여야 다리근육이 정맥을 짜주는 역할을 하기 때문이다. 따라서 가만히
서 있거나 앉아 있는 것은 좋지 않다. 규칙적인 걷기나 스트레칭으로 다리근육
을 움직여 주는 것이 좋다. 또한 몸에 꽉 끼는 레깅스나 청바지는 정맥 흐름을
방해한다. 온탕에 오래 들어가 있는 것 역시 좋지 않고, 변비가 있으면 치료하
고 체중 조절과 지나친 음주를 피해야 한다. 휴식할 때는 다리를 올려 주는 것
이 좋으며 다리 마사지도 정맥과 림프의 흐름을 원활하게 해줄 수 있어 도움이
된다.

하지정맥류 체크리스트

- ☐ 늘 다리가 무거운 느낌이다(만성적인 다리 피로 증상).
- ☐ 다리가 아리거나 아픈 느낌이 든다.
- ☐ 새벽녘에 종아리가 저리거나 아파서 잠이 깬다.
- ☐ 다리에 쥐가 잘 난다.
- ☐ 오래 서 있거나 의자에 오래 앉아 있으면 종아리가 저린다.
- ☐ 저녁이면 다리가 붓는다.
- ☐ 가만히 있을 때 다리가 갑갑하고 불편하다.
- ☐ 양반다리를 하면 다리가 저리고 불편하다.
- ☐ 다리에서 열감이 느껴진다.
- ☐ 다리 피부가 가렵다.
- ☐ 다리에 머리카락이 붙어 있는 것 같은 감각 이상을 느낀다.
- ☐ 다리에 거미줄 모양으로 푸른 실핏줄이 나타난다.
- ☐ 다리에 피부병이 생기면 잘 낫지 않는다.
- ☐ 다리에 멍이 생기면 잘 낫지 않는다.

이 중 3가지 이상 해당된다면 하지정맥류를 의심해 볼 수 있으며, 전문의 상담을 받아보는 것이 좋다. 하지정맥류가 지속되면 다리가 무겁고 피곤하며 붓고 아픈 증상이 나타나며 아침보다는 저녁으로 갈수록 증상이 심해진다. 또한 다리가 자주 저리고, 자다가 쥐가 나며 가려움증, 색소침착 및 궤양 등이 발생하는 경우도 있다. 초기에 치료를 했을 경우 미용적인 측면과 증상적인 측면에서 예후가 좋은 것으로 알려져 있다.

다리에 있는 정맥은 수백 개의 혈관으로 얽혀 있다. 이들 중 대복재정맥, 소복재정맥과 관통정맥만이 시술이나 수술로 치료할 수 있다. 그런데 질환이 오래되면 이보다 작은 혈관까지 이상이 생기게 되고 이는 장기적인 보존적 치료가 필요하게 된다.

툭하면 삐끗하는 발목,
발목 관절염으로 이어질 수도

발목 통증, 치료 시기 놓치면 관절염 유발

우리 몸은 무려 100여 개 관절로 이루어져 있다. 그중 발은 몸 전체를 지탱하는 주춧돌 역할을 한다. 지면의 충격을 흡수하는 것은 물론 체중을 적절히 분산시켜 몸의 균형을 유지해 준다. 우리 몸에서 가장 많은 하중을 받는 관절이 바로 발목 관절인 셈. 발목 관절염은 관절 내 쿠션 역할을 하는 연골이 닳아 없어져 그로 인해 뼈와 뼈가 부딪히며 염증이 생기는 질환이다. 만약 발목이 자주 붓거나 통증이 느껴진다면 발목이 보내는 위험 신호에 주의를 기울여야 한다.

발목 관절은 본래 아주 견고한 관절이다. 하지만 생활 속에서 운동하다 쉽게 잘 다치는 부위이기도 하다. 한 번 다치면 손상 정도가 급속도로 나빠진다. 발목이 접질리는 경우도 잦은데, 단순히 '삐었다'라는 생각으로 간과하다 시간이 흐른 뒤 상태가 악화되어서 오는 환자도 있다. 특히 인대와 힘줄의 통증은 방치하지 않고 즉각 치료하는 것이 중요하다. 통증이 하루 이틀 지나고 없

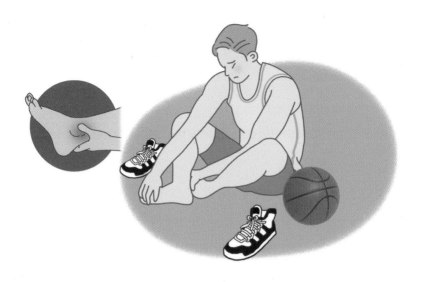

어졌다고 해서 가볍게 여기지 않고 제때 치료를 받으면 발목 관절염을 예방할 수 있다.

과격한 운동과 육체적 노동은 피해야

발목 관절염에 걸리면 걸을 때 발목 주변에 압력과 통증이 심해진다. 조금만 걸어도 발목이 쉽게 붓는가 하면 발목을 눌렀을 때 통증이 심하게 느껴지는 경우도 있다. 발목 관절염 통증이 심해지면 무릎이나 허리 통증으로 이어지는 경우도 있어 주의해야 한다. 또 통증이 없는 쪽 발에 체중을 더 많이 싣게 되므로 몸의 균형이 깨지면서 반대편 발목에도 무리가 갈 수 있다.

발목 관절염이 발생하는 원인은 다양하다. 발목 관절염은 퇴행성 변화로 나타나기도 한다. 노화에 따라 자연스럽게 연골이 닳게 되고, 관절 기능이 약해지면서 뼈와 뼈가 부딪히는 경우다. 발목 골절이나 심한 발목 접질림 등 외상 후 발생하는 발목 관절염 환자도 전체 환자의 70%에 달한다.

발목 관절염은 축구, 농구와 같이 과격한 하체 운동을 즐겨 하거나 심한 육체적 노동을 하는 이들에게 자주 발생한다. 발목을 젊은 시절부터 자주 또는 심하게 접질린 과거력이 있는 사람, 체질적으로 골관절염이 자주 발생하는 경향의 사람도 위험군에 속한다.

초기 진료로 치료 효과 높이는 것이 중요해

발목 관절염은 엑스레이 사진으로 진단할 수 있다. 체중 부하 상태에서 발목을 촬영한 엑스레이 사진을 통해서다. 또한 환자의 발목 통증 정도, 관절의 움직임, 부종 등의 임상적 소견으로 진단하기도 한다.

일상생활을 하다 보면 발목을 접질리는 일이 자주 있다. 소위 말하는 '삐끗했다'는 가벼운 염좌를 뜻하는데 골절이 아니기 때문에 치료를 차일피일 미루거나 방치하는 경우가 많다. 그러나 염좌 상태를 제대로 치료하지 않고 오랜 기간 방치하면 발목 관절 불안전증으로 이어진다. 인대가 늘어난 상태로 아물면서 반복적으로 발목을 삐끗하는 상태를 말한다. 이 경우 연골 손상이 반복해서 일어나면 장기적으로 발목 관절염으로 이어질 가능성이 커진다.

발목 관절염은 20~30대부터 관리하면 좋다. 만약 발목을 자주 접질리거나 접질린 이후 통증이 있거나, 골절 등의 외상을 입었다면 발목 건강에 더욱 세심한 관심을 기울여야 한다. 이상 증상이 있다면 즉각적으로 병원을 찾아 통증을 완화하고, 관절염으로 진행될 수 있는 가능성을 예방하는 것도 중요하다. 발목 관절염은 초기에 발견하면 통증과 염증을 치료하기 위해 약물 복용, 운동 치료, 주사 치료 및 보조기 착용 등 비수술적 치료를 우선 시행한다.

환자 상태와 연령에 따른 맞춤형 수술

발목 관절염이 어느 정도 진행된 경우에는 수술적 치료를 해야 한다. 초기 관절염의 경우 발목인대재건술을 통해 안정성을 높여주는 동시에 통증을 없애

준다. 발목 관절의 한쪽에만 발생한 편심성 내반성 변형의 발목 관절염의 경우 발목 안쪽에 치우친 체중 부하 압력을 정상 관절 연골 쪽으로 재위치시키는 과상부절골술을 시행한다. 과상부절골술이란 관절 융기 윗부분을 잘랐다가 다시 붙여주는 방법으로 발목 안쪽에 실리는 체중 부하를 바깥쪽으로 분산해 주는 수술방식이다.

많이 진행된 말기 관절염의 경우는 발목 인공관절 치환술을 시행한다. 손상된 발목 관절을 특수 제작한 인공관절로 바꿔주는 수술이다. 손상된 관절만을 제거해 관절 움직임을 유지하기 때문에 수술 후 원활한 보행이 가능하다. 다만 다른 부위의 인공관절에 비해 관절의 수명이 짧기 때문에 연골 손상 정도, 퇴행 정도 등을 고려해 주로 55세 이후의 고령 환자에게 시행한다. 젊은 환자의 경우 활동량이 많은 데다 관절을 오래 사용해야 하므로 탄탄한 내구성을 유지할 수 있는 발목 관절 고정술을 주로 시행한다. 관절 간 마찰을 줄이고자 발목을 고정하는 수술법이다. 발목 인공관절 수술 후에는 약 6주간 보조기를 착용한다. 꾸준한 재활운동도 매우 중요한데, 처음에는 가벼운 보행운동을 시작해 관절의 운동 범위를 차차 넓혀간다. 대부분 회복 속도가 빠른 편이며 6주 정도면 일상생활로의 복귀가 가능하다.

무엇보다 두 발로 보행하는 일상생활을 영위하려면 통증 없는 발목 관절이 필수다. 통증 때문에 정상적인 직립이나 보행, 달리기가 불가능하다면 생활, 업무를 비롯해 스포츠 등의 취미 활동에 제약이 많아 좌절감이나 무력감을 느낄 수 있다. 작은 통증도 무심코 지나치지 않아야 발목을 건강하게 유지할 수 있다.

78

당뇨 환자, 덥다고 맨발은 금물,
치명적인 합병증 '당뇨발'

당뇨 환자가 가장 주의해야 하는 질환이 있다. '당뇨발'로 불리는 당뇨병성 족부질환이다. 특히 고온다습한 여름에는 슬리퍼나 샌들을 신고 다니다가 상처가 나기 쉽고, 세균 번식도 활발해져 악화될 가능성이 높다. 따라서 더욱 주의해야 한다.

당뇨발은 궤양, 감염, 신경 및 혈관 질환 등 당뇨 합병증으로 발에 생기는 모든 질환을 말한다. 원인은 당뇨로 인한 발의 감각, 운동, 자율신경의 손상이 가장 흔하다. 신경 손상으로 감각이 무뎌지면서 발에 상처가 나더라도 인식하지 못해 계속 압력을 가하는 상황이 생긴다. 상처가 방치돼 발의 피부나 점막 조직이 헐어서 생기는 발 궤양이 발생하고, 이를 통해 염증이 급속도로 번져 골수염까지 갈 수 있으며, 증상이 심각할 시 다리 일부를 절단하는 상황까지 이어진다.

정형외과 정홍근 교수는 "당뇨병성 족부궤양은 당뇨 환자의 약 45%가 일생에 한 번 이상 겪는 합병증"이라며 "발병률도 높고, 심각한 경우 다리를 절단하

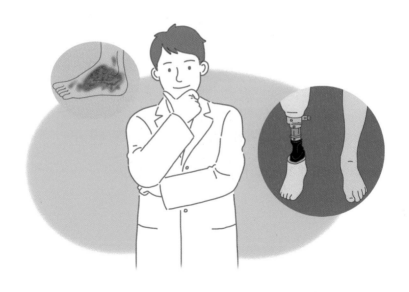

기도 한다"고 설명했다.

족부궤양의 치료는 병변의 정도에 따라 결정된다. 기본적으로 혈당과 혈압 등을 조절하고, 감염되지 않은 얕은 궤양이라면 궤양 상처 치료와 외부 압력 해소만으로 치료가 가능하다. 감염을 동반하고, 관절까지 노출된 상태라면 오염 조직을 수술로 잘라내고 상처 부위에서 이물질을 제거한 뒤 청결히 소독하고 가해지는 압력을 해소해야 한다.

증상이 심각한 경우 절단 또는 부분 절단 수술을 진행해야 한다. 다만 심한 허혈 상태에서는 혈관 재형성 수술이 선행된다. 정홍근 교수는 "당뇨 환자는 내과적 치료뿐만 아니라 발 관리에 대한 교육을 받은 후 일상생활에서 실행하는 것이 중요하다"며 "여름에도 발 보호를 위해 양말을 착용해야 하고 발을 압박하는 조이는 신발은 피해야 한다"고 조언했다.

이어 정홍근 교수는 "평소에도 자주 발을 씻으며 상처 난 곳이 없는지 주기적으로 눈으로 확인하고 발에 상처나 물집이 생겼을 때는 바로 족부 전문의를 찾는 것이 좋다"고 덧붙였다.

79

치명적인 피부암 악성 흑색종,
어떻게 치료할까?

한국인은 자외선과 관련 없는 흑색종 발생 많아
면역 항암제 개발로 치료 효과 크게 발전

악성 흑색종은 가장 대표적이고 치명적인 피부암 중 하나다. 표피 깊은 곳에 분포하는 멜라닌세포는 본래 멜라닌이라는 검은 색소를 만들고 주변의 다른 표피세포로 멜라닌 과립을 전달하는 기능을 가진다. 자외선을 흡수하여 피부 세포의 비정상적 DNA 변이 등을 차단하는 중요한 역할도 한다. 그러나 특정 유전자적 결함 또는 환경적 요인에 의해 멜라닌 생성 세포가 과도하게 증가하면 악성 흑색종이 발생할 수 있다.

악성 흑색종의 원인을 한가지로 규정하기는 어렵다. 일반적으로 서양인, 특히 백인종에서 발생빈도가 가장 높고 우리나라를 포함한 동양권에서는 상대적으로 빈도가 낮다. 한국인의 경우 손, 발바닥, 발톱 등과 같은 신체의 말단에서 생성되며 자외선 노출과는 직접적인 관련이 없는 말단흑색점 흑색종(Acral

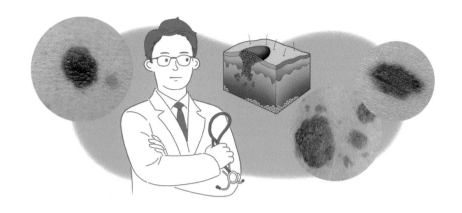

Melanoma) 유형이 많이 발생한다.

대부분 피부에 검거나 짙은 갈색 반점이 관찰된다. 최근 악성 흑색종에 대한 관심이 높아짐에 따라 점이 있는 경우 피부암을 걱정하여 피부과를 찾는 환자들이 늘고 있다. 일반적으로 점이 악성 흑색종으로 발전할 가능성은 매우 낮지만 점의 크기가 갑자기 커지거나 모양이 불규칙하고 비대칭적으로 변한 경우, 점의 색이 균일하지 않은 경우, 통증 및 출혈을 동반하는 경우에는 반드시 피부과 전문의를 찾아야 한다.

치료 방법은 병기에 따라 다르지만 국소적인 병변은 광범위한 완전 절제를 시행하는 것이 치료의 기본이다. 원격전이가 있거나 병기가 4기로 많이 진행된 경우에는 전신 약물치료를 시행한다. 현재는 유전학적인 진단기법이 비약적으로 발전해 악성 흑색종의 다양한 유전자 변이(BRAF, NRAS, NTRK 등)가 확인되었으며 악성 흑색종 환자가 해당 유전자 변이를 가진 경우 이에 맞는 표적항암제로 치료를 진행할 수 있다.

이러한 암 유발 유전자 변이가 확인되지 않으면 면역관문억제제로 일컬어지는 면역항암제를 적용하기도 한다. 특히 옵디보와 여보이 두 면역항암제를 병합하여 사용하는 경우 과거 20% 미만이었던 악성 흑색종의 5년 생존율이 50% 이상으로 크게 좋아졌다.

종양혈액내과 박지현 교수는 "악성 흑색종은 치명적인 피부암이지만 낮은 발생 빈도로 오랫동안 관심을 받지 못했고 선택할 수 있는 치료 방법도 매우 제한적이었다"며 "하지만 면역항암제가 악성 흑색종에서 가장 처음 개발되면서 큰 치료적 발전을 이룬 암종이 되었다"고 말했다.

또 박지현 교수는 "4기 악성 흑색종 환자분들이라고 하더라도 적극적인 표준 면역항암제 치료를 통해 삶의 질을 증진시키고 더 나아가 완치까지 기대할 수 있다"며 "환자분들이 희망을 잃지 않는 것이 가장 중요하다"고 강조했다.

80

겨울철 기승부리는 건선,
어떻게 관리해야 할까?

건선은 겨울에 가장 기승을 부리는 만성 피부질환이다. 피부가 붉어지는 홍반이 관찰되고 각질이 많이 생기면서 겹겹이 쌓인다. 중증 건선의 경우 일상생활과 대인관계에 큰 지장을 줄 정도다.

건선은 피부에 주로 발생하지만 전신적인 면역체계의 이상이 원인이다. 치료를 게을리 하게 되면 피부뿐만 아니라 몸의 다른 부위에도 면역 매개성 염증을 유발하게 된다. 관절을 침범하여 건선 관절염을 동반하기도 하고 혈관에도 이상을 일으켜 협심증, 심근경색, 중풍 등과 같은 심혈관계 질환을 일으키기도 한다.

최근 건선의 면역학적인 발생 원인이 거의 밝혀져 새로운 치료법이 많이 개발되었다. 특히 건선을 일으키는 염증 물질인 인터루킨을 직접 억제하는 생물학제제가 등장해 중증 건선 치료에 큰 혁신을 일으켰다. 과거와 달리 현재는 피부에 난 건선을 치료하는 것이 크게 어려운 일이 아니다. 광선치료나 생물학제제 등 개인의 특성에 따라 적절한 치료법을 선택할 수 있게 됐다.

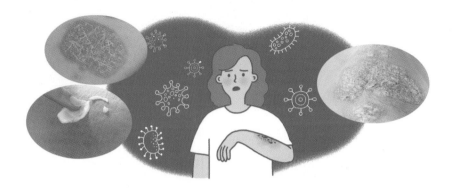

하지만 안타깝게도 중증 건선 환자의 경우 완치를 기대하기는 어렵다. 치료를 조금만 게을리 하면 다시 재발하기 때문이다. 고혈압, 당뇨 같은 만성질환을 생활 습관 조절과 약을 복용하며 평생 관리해 나가듯 중증 건선도 이와 마찬가지다. 피부가 건조하지 않도록 보습제를 바르고 감기를 주의해야 한다. 비만인 경우 약의 효과가 떨어질 수 있으므로 체중을 감량해야 하며 금연하는 것도 치료에 도움이 된다. 피부에 자극을 줄일 수 있도록 생활 습관을 개선하며 적절한 치료를 병행해서 관리해야 한다.

피부과 최용범 교수는 "건선과 같은 만성질환에서 가장 중요한 것은 환자 본인이 병에 대해서 잘 이해하는 것"이라며 "치료에 싫증을 내거나 완치를 위한 비법을 찾기보다 적절한 치료를 꾸준히 지속하고자 하는 마음가짐이 필요하다"고 강조했다.

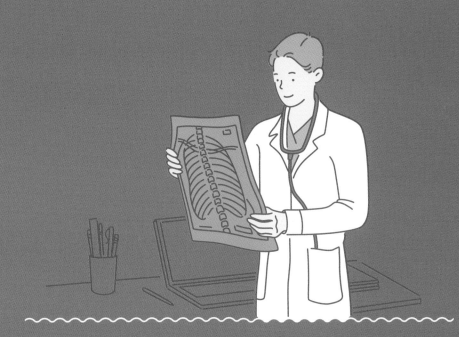

제 7 장

등
남녀노소 모두에게 찾아올 수 있는
척추질환

도움말

이상헌(류마티스내과) 교수
류마티스 질환, 관절염, 척추염, 루푸스, 섬유근통,
베체트병, 통풍, 전신성경화증

김태훈(정형외과) 교수
척추외상 및 질환(목, 허리디스크, 노인성 척추질환)

글

이상헌(류마티스내과) 교수
김태훈(정형외과) 교수
김경완

81

둔부통 잦고, 새벽녘에 특히 심하다면
강직성 척추염 의심해 봐야

만성염증성 관절질환, 강직성 척추염

강직성 척추염은 만성염증성 관절 질환으로 치료를 하지 않을 경우 허리뼈가 굳어지면서 강직이 일어난다는 뜻에서 유래됐다. 그러나 실제로 외래에서 척추 강직이 될 정도로 진행된 경우는 거의 보기 힘들다. 보통 강직이 되는 데 걸리는 시간은 최소 10~20년 정도는 소요되므로 대부분은 그전에 병원을 찾고, 최근에는 치료제도 많이 개발되어 진단만 되면 치료는 그리 어렵지 않다.

증상, 둔부통 잦고 새벽녘에 특히 심해지는 것이 특징

문제는 진단인데 초기에는 증상이 애매모호하여 간과하고 넘어가기 쉽다. 주로 나타나는 증상은 둔부통이 왼쪽, 오른쪽을 번갈아 가며 아프고, 새벽녘에 심했다가 오전에 일어나서 활동하고 오후쯤 되면 저절로 좋아진다. 그래서 그

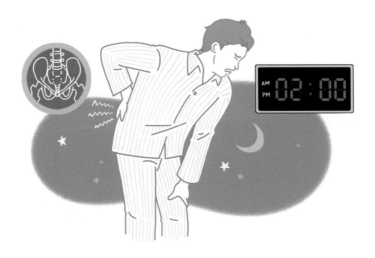

냥 피곤해서 그렇다고 넘어가기 쉽다. 이후에는 서서히 통증이 위쪽으로 옮겨 가면서 요통이 생기는데 역시 새벽녘에 심하고 활동하면 호전된다. 이것이 허리디스크와의 가장 중요한 차이점이다. 디스크는 활동할 때 아프고 누워서 쉬면 호전되는 특징이 있고 소염진통제에 반응이 별로 없지만, 강직성 척추염에 서는 이 약제에 대한 반응이 매우 좋다.

10~30대 발병률이 가장 높고 유전적 소인 강해

류마티스 관절염과 달리 강직성 척추염은 10~30대에 가장 많이 발생하고 남성이 2배 많다. 류마티스 관절염에서는 혈액에서 류마티스인자, 항CCP항체 등 진단적 마커가 90%가량 나타나지만, 이 질환은 특별한 마커가 없다. 그래서 혈청음성 척추관절증이란 표현도 쓰인다. 다만 유전적 소인이 매우 강해 혈액에서 DNA검사를 하면 HLA-B27양성이 전체 환자의 90%(일반인에서는 약 5%)에서 나타나는 특징이 있다. 흥미로운 것은 이웃 나라인 일본은 이 유전자가 인구의 1%도 안 돼 강직성 척추염이 매우 드물다고 한다. 요통 외에도 무릎, 발목이 이유 없이 붓는 활막염이 자주 재발하는 경우도 있는데 특히

10~20대 젊은 환자에서는 요통보다 앞서 원인 미상의 관절염으로 오는 경우도 많다. 아킬레스 건염 같은 건초염은 인대염증이 자주 나타나는 것도 특징이고, 갈비뼈가 흉골에 달라붙는 자리에 인대염이 오면 흉통이 오기도 한다.

확진은 엑스선, CT 촬영을 해서 둔부의 천장골염(sacroilitis)소견을 확인하면 된다. 엑스선, CT로 이상이 안 나타나는 초기에는 MRI촬영을 해서 확인할 수 있다.

금연 필수, 항염제와 운동 시행

치료는 금연이 필수이고, 비스테로이드항염제 복용과 운동(스트레칭, 수영 등)요법을 우선 시행해 본다. 말초관절염증에는 관절 내 스테로이드 주사가 효과적이다. 호전이 없을 경우 항TNF제 주사가 매우 효과적이고, 거의 대부분 이 단계에서 치료가 잘 된다. 이 주사제는 가격이 고가이지만, 국내에서는 의료보험이 적용되어 본인부담 10%(희귀난치질환 특례대상)로 본인부담금 7만 원 이내로 맞을 수 있다.

40세 이전에 만성요통과 둔부통 있다면 의심해야

과거에는 희귀난치성 질환이었지만, 최근에는 영상진단기법의 개발로 환자가 조기에 많이 발견되고 치료도 잘 되어 희귀난치란 말이 무색하다.

다음과 같은 경우에 강직성 척추염을 의심해야 한다. ① 40세 이전에 만성요통 및 둔부통이 3개월 이상 지속되고, ② 새벽녘 및 밤중에 심하게 활동하면서 호전되는 양상이 있고, ③ 가족력이 있고, ④ 아킬레스건염, 흉통 ⑤ 발목, 무릎이 자주 붓는 관절염이 지속된다면, 류마티스내과(rheumatology)전문의 진찰을 권하고 싶다.

일반적으로는 평생 치료를 해야 한다고 알려져 있으나 본인 경험으로는 질병 초기에 약물 선택을 잘해서 완해를 유도하면 수년 내 완치되는 경우도 많이 경험하였다. 다시 재발될 때는 스트레스, 감염(세균성 장염, 요도염) 등이 원인이 되므로 평소 운동으로 면역 기능을 높이고, 위생에 신경을 쓴다면 재발 없이 잘 치료될 수 있는 병으로 생각된다.

82

오래 앉아 일하고 스마트폰 사용 잦은
젊은층, 추간판 탈출증 주의해야

추간판 탈출증(디스크)은 무엇?

디스크는 척추뼈와 척추뼈를 연결하는 연결조직으로 중앙에 수핵(젤리 성분)과 수핵을 싸고 있는 섬유륜으로 구성돼 있다. 추간판 탈출증은 추간판의 퇴행성 변화(노화)가 원인이 돼 수핵을 싸고 있는 섬유륜이 파열, 수핵이나 섬유륜이 신경관 내로 돌출되거나 탈출해 신경을 압박하면서 허리통증이나 골반통증, 다리통증을 유발하는 질환을 말한다.

원인은?

추간판 탈출증 환자가 증가하고 있는데 고령화사회로의 진입도 이유지만 젊은 층의 유병률이 증가한 것도 원인이다. 특히 오래 앉아서 근무하는 사무직이 늘고, 컴퓨터나 스마트폰 사용도 증가하면서 척추질환자가 크게 증가하고 있다.

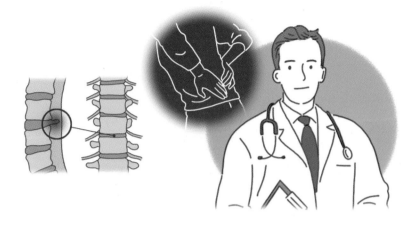

이 외에도 과한 음주, 잘못된 자세, 비만 등으로 척추질환이 악화되고, 이를 방치하면서 허리 디스크로 이어지는 환자도 많다.

진단은?

탈출된 디스크는 척추 내 위치한 신경을 압박해 그 신경이 지배하는 부위인 엉덩이, 다리, 허벅지, 장딴지, 발 등의 통증(방사통)과 감각 저하, 저림, 근력 약화 등을 유발한다.

하지직거상검사는 진료실에서 하는 대표적인 검사다. 똑바로 누운 자세에서 무릎을 편 상태로 다리를 들어올리는데 추간판 탈출증 환자는 다리가 당기고 아파서 많이 들어올리기 어렵다. 이 경우 또 다른 소견으로 근력약화와 감각이상, 반사작용 이상 등이다. 임상적으로 디스크가 의심되면 MRI, CT 등 신경이 압박을 받고 있는지 명확히 알 수 있는 영상검사를 추가 정밀 검사로 진행해 진단한다.

시술법은?

치료방향을 결정하는 데 있어 MRI 상에서 디스크 탈출 정도보다는 실제 환자가 호소하는 증상의 정도가 더 중요하다. 실제 MRI상에서 디스크가 심하게 돌출돼 있어도 통증이 거의 없는 경우가 있는가 하면, 반대로 디스크는 경미한데 심한 통증을 호소하는 경우가 있다. 또 하지마비 증상이 있는지, 대소변 장애 증상이 있는지에 따라 비수술적 치료를 할지, 수술적 치료를 할지 결정하게 된다. 증상이 심하더라도 하지마비 등의 신경 증상이 없는 경우 약물치료와 물리치료, 신경차단술 또는 신경성형술 같은 보존적 치료를 시행할 수 있다.

신경차단술은 통증 조절을 위해 흔하게 시행하는 비수술적 방법이다. 보통 6개월에 4~5번 이상을 초과하지 않는 것이 좋다. 수술치료는 경피적 내시경하 수핵 절제술 혹은 미세 현미경하 수핵 절제술 등이며 가급적 허리근육과 추간판 손상을 최소화하는 최소 침습적 방법을 이용해 시행한다.

꼭 수술해야 할까?

최근 연구에 따르면 파열된 디스크의 60%는 저절로 크기가 줄어들고, 13%는 흔적도 없이 사라진다는 연구 보고가 있다. 파열된 디스크에서 수핵이 노출되고 시간이 지나면서 수분이 마르게 되며 크기가 감소하게 되는 것이다. 주위에서 디스크가 터졌어도 함부로 수술하지 말라는 의학적 근거가 여기에 있다. 따라서 디스크 파열로 급성 통증이 나타나더라도 초기에는 약물치료나 주사치료 같은 보존적 치료를 시행하게 된다. 6주간의 보존적 치료 후에도 증상에 호전이 없거나 신경증상(마비증상)이 지속되는 경우, 대소변 장애를 호소하는 경우에 한해 수술적 치료를 고려하게 된다.

척추관 협착증의 모든 것 - 원인과 진단,
증상과 치료법까지

척추관 협착증이란

척추관 협착증은 척수에서부터 신경이 척추뼈 사이를 통해 나오는 공간, 즉 척추관(spinal canal)이 여러 가지 원인으로 좁아져서 신경을 압박하고 신경의 허혈을 일으키는 것을 말한다. 고령의 환자에서 가장 흔하게 발생하는 퇴행성 척추관 협착증은 척추가 노화 과정을 거치며 앞쪽에서는 퇴행성 변화를 일으킨 디스크가 튀어나와 신경을 누르고, 뒤쪽에서는 신경을 싸고 있는 황색인대가 두꺼워지고 딱딱해져서 신경을 누르며, 척추관의 후방에 위치하는 후관절이 비대해지고 척추뼈의 마찰에 의해 비정상적으로 자라나온 뼈(골극)에 의해 척추신경이 눌리게 되어 발생한다.

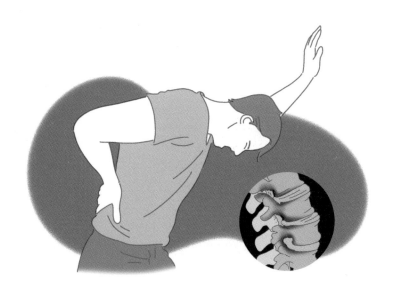

척추관 협착증과 추간판 탈출증(디스크)의 차이점

허리 디스크와 척추관 협착증을 같은 질환으로 생각하시는 분이 많다. 디스크에 문제가 생겨서 발생하는 추간판 탈출증은 추간판의 퇴행성 변화(노화)에 의해, 수핵을 싸고 있는 섬유륜이 파열되어 수핵이나 섬유륜이 신경관 내로 돌출 또는 탈출되어 신경을 압박해 허리통증이나 골반통증, 다리통증이 유발되는 질환이다. 증상도 탈출된 디스크의 위치에 따라 척추 내에 위치한 신경을 압박하여 그 신경이 지배하는 부위(엉덩이, 다리, 허벅지, 장딴지, 발 등)의 통증(방사통), 감각저하, 저림 증상과 근력 약화 등을 유발한다.

그에 반해 척추관 협착증은 보행 시에 하지에 이상한 통증이나 저린 감각, 둔한 감각, 운동마비 등의 증상이 악화되어 앉았다 쉬어 가야 하는 '신경인성 파행'이 특징적이며 환자에 따라 나타나는 증상은 다양하다.

척추관 협착증의 원인

척추관 협착증은 선천적인 원인과 후천적인 원인에 의해 유발될 수 있다. 선천적인 원인은 태어날 때부터 선천적으로 척추관이 좁게 태어난 경우이며, 후천적인 원인 중에는 퇴행성 변화가 가장 흔한 원인이다. 그 외에도 척추분리증이나 척추전방전위증이 동반된 경우, 외상에 의한 경우, 드물지만 대사성 질환에 의한 경우 등 다양한 원인에 의해 복합적으로 유발될 수 있다.

척추관 협착증의 증상

척추관 협착증은 보행 시에 하지에 이상한 통증이나 저린 감각, 둔한 감각, 운동마비 등의 증상이 악화되어 앉았다 쉬어 가야 하는 '신경인성 파행'이 특징적이다. 환자에 따라 나타나는 증상은 다양하며 초기에는 허리의 막연한 통증과 뻣뻣함이 나타나며 대부분의 사람들은 이런 증상을 나이를 먹어감에 따른 자연적인 현상으로 받아들이는 경우가 많다. 그러나 신경인성 파행이 악화되어 보행 장애가 지속되게 되면 병원에 내원하는 것이 필요하다.

척추관 협착증의 진단

척추관 협착증은 임상 증상 및 신경인성 파행으로 의심해 볼 수 있으며 임상적으로 협착증이 의심되면 추가 정밀검사를 시행하게 된다. 그중에서 MRI와 CT는 신경이 협착되는 것을 명확하게 보여주는 영상검사다. 협착증과 반드시 감별해야 할 질환이 혈관인성 파행이며, 협착증에서 나타나는 임상 증상과 다소 다른 양상의 통증 및 파행을 호소하게 된다.

척추관 협착증의 치료

척추관 협착증 환자는 심각한 신경마비가 드물고 서서히 진행하기 때문에 비록 심한 협착이 있더라도 일차적으로 보존적 치료를 먼저 시행하는 것이 원칙이다. 그 방법으로는 안정가료, 약물치료 및 물리치료, 주사치료 등이 있다.

척추관 협착증에서는 신경이 압박되고 마찰을 일으켜 신경 주위에 염증 물질이 배출되어 증상을 악화시키게 되는데, 주사치료(신경차단술 및 신경성형술)로 강력한 항염작용을 가진 부신피질 호르몬제를 직접 투여하여 염증을 가라앉게 한다. 하지만 주사는 여러 번 반복해서 맞을 경우 합병증이 동반될 수 있으므로 6개월 동안 4~5회 이상 반복적으로 맞지 않는 것이 바람직하다. 그러나 최소한 3개월 동안 여러 가지 보존적 치료에도 효과가 없거나 하지마비의 증상이 생긴 경우, 신경 증상이 심하고 특히 근력이 약해질 때, 심한 보행 장애로 생활에 지장이 있을 때에는 일반적으로 수술을 고려하게 된다.

수술적 치료는 신경을 압박하는 부위의 감압술을 시행하거나 병변 부위의 골유합을 시키는 척추 유합술을 시행해 볼 수 있다. 척추 수술 이후에는 관리가 아주 중요하며 꾸준한 운동을 병행하여야 인접마디의 퇴행성 변화가 유발되는 것을 예방할 수 있다.

성인도 휘는 척추 조심해야,
퇴행성 척추측만증

척추측만증(척추옆굽음증)은 척추가 정면에서 보았을 때 옆으로 휘어 있는 것을 말한다. 척추측만증은 척추 자체에 문제가 있어 발생하는 구조적 척추측만증과 척추는 큰 문제가 없지만 다리 길이 차이, 허리디스크, 바르지 못한 자세 등이 원인이 되어 발생하는 기능성 척추측만증이 있다.

구조적 척추측만증 중에서도 청소년기에 많이 발생하지만 원인을 알지 못하는 특발성 척추측만증이 전체 측만증의 90% 이상을 차지한다. 성장이 빠른 청소년기에는 척추의 성장도 가장 많이 일어나는데 뼈가 자라는 속도와 근육이 자라는 속도가 일치하지 않는 성장 불균형 때문에 척추측만증이 이 시기에 많이 생긴다고 보기도 한다.

하지만 척추측만증이 성장기에만 생기는 것은 아니다. 건강보험심사평가원 2019년 환자 수 기준으로 척추측만증 환자의 연령대를 살펴보면 남성 환자 중 50대 이상은 17%, 여성 환자 중 50대 이상은 28%로 나타났다.

성장기에 생기는 척추측만증은 대부분 일상생활에 큰 지장이 없고 통증도

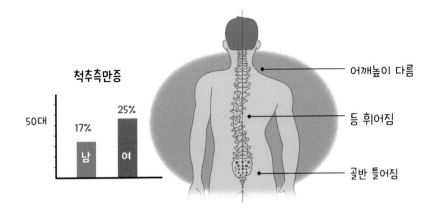

척추측만증

50대
17%
남
25%
여

어깨높이 다름

등 휘어짐

골반 틀어짐

없지만 성인이 된 이후 나이가 들어가면서 생기는 퇴행성 척추측만증은 요통, 다리저림 등 다양한 증상이 발생한다. 심한 경우 하지마비 등의 신경학적 증상 또는 척추 변형으로 내부 장기가 압박을 당해 소화불량이나 호흡곤란 증상까지도 나타난다.

퇴행성 척추측만증의 원인은 아직 정확히 밝혀지지 않았지만 노화현상으로 척추기립근을 비롯한 근육량 감소, 골다공증, 활동량 감소와 바르지 못한 자세 등 다양한 원인으로 발생한다고 알려져 있다. 안 좋은 생활 습관들로 인해 미세하게 휜 허리가 오랜 세월에 걸쳐 조금씩 악화되기도 한다.

환자가 느끼는 퇴행성 척추측만증의 대표적인 자각 증상은 옆에서 봤을 때 등이 굽어 있고 양쪽 어깨나 골반의 좌우 높이가 다른 것이다. 90도로 허리를 숙였을 때 한쪽 등이 유난히 튀어나와 보이기도 한다.

통증 등의 증상이 심하지 않으면 약물, 물리치료, 주사치료 등 보존적인 치료나 간단한 시술을 통해 치료를 진행하지만 증상의 호전이 없고 척추의 기울어진 정도가 크다면 나사못을 이용해 척추를 바로잡는 수술을 시행한다.

정형외과 김태훈 교수는 "퇴행성 척추측만증은 바른 자세를 유지하고 근육량이 줄지 않도록 꾸준히 운동하는 것이 최선의 예방법"이라며 "양쪽 어깨의 높이가 다르거나 등이 휘어 있는 등 눈으로도 쉽게 진단할 수 있기 때문에 조기에 진단해서 치료를 빨리 시작하는 것이 중요하다"고 밝혔다.

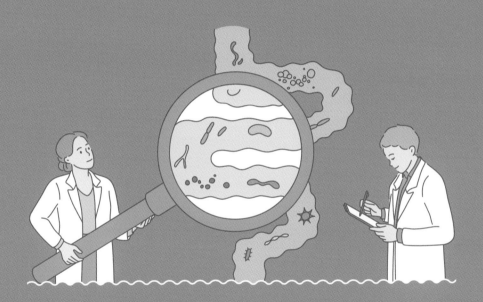

제 8 장

전신
몸속 곳곳 병원균이 활동하면

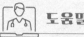 도움말   글

이상헌(류마티스내과) 교수   이화영
류마티스 질환, 관절염, 척추염, 루푸스, 섬유근통,   오지영(신경과) 교수
베체트병, 통풍, 전신성경화증   김경완
                              김해림(류마티스내과) 교수
오지영(신경과) 교수   김재헌(마취통증의학과) 교수
희귀질환클리닉, 말초신경근육질환, 자율신경질환,
다발경화증, 근무력증, 신경계희귀질환, 실신,
어지럼증, 두통

송기호(내분비대사내과) 교수
당뇨병, 갑상선, 골다공증, 부신질환

김성용(종양혈액내과) 교수
백혈병, 재생불량성빈혈, 악성림프종,
조혈모세포이식

김해림(류마티스내과) 교수
희귀질환클리닉, 류마티스 질환, 관절염, 척추염,
루푸스, 전신성경화증, 쇼그렌증후군, 통풍,
베체트병

김재헌(마취통증의학과) 교수
통증의학

신진영(가정의학과) 교수
노인의학, 비만클리닉, 호스피스완화, 흔한질병 및
건강관리

박지호(감염내과) 교수
불명열, 폐렴, 신우신염

윤지현(감염내과) 교수
불명열, 폐렴, 신우신염

전홍준(정신건강의학과) 교수
수면장애, 치매, 노인우울증, 공황장애, 조현병

85

전신에 염증을 유발하는 루푸스, 스트레스 관리와 충분한 수면 중요해

젊은 여성에게만 주로 나타나는 희귀면역질환이 있다. 루푸스다. 전체 인구의 약 0.1%에서 나타나는 것으로 보고됐다. 특히 여성과 남성의 비율이 9:1로 여성에게서 주로 나타나고, 그중에서도 가임기의 젊은 여성의 발병률이 높다. 루푸스는 자가면역질환이다. 우리 몸의 백혈구 면역세포가 우리 몸을 공격해 조직이 손상을 받으면서 전신에 염증이 나타난다.

류마티스내과 이상헌 교수는 "루푸스로 피부에 염증이 나타나면 손과 얼굴에 붉은 홍반으로 나타나서 병원을 내원하는 환자가 많다"며 "하지만 전신성 자가면역질환으로 뇌와 신장, 심장에도 침범할 수 있기 때문에 전신홍반루푸스라 부른다"고 설명했다.

3개월 이상 지속되는 미열감과 권태감, 원인을 알 수 없는 관절통, 특별한 이유 없이 얼굴이나 손, 발에 피부발진이 나타나는 젊은 여성이라면 루푸스를 의심할 수 있다. 루푸스 여부는 혈액검사로 감별이 가능하다. 이상헌 교수는 "루푸스는 자가면역질환이기 때문에 우리 몸을 공격하는 자가항체가 있고, 이

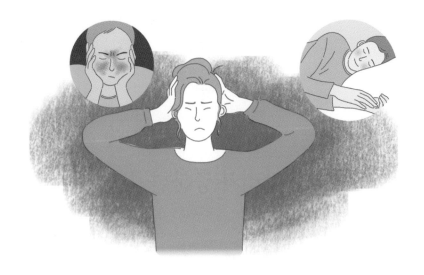

를 혈액에서 검출할 수 있다"며 "전체 환자의 98%에서 검출이 되는 만큼 혈액 검사에서 자가항체가 검출되지 않으면 루푸스는 아닐 가능성이 높다"고 말했다.

치료는 현재 스테로이드를 대체할 수 있는 면역억제제 혹은 타깃 면역조절 치료제를 사용한다. 특히 초기에 진단받은 경우, 면역조절 약물치료를 꾸준히 복용하면 대개는 재발 없이 정상적인 생활이 가능하다.

이상헌 교수는 "루푸스는 95%가 증상이 경미하다"며 "환자들은 약제를 사용하고, 이에 따르는 여러 합병증이 있지만 현재 의학 수준으로 루푸스로 사망하거나 시한부가 되는 것은 아니다"라고 말했다. 이어 이상헌 교수는 "루푸스 환자 중 고등학생은 입시 때 급격히 증상이 악화된다"며 "스트레스 관리와 충분한 수면이 평소 중요하다"고 전했다.

스트레스와 수면 부족 등으로 몸이 피곤할 때 감염이 잘 돼 감기에 잘 걸리는데, 이 바이러스가 루푸스병을 촉발시킨다. 따라서 감기에 잘 걸리지 않도록 균형된 식사와 운동을 통해 면역 기능을 강화하는 것이 필요하다.

86

유발률 100만 명 당 1명,
가족아밀로이드신경병

가족아밀로이드신경병이란?

가족아밀로이드신경병은 병명에서 알 수 있듯 아밀로이드가 말초신경에 쌓이면서 발생하는 유전질환을 일컫는다. 아밀로이드가 말초신경에 축적되면서 해당 신체 부위가 정상적인 기능을 잃게 되는 질환으로, 손발 감각이 떨어지면서 통증과 저린감이 시작되고 점차 근육이 위축되며 근력이 떨어지는 등의 현상이 발생한다.

전 세계 추정 유병률 100만 명 당 1명인 극희귀질환으로 1952년 포르투갈에서 처음 환자가 보고된 이후 스웨덴과 일본에서 다수의 환자가 발견되며 지금까지 발견되고 있다. 이전에는 특정 지역에서 발생률이 높았지만 질환에 대한 인식이 높아지고 진단기술이 발전하면서 현재는 거의 전 세계에서 보고되는 상황이다.

가족아밀로이드신경병이 발생하는 이유는 트랜스티레틴이란 단백질을 합성하는 유전자의 변이 때문이다. 트랜스티레틴은 우리 몸에서 호르몬을 수송하는 역할을 하며 간에서 만들어진다. 그런데 이 단백질을 합성하는 유전자가 변이를 일으키면 비정상적인 트랜스티레틴이 만들어진다. 비정상 단백질은 불안정해서 작은 조각으로 깨지게 되고, 깨진 조각들이 엉키면서 나일론실 같은 아밀로이드를 만들게 되는 것이다.

유전적 요인 있지만 100% 영향받는 건 아냐

신경과 오지영 교수는 "아밀로이드가 혈관을 타고 말초신경과 여러 장기에 쌓이면 증상이 나타나기 시작합니다. 상염색체 우성으로 유전되기 때문에 부모 중 한 명이 환자인 경우 자녀가 변이 유전자를 가지고 태어날 확률은 50%입니다. 그런데 특이하게도 변이 유전자를 갖고 태어나도 100% 모두 질환이 발생하지는 않는다고 합니다. 어떤 요인이 증상을 유발하고 어떤 요인이 유발하지 않도록 하는 것인지에 대해서는 아직 알려진 것이 없습니다"라고 말한다. 유전적 배경은 있으나 100% 유전의 영향을 받는 것은 아니라는 의미다. 단백질 변이는 일어났으나 증상이 없을 수도 있는 복잡한 질환이기에 일반적인 유전질환과 달리 진단이 쉽지 않은 것으로 전해진다. 신경과 오지영 교수는 "유전질환은 보통 태어날 때부터 혹은 어려서부터 증상이 나타나는데 비해 가족아밀로이드신경병은 유전변이 종류에 따라 차이는 있지만 보통 40~50대에 시작됩니다. 따라서 가족력이 분명하지 않은 경우 환자나 의료진 모두 유전질환을 의심하기가 쉽지 않습니다. 진단이 늦어지는 이유이기도 합니다"라고 설명한다.

증상만으로 진단할 순 없어

가족아밀로이드신경병의 증상은 앞서 언급한 대로 손발 저림, 기립 어지럼증, 원인 모를 설사나 변비, 체중감소, 양쪽 손목굴증후군 등으로 나타난다. 이 중

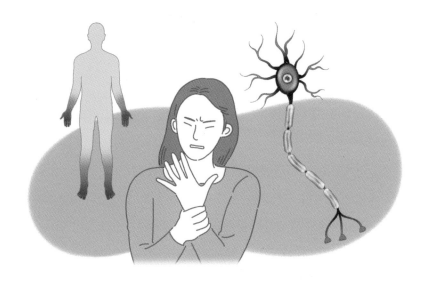

한가지 현상이 나타난다고 해서 그것만으로 가족아밀로이드신경병이라고 의심하기는 이르다. 다른 말초신경질환들의 경우에도 위와 같은 증상이 나타나기 때문이다.

오지영 교수는 "손발 끝의 저린감과 통증, 무딘감으로 인해 물건을 손에서 놓치는 현상, 발에 상처가 나도 잘 모르는 증상 및 가슴 두근거림, 일어설 때 아찔한 느낌, 변비와 설사가 반복되는 증상, 배뇨 곤란, 입 마름, 눈부심 등은 여러 원인에 의한 말초신경병에서 공통으로 나타날 수 있는 증상이라 단순히 증상만으로 가족아밀로이드신경병인지 아닌지를 진단할 수는 없습니다. 정확한 진단이 반드시 필요합니다. 다만 부정맥 또는 심장비후 같은 심장 관련 이상 증상이 함께 있으면 가능성이 크고, 특히 가족 중 이 질환을 진단받은 사람이 있다면 바로 병원을 방문해 신경과 전문의의 진단을 받는 것이 좋습니다"고 한다.

이전에는 진단이 되더라도 치료 방법이 없어 가족들은 검사받는 것 자체를 꺼렸지만, 최근 치료가 가능해지면서 증상이 없더라도 성인이 됐을 때 유전자 검사로 변이 유전자를 가졌는지 확인하도록 권고하고 있다. 자신이 보인자(保

因者)인 것으로 나타났다면 적절한 치료 시점을 놓치지 않도록 정기적인 상담과 진찰이 필요하다.

완치 없는 질병… 지속적인 치료로 인자 억제해야

그렇다면 가족아밀로이드신경병은 어떻게 치료할 수 있을까. 오지영 교수는 "약물치료로 진행하며 수술로는 치료할 수 없다"고 언급했다. 간이식 방법도 있지만 우리나라에서 발생하는 유전변이의 경우에는 큰 도움이 안 된다는 게 오 교수의 설명이었다. 대표적인 약물로는 경구 투약 약물인 '빈다켈'이 있다. 이는 변이 트랜스티레틴이 깨지지 않게 안정적으로 잡아주는 역할을 함으로써 더 이상 아밀로이드로 변화되지 않게 도와준다. 과거에는 환자의 비용부담이 큰 치료약이었지만 지난해부터 국내에서 보험적용이 가능해져 환자의 부담을 덜었다.

오지영 교수는 "빈다켈 외 정맥주사 유전자치료제인 '온파트로'라는 약물도 있어요. 아직 우리나라에서는 식약처 인증을 받지 못했지만 온파트로를 3주마다 한 번씩 정맥주사를 놓으면 약제가 간으로 흡수돼 트랜스티레틴 유전자에 붙어 유전자를 잘라 버립니다. 이로써 트랜스티레틴이 아예 만들어지지 않게 합니다. 현재 제가 국제 임상시험을 통해 5명의 환자분을 이 방법으로 치료하고 있는데 매우 효과적인 치료방법입니다. 다만 비용이 천문학적인 가격이어서 우리나라에서 사용하게 될 때까지는 많은 시간과 노력이 필요할 것 같습니다"라고 말했다.

한번 침착된 아밀로이드는 쉽게 제거되지 않고 영구적이며 점차 진행되기 때문에 완치는 어려운 것으로 전해진다. 단 조기에 발견해 약물치료를 진행하면 여러 장기와 신경에 아밀로이드가 침착되는 것을 최대한 막을 수 있는 만큼 낙심할 필요는 없다는 게 오지영 교수의 이야기였다.

오지영 교수는 "극희귀질환을 겪는 환자는 물론 가족까지도 고통을 겪는 걸

옆에서 지켜보면서 의사로서의 한계도 느낍니다. 하지만 치료약제의 보험급여 인정을 위해 노력하고 어려움을 함께 해드리면서 보람도 느끼고 있습니다. 그나마 다행인 것은 극희귀질환임에도 불구하고 최신 기법을 이용한 치료약제들이 계속해서 개발되고 있다는 점입니다. 이미 신경병이 진행된 경우라도 보행이 가능한 상태라면 치료약물을 시작할 수 있습니다. 무증상의 변이 유전자를 가지고 있다고 해도 정기적인 검진을 통해 적절한 치료 시점에서 약물 투약을 시작하면 증상의 진행을 최대한 늦출 수 있습니다. 전신 장기를 침범하기 때문에 힘든 증상들이 너무나 많고 또 그것을 옆에서 지켜봐야 하는 가족은 무력감과 언젠가 나도 저렇게 된다는 공포를 가질 수밖에 없다는 것을 압니다. 환자와 가족들이 외롭지 않도록 곁에서 최선을 다하겠습니다"라고 말했다.

87

여름철 당뇨관리
'이것'만 기억하세요!

덥고 습한 여름은 당뇨병 환자에게 다른 계절보다 더 버티기 힘든 계절이다. 빙과류의 유혹을 견디지 못하고 혈당 조절에 실패하는 경우도 많고, 자칫 방심하다 합병증이 악화되는 경우도 흔하기 때문이다. 하지만 조금만 주의를 기울이면 당뇨병 환자도 즐거운 여름휴가는 물론 건강한 여름나기도 가능하다. 여름철, 당뇨병 환자가 챙겨야 할 건강 수칙을 알아보자.

수박과 참외는 한두 조각만

무더위에 시원한 수박과 참외는 달달함까지 더해 참기 힘든 유혹이다. 과일 주스와 음료도 마찬가지이다. 내분비대사내과 송기호 교수는 "여름에는 땀을 많이 흘리기 때문에 다른 계절보다 평소 혈당이 높다"며 "목이 마르다고 과일이나 주스를 많이 섭취하면 가뜩이나 높아진 혈당을 더 높일 수 있기 때문에 주의하는 것이 필요하다"고 조언했다. 따라서 과일은 수분과 비타민 공급을 위해 한두

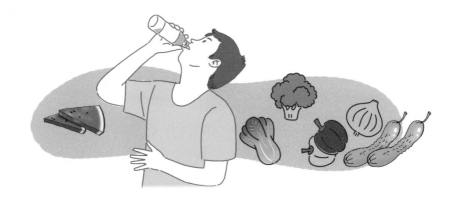

쪽만 먹고, 야채나 오이 등 당분 없는 채소를 많이 섭취하는 것이 좋다.

더워도 운동화에 양말

여름철은 신체 노출도 많고 물과 접촉하는 일도 많다. 이 때문에 평소보다 더 꼼꼼한 발 관리가 필요하다. 무좀과 습진은 합병증을 악화시킬 수 있기 때문에 외출 후에는 발을 깨끗이 씻어야 한다. 당뇨병 환자의 발은 조그만 상처에도 잘 낫지 않고 궤양으로 이어질 수 있기 때문에 덥더라도 맨발보다는 양말을 꼭 신고, 슬리퍼보다는 통풍이 잘 되는 운동화가 좋다.

식사를 거르지 않고, 물놀이에 간식은 꼭!

무더위에 입맛이 떨어져 식사를 거르기도 쉬운데 당뇨병 환자는 조금이라도 규칙적인 식사가 필요하다. 송기호 교수는 "충분한 음식을 섭취하지 않으면 저혈당이 되면서 어지러움과 떨림 증상이 있을 수 있다"고 말했다. 여름 휴가에서 물놀이 등을 할 때는 간식을 챙겨가자. 송기호 교수는 "평소 운동을 안 하던 사람이 물놀이를 하면 저혈당이 올 수 있다"며 "간식 등을 챙겨가는 게 좋다"고 설명했다.

낮 시간엔 선글라스

당뇨병 환자는 망막합병증뿐만 아니라 백내장 발병률도 높다. 따라서 직사광선은 피하고 햇빛이 강한 낮 시간에는 외출 시 선글라스를 착용해 수정체를 보호하는 게 필요하다. 당연히 휴가 때도 선글라스는 필수. 또 차로 장거리 이동 시에는 가끔 차에서 내려 스트레칭 등으로 혈액순환을 하는 것도 도움이 된다.

88

원인도 예방법도 모르는 림프종,
어떻게 치료할까?

림프종은 우리 몸의 면역체계를 구성하는 림프계에 발생하는 종양을 뜻한다. 주로 림프절에서 악성 림프구 세포들이 증식하기 시작하여 다른 림프절 및 골수를 포함한 신체 여러 부위로 퍼지는 질환이지만 뇌, 피부, 골수와 같은 림프절 외 장소에서 시작되는 경우도 있다. 통계청의 '24개 암종별 암 발생자 수, 발생률' 통계에 따르면 지난 10여 년간 림프종 환자 수는 꾸준히 증가했다.

림프종은 질병을 일으킨 림프구의 성격에 따라 크게 호지킨 림프종과 비호지킨 림프종으로 나뉜다. 두 종류가 임상표현 및 진단과정이 거의 동일하기 때문에 조직검사 없이 구분하는 것은 불가능하다. 호지킨 림프종의 경우 주로 림프절에만 침범하고 비호지킨 림프종에 비하여 비교적 치료경과가 양호하여 항암화학요법이나 방사선치료로 완치가 잘되는 편이다.

비호지킨 림프종의 경우 수많은 아형이 존재하고 림프절 이외에도 혈액, 골수, 간, 피부, 위장관계, 뇌척수액 등 온몸에서 발생할 수 있기 때문에 부위에 따라 다양한 증상을 나타낸다. 아형에 따라 예후, 치료약제의 선택, 조혈모세

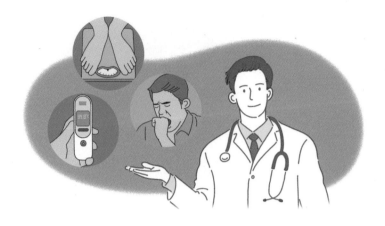

포이식 선택이 다르기 때문에 아형까지 진단하는 것이 중요하다. 호지킨 림프종에 비해 치료가 좀 더 어렵고, 예후도 대체적으로 더 나쁜 편이지만 다른 고형암에 비해 항암치료에 효과가 좋다.

림프종은 전신질환이기 때문에 외과적 수술을 통해 치료하는 경우는 매우 드물고 주로 항암 화학 요법을 시행한다. 주사나 약을 통해 항암제가 전신의 림프종 세포를 사멸할 수 있도록 한다. 보통 한가지의 약제로는 치료가 완벽하지 않아 금방 재발하기 때문에 여러 약물을 조합해 복합 항암 화학 요법으로 치료를 진행한다.

종양혈액내과 김성용 교수는 "림프종은 아직까지 명확한 원인이 밝혀지지 않았고 특별한 예방법 또한 없다"며 "원인 모를 발열, 체중감소, 무력감 등과 함께 목, 겨드랑이, 복부, 서혜부(사타구니)에 덩이가 만져진다면 림프종을 의심해 보아야 한다"고 말했다.

또 김성용 교수는 "림프종은 다른 고형암에 비해 항암치료에 잘 반응하기 때문에 4기라도 완치가 가능하다"며 "림프종으로 진단되더라도 환자 본인이 희망을 갖고 치료를 진행해 나가는 것이 무엇보다 중요하다"고 강조했다.

89

류마티스인자가 높다면?
전문의의 상담받아 보길

극희귀 류마티스 질환이란

극희귀질환(Ultra-rare Disease)이란 기전과 병인이 밝혀진 독립된 질환이지만 국내 환자가 200명 이하로 유병률이 극히 낮거나 진단법이 뚜렷하게 개발되지 않아 별도의 상병 코드가 없었던 질환이다. 류마티스 질환 중 이에 해당되는 질환은 '면역글로불린 IgG4 관련 질환(IgG4-related disease)', '사포증후군(SAPHO syndrome)', '봉입체근염(inclusion bodymyositis)' 등이 있다.

극희귀질환은 희귀질환과는 별도의 새로운 분류이다. 루푸스나 전신경화증 등 대부분의 류마티스 질환은 이미 희귀질환에 속해 분류되는 상병코드가 있기 때문에 산정특례라는 제도 하에 진료비의 보조가 이뤄지고 있다. 반면 희귀질환보다 더 희귀한 극희귀질환은 분류 상병코드조차 없어 진료비 보조가 불가능한 상황이었다. 하지만 최근 극희귀질환에 대한 진단과 치료 방법이 연구되고 독립된 류마티스 질환으로 분류가 되면서 극희귀질환 환자들도 좀 더 정확

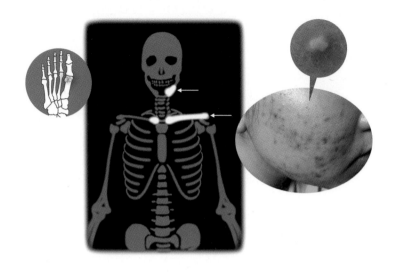

한 진단과 적절한 치료를 받을 수 있게 됐다.

3가지 류마티스 극희귀질환 중, 첫 번째 면역글로불린 IgG4 관련 질환(IgG4-related disease)은 최근에 발견돼 이름 지어졌다. 면역글로불린 중 IgG4라는 항체를 생산하는 형질세포와 임파구가 조직에 침윤하면서 만성적인 염증과 섬유화증을 일으키는 질환이다. 전신 장기 어디에서든 관련 증상이 발생할 수 있기 때문에 처음부터 이 질환을 생각하기는 쉽지 않다. 눈꺼풀과 턱밑이 붓거나 유방이나 폐 등 내부 장기에서 마치 종양처럼 발견되는 게 전형적인 증상이다. 암이나 뇌종양 등으로 오인해 조직검사를 받기 때문에 이 과정을 통해 우연히 발견되는 경우가 많고 병리학적 진단이 까다롭고 어려운 편이다. 하지만 치료는 스테로이드와 면역억제제, B세포를 차단하는 생물학적 제제 등을 이용하면 예후가 긍정적인 편이다.

두 번째 사포(SAPHO)증후군은 뼈의 변화가 특징적으로 나타나는 질환이다. 사포증후군이라는 이름은 이 질환의 대표적 다섯 가지 증상의 첫 글자를 딴 것으로 관절염(synovitis), 여드름(acne), 농포(pustulosis), 골비대증(hyperostosis), 골염(osteitis)의 임상증상이 복합적으로 나타나는 질환이다. 사포증후군은 쇄골 관절 부위 앞쪽 흉곽의 뼈가 자라는 골비대증이나 윤활막염 등 관절과 뼈의 변화가 특징이다. 약 60%의 환자에서 피부 증상을, 약 30%의 환자에서 말초 관절염을 동반한다. 위의 다섯 가지 증상이 동시에 발생하지 않고 환자에 따라 나타나는 증상과 시기가 다르기 때문에 경험이 있는 전문의를 통해 진단받는 게 중요하다. 대부분 비교적 젊은 연령대에 발생하며 치료를 제대로 하지 않으면 증상의 호전과 악화가 반복되면서 관절이 손상될 수 있다. 정확히 진단이 이루어지면 항류마티스제제를 이용한 약물치료를 하게 되고 예후도 비교적 좋은 편이다.

세 번째 봉입체근염은 고령에서 발생하는 염증성 근육 질환의 일종으로, 5~10년에 걸쳐 서서히 진행된다. 근력이 약화되어 점점 소실되는 특징을 갖는데 타 염증성 근질환과 달리 면역계 이상뿐 아니라 나이가 들면서 발생하는 근육 세포의 퇴행 및 변형도 하나의 원인으로 작용한다. 작은 근육을 침범하게 되면 걷다가 자꾸 넘어지거나 손을 사용하는 일상 생활에 지장을 받게 된다. 음식을 삼키는 근육이 약화되면서 흡입성 폐렴이 발생하기도 한다. 혈액검사, 근전도, 근육 조직검사를 통해 진단이 가능하지만 아직 뚜렷한 치료제가 개발되지 않아 운동이나 보조 기구 등 재활치료가 필요한 상황이다.

류마티스인자 높다면 검사받아 보는 게 좋아

류마티스 극희귀질환을 겪고 있는 환자들은 원인을 알기 원하지만 사실 해당 질환의 원인은 알기가 어렵다. 대부분의 류마티스 질환이 그렇긴 하지만 유전적소인, 환경적 영향, 생활 습관, 면역계의 이상이 복합적으로 발병을 유발하고 뚜렷한 한가지 원인이 있는 것은 아니기 때문이다. 위의 세 가지 극희귀질환은 매우 드물어 질병에 대한 역학조사나 기전 연구가 깊게 이루어지기 힘들어 발병 원인을 알기가 어렵고 경험이 많은 전문의가 많지 않아 진단에도 어려움을 겪게 된다. 또한 극희귀질환이다 보니 조기 진단을 위한 정기 검진은 비용효율성이 매우 낮아 의미도 없다.

그러나 대부분의 정기검진에는 염증 수치와 류마티스인자가 포함되어 있는 만큼 해당 수치가 높다면 류마티스 전문의를 만나 진찰과 자세한 검사를 받아보는 게 좋다. 그리고 원인이 불명확한 만성적인 연부 조직이나 근골격계 이상이 있어도 병원을 찾을 것을 권한다.

약물치료 예후 긍정적, 적극적인 치료받길

봉입체근염의 경우 아직 마땅한 치료제가 없기에 약물보다는 재활과 보조기를 통한 보조적 치료를 진행하지만, 면역글로불린 IgG4 관련 질환과 사포증후군의 경우 약물치료에 잘 반응할 뿐 아니라 경구 약제에 호전이 없는 경우 생물학적 제제라는 주사제들도 잘 나와 있어 예후가 양호한 편이다. 때문에 적극적인 치료를 받는다면 삶의 질을 높일 수 있는 가능성이 크다.

대부분의 환자들은 류마티스 질환을 처음 진단받을 때 그 이름이 낯설고 어려워 많이 놀라곤 한다. 미리 치료에 대해 부정적인 생각을 하는 경우도 많다. '어차피 낫지 않을 텐데'라면서 치료를 거부하기도 한다. 스테로이드나 면역억제제는 몸에 해롭다는 생각으로 치료를 주저하는 경우도 상당하다. 하지만 올바른 진단을 통한 적합한 치료는 부정적 부작용보다 질병의 호전을 통한 생명 보존과 삶의 질 향상이 훨씬 크다. 또한 약물을 처방하는 의사가 해당 약물의 득과 실을 잘 알고 있으니 믿고 치료에 임하는 것이 중요하다.

90

대상포진 치료 후에도 남아 있는
극심한 통증, 대상포진후신경통

65세 여성 환자가 가슴과 등에 발생한 극심한 통증을 호소하며 방문하였다. 그 통증이 어찌나 심한지 옷이 몸에 닿기만 해도 쓰라리면서 찢어지는 듯한 통증이 있었고, 선풍기나 에어컨 바람이 닿아도 아파서 어쩔 줄 몰라 하셨다. 당시 아직 무더위가 한참이었지만, 이런 극심한 통증으로 인해서 집에서는 선풍기나 에어컨을 틀 수도 없었고, 집 밖을 나올 때면 고통을 참아가면서 윗옷을 입고 있었지만, 집 안에 계실 때에는 아픈 곳에 옷이 닿지 않게 하려고 옷은 벗고 지낸다고 하셨다. 이 여성분이 호소하는 극심한 통증에 대한 병명은 대상포진후신경통이었다.

대상포진후신경통은 그 이름에서도 알 수 있듯이 대상포진에 걸린 후에 발생한 신경통증이다. 대상포진을 일으키는 바이러스는 어릴 때 수두를 일으키는 바이러스와 같다. 많은 사람이 어릴 때 수두를 앓고 난 후 낫게 되지만, 그렇다고 이 수두 바이러스가 몸에서 완전히 없어지는 것이 아니다. 안타깝게도 많은 경우에서 수두 바이러스는 우리 몸의 신경 한구석에 숨죽인 상태로 숨

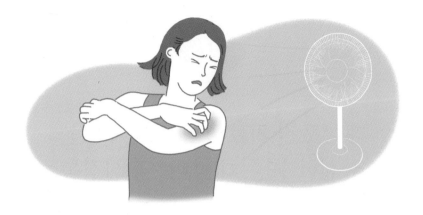

어서 있게 되는데, 이렇게 숨어 있던 바이러스는 자신이 숨어 있는 사람의 면역이 강할 때에는 다시 재발하지 못하고 죽은 듯이 있지만, 사람의 몸에 피로와 스트레스가 쌓이고 면역이 떨어지는 상황이 오게 되면 몸속에 숨어 있던 바이러스가 다시 재발해서 우리 몸의 신경을 타고 병을 일으키게 된다. 이것이 바로 대상포진이다. 어릴 때와는 달리 바이러스가 재발해서 생기는 대상포진의 경우 전신적으로 나타나는 경우는 극히 드물고 얼굴이나 몸통 또는 팔, 다리 등의 특정 부위에 국한해서 수포(작은 물집)와 통증, 가려움증 등을 동반하는 대상포진을 일으킨다. 대상포진이 발생하였을 때 초기에 치료를 잘 하면 후유증 없이 낫게 되는 경우가 많지만, 치료를 늦게 시작했거나 대상포진이 생긴 후 증상이 심한 경우, 또 초기에 치료를 하더라도 연세가 많거나 면역이 떨어진 환자분들의 경우에는 대상포진후신경통으로 발전할 수 있다.

대상포진에 걸렸을 때 바이러스가 신경을 파괴시킬 수 있는데, 이 망가진 신경으로 인해서 극심하고 지속적인 통증이 발생하게 된다. 즉, 대상포진이 걸려서 항바이러스제를 처방받으면 대상포진 바이러스는 죽어서 없어지지만, 망가진 신경은 계속 남아 있어서 통증을 일으키게 되는 셈이다.

대상포진후신경통은 연세가 많은 분일수록, 수포 발생 전이나 초기에 통증이 심할수록 또 수포가 넓은 부위에 나타났을 경우, 얼굴에 대상포진이 발생했을 때, 대상포진 치료를 늦게 시작했을 때, 면역이 떨어져 있는 환자분들의 경우 많이 발생하게 되고 그 증상도 심하다. 특히 70대 이상에서는 약 29.7%의 환자분들이 대상포진이 발생한 후 대상포진후신경통으로 발전하게 되는 것으로 알려져 있다. 이는 3명 중에 한 명 정도는 대상포진이 걸린 후 증상이 장시간 지속되는 대상포진후신경통으로 발전한다고 볼 수 있어 고령의 환자분일수록 보다 적극적인 치료가 필요하다.

초기에 적절한 치료를 받지 못했거나 연세가 많고, 대상포진이 심하게 발생했던 환자분 중에는 10년 이상 통증으로 고통을 겪는 경우도 있어 대상포진이 발생했을 때 적절한 치료를 받는 것이 중요하다. 따라서 대상포진이 발생했을 때에는 빨리 병원을 방문해서 대상포진에 대한 치료를 시작해야 하고, 대상포진 통증이 심하거나 연세가 많으시거나 얼굴에 대상포진이 생겼거나 수포가 넓게 발생했을 경우에는 마취통증의학과를 방문해 대상포진이 발생한 신경에 대한 치료(신경차단술 등)를 비롯해 초기부터 보다 적극적인 치료를 시행하는 것이 좋다.

몇 년 전부터는 대상포진 예방접종이 시행되고 있어 예방주사를 맞을 경우 대상포진이 발생하는 것을 미리 예방하는 효과를 볼 수도 있다. 또 현재 사용되는 생백신 외에도 사백신이 곧 판매될 예정으로 고령의 환자들에서 도움이 될 것으로 기대되고 있다. 따라서 대상포진이 발생할 가능성이 높은 50대 이상의 경우 병원을 방문해 상담하고 주사를 맞을 수 있다.

다이어트,
건강하게 하세요!

다이어트를 계획하는 사람들이 많다. 특히 고도비만의 경우 수술을 고려하기도 한다. 고도비만 수술법으로는 위의 용적을 줄이는 장치를 체내 삽입하거나, 위의 일부를 제거하는 방법이 있다. 가장 대표적인 방법이 위우회술이다. 작은 위 주머니를 만들고 영양소를 흡수하는 십이지장을 건너 뛰어 이 주머니를 하부 소장으로 우회시키는 수술이다. 섭취하는 음식의 양이 크게 줄고 섭취한 음식물의 소화 흡수가 잘 되지 않으면서 식욕 관련 호르몬에도 영향을 미쳐 체중을 줄이는 방법이다. 식이나 운동, 약물치료만으로는 어려웠던 많은 양의 체중 감소가 가능하고 비만으로 인한 질병도 개선될 수 있다.

하지만 유명인의 수술 후 사망으로 수술에 대한 일반적인 인식도 바뀌었다. 가정의학과 신진영 교수는 "고도 비만 수술은 수술 부작용 외에도 주의할 점이 있다"며 "수술은 철분, 칼슘, 비타민B12 등의 흡수에도 영향을 줄 수 있어 골다공증, 빈혈 등의 예방을 위해 영양보충제를 복용하는 것이 필요하다"고 말했다. 또 소장 우회술의 경우 위 내용물이 빠르게 소장으로 유입돼 오심, 허약감,

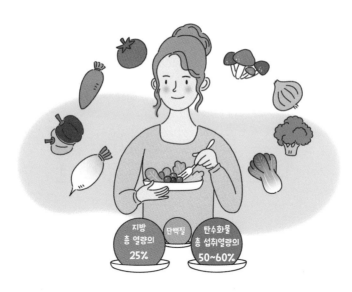

발한, 설사 등이 식후에 나타날 수 있다.

신진영 교수는 "이 수술은 미용적 목적이 아니라 건강상의 위험을 줄이는 목적으로 시행돼야 한다"며 "수술로 인한 건강상의 이익과 위험을 충분히 고려해서 결정해야 한다"고 강조했다.

고도비만이라고 해서 수술이 유일한 방법은 아니다. 식사요법, 운동요법, 행동수정요법도 고려해 볼 수 있다. 지방은 총 열량의 25% 내외로 섭취하고, 포화지방과 트랜스지방의 섭취는 최소화하는 것이 좋다. 탄수화물 섭취는 총 섭취 열량의 50~60%로 줄이고 열량 제한에 따른 체단백 손실을 막기 위해 단백질을 적당량 섭취할 필요가 있다.

운동은 무리하게 하기보다 본인에게 맞는 운동의 종류를 선택하고 그 강도와 지속시간을 결정해야 한다. 중강도 운동을 30분 이상 지속하고 최소 주 3회 이상 하며, 체중 감량 목표를 설정하되 단계별로 계획하고 목표한 체중 감량 시 보상을 통해 계속 운동할 수 있는 동기를 강화시키는 것이 효과적이다.

신진영 교수는 "가족과 친구들의 지지도 도움이 된다"며 "식사 일기와 운동 일기를 통해 자기 관찰을 하는 것도 고도비만을 예방하고 치료하는 효과적인 방법이 될 수 있다"고 조언했다.

92

추석 황금연휴,
'비브리오 패혈증' 주의보

질병관리본부에 따르면 비브리오 패혈증 환자가 지난해 동기간 대비 2배 이상 증가한 것으로 확인됐다. 특히 여름과 가을에 환자 발생이 집중되어 이 시기 각별한 주의가 요구된다. 비브리오 패혈증은 비브리오 불니피쿠스(Vibrio vulnificus)균에 의해 발병하는 제3군 법정 감염병이다. 박지호 교수는 "비브리오 패혈증은 일반적으로 알콜중독자, 간경화 환자, 당뇨병, 만성 신질환 등 기저질환이 있는 환자에게 주로 발병하며, 이러한 만성질환자들이 여름에 덜 익힌 어패류를 먹거나 피부에 상처를 가진 채로 오염된 바닷물에 접촉하면 감염될 수 있다"고 설명했다.

이 균에 감염되면 평균 1~2일가량의 잠복기를 거친 후 발열과 오한, 전신 쇠약감 등이 나타나고, 저혈압이 3분의 1에서 동반된다. 증상 발현 후 24~36시간 이내에 주로 하지에 발진이 생기며 수포 또는 출혈성 수포, 궤양을 형성한다. 이후 점차 병변의 범위가 확대되면서 괴사성 병변으로 진행된다.

비브리오 패혈증은 주로 면역력이 떨어진 환자들에게 발생하기 때문에 빠

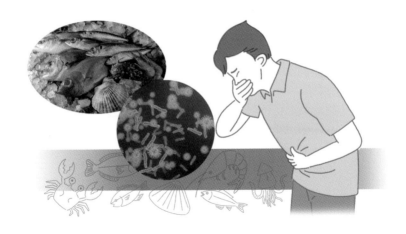

른 진단과 적극적인 처치에도 치사율이 50%에 달한다. 박지호 교수는 "비브리오균이 20도 이상의 해수에서 잘 번식하는 특성을 고려할 때, 해수의 수온이 상승하는 5월에서 10월 사이에는 간 기능이 좋지 않거나 면역력이 약한 노년층은 어패류 생식을 삼가는 것이 좋다"며 "이 외에 건강한 사람들도 감염될 수 있기 때문에 특히 여름철에 해산물을 먹을 때 주의해야 할 것"이라고 당부했다.

지난해 비브리오 패혈증 신고 환자 중 75.8%가 어패류를 섭취한 것으로 나타난 만큼 어패류 관리 및 조리를 할 때 각별한 주의를 기울여야 한다. 어패류는 5도 이하로 저온 보관하고, 85도 이상 가열 처리해야 한다. 어패류 조리 시에도 해수를 사용하지 말고 흐르는 수돗물에 깨끗이 씻어야 한다. 또 사용한 조리도구는 세척, 열탕 처리해 보관하면 비브리오에 대한 2차 감염까지 방지할 수 있다.

박지호 교수는 "최근 2~3일 이내에 제대로 익히지 않은 어패류를 먹거나 상처가 바닷물에 노출된 후 발열, 수포를 동반한 피부발진 등 이상 증세가 발생했다면 빨리 응급실을 방문하는 것이 좋다"며, "증상이 심해지면 패혈증성 쇼크에 빠지기도 하는데 이 경우 회복이 매우 힘들고 발병 후 48시간 이내에 사망하기도 하기 때문"이라고 덧붙였다.

93

에이즈, 항바이러스제로
증상 억제할 수 있어

만성질환으로 꾸준히 관리하면 10~20년 생존 가능

영화 〈보헤미안 랩소디〉가 흥행하면서 퀸의 보컬리스트인 프레디 머큐리가 앓았던 에이즈에 대한 관심도 높아졌다. 실제 프레디 머큐리는 1986년 HIV 감염 진단을 받은 후 1991년 11월 24일 에이즈로 사망했다.

후천성면역결핍증이라 불리는 에이즈(AIDS, Acquired Immune Deficiency Syndrome)는 HIV(human immunodeficiency virus) 감염으로 발생한다. HIV 감염 후 3주 정도 지나면 발열과 인후통, 근육통 등 감기와 비슷한 증상을 보이다가 저절로 호전되며, 이 단계를 급성 HIV 증후군이라고 부른다. 이후 HIV는 체내에서 10여 년 정도 무증상 잠복기를 보이는데 이때 적절한 항바이러스제를 복용하지 않으면 면역 기능이 현저히 감소하면서 에이즈로 진행하게 된다. 이 시기에는 정상면역 상태에서는 잘 나타나지 않는 각종 바이러스, 진균, 기생충, 세균 등에 의한 기회감염이 나타난다. 또 2차적인 암 등 다양한 병적인 증

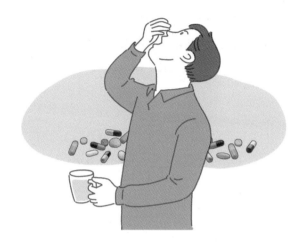

상이 나타나다 결국 사망에 이르게 된다.

치료제를 복용하지 않은 상태에서 일반적으로 HIV 감염인의 약 50%가 발병까지 10여 년이 걸리고, 15년 후에는 약 75%의 감염인이 에이즈로 진행된다. 감염은 성관계나 오염된 혈액, 혈액제제, 주사 등에 의한 감염과 병원 관련 종사자가 바늘에 찔리는 등의 의료사고에 의한 감염, 감염된 산모로부터 신생아에게로 전파되는 수직감염 등으로 이뤄진다. 감염내과 박지호 교수는 "에이즈는 감염경로가 명확히 밝혀진 질병으로 일상적인 생활을 통한 접촉을 통해서는 감염되지 않는다"고 말했다.

에이즈는 아직까지 백신이 없다. 하지만 항바이러스제 복용을 통해 HIV의 증식을 억제해 면역 기능 저하와 관련된 합병증은 물론, 직접적인 관계가 없는 합병증까지도 줄일 수 있는 것으로 알려졌다.

또 항바이러스제를 복용하면 체액 속 바이러스 농도가 감소하면서 감염력도 줄어든다. 박지호 교수는 "꾸준한 연구를 통한 효과적인 치료제의 개발로 에이즈는 이제 만성질환"이라며 "조기에 HIV 감염을 확인하여 항바이러스제를 꾸준히 복용한다면 장기간 생존할 수 있다"고 설명했다.

94

가을철에 유독 발병률이 높은 3가지 질환,
풀밭을 주의하세요

야외활동이 증가하는 9~11월이면 발병률이 증가하는 질환들이 있다. 쯔쯔가무시증과 신증후군출혈열, 렙토스피라증이다.

쯔쯔가무시증

쯔쯔가무시증은 쯔쯔가무시균에 감염된 털진드기 유충에게 물렸을 때 발생한다. 1~3주 잠복기 후 발열과 오한, 두통을 비롯해 근육통과 복통, 인후염이 나타난다. 복부를 중심으로 3~5㎜ 크기의 발진이 보이기도 한다. 특히 진드기에게 물린 부위에 가피(검은 딱지)가 생긴다. 감염내과 윤지현 교수는 "초기에 발견할 경우, 큰 문제 없이 항생제로 치료 가능하다"며 "단순한 감기 몸살로 착각해 치료 시기를 놓치면 심한 경우 호흡곤란이나 심근염, 뇌수막염, 뇌염 등과 같은 합병증이 발생할 수 있어, 증상이 나타나면 바로 의료기관을 찾아야 한다"고 말했다.

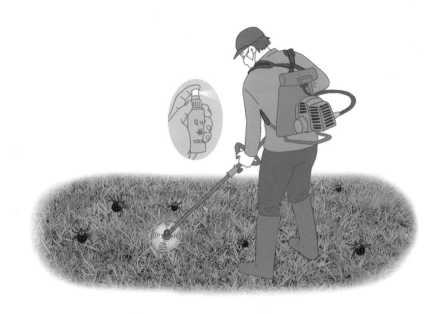

    쯔쯔가무시증은 백신이 없고 감염 후에도 다시 발생할 수 있어, 진드기에 물리지 않도록 예방하는 것이 중요하다. 진드기에 물리는 것을 예방하기 위해서는 풀밭 위에 앉거나 눕는 것을 피하고, 야외 활동 후에는 샤워를 하며 진드기가 붙어 있는지 꼼꼼히 확인해야 한다. 벌초 등을 할 때는 긴 소매와 긴 바지를 착용해 팔과 다리가 드러나지 않게 하고, 소매와 바지 끝단을 여며, 장갑과 장화를 신는 것이 좋다. 그리고 모기기피제 등을 뿌리는 것도 도움이 된다.

신증후군출혈열

신증후군출혈열은 한탄바이러스, 서울바이러스 등에 의해 발생한다. 질병관리청에 따르면 전 세계적으로 매년 약 15만 명이 감염되는 것으로 알려졌다. 바이러스는 감염된 설치류(등줄쥐, 집쥐, 땃쥐)의 분변이나 소변, 타액 등이 건조되면서 공기 중으로 바이러스가 배출되고, 이는 우리 호흡기를 통해 전파된다. 잠복기는 평균 2~3주 정도로 알려져 있다. 우리나라에서는 매년 400~500명의 감염자가 나오고 있다.

한탄바이러스 감염 시 발열, 출혈, 신부전이 주로 발생하며 중증의 경우 쇼크와 의식저하, 경련 등이 올 수 있고 사망률도 10%에 이른다. 반면 서울바이러스 감염은 비교적 증상이 심하지 않고, 치명률은 1~2%대로 알려졌다.

윤지현 교수는 "감염되면 모세혈관의 투과성이 증가되면서 복막 뒤 부종이 생겨 복통과 요통이 나타나고, 폐포 내로 체액이 유출되면서 폐부종이 발생해, 심한 경우 호흡곤란이 나타난다"며 "대증 치료 외에 항바이러스제는 제한적인 상황으로 예방이 중요하나 적절한 대증치료로 사망률을 낮출 수 있다"고 말했다.

따라서 야외활동 시 설치류의 분변이나 오줌이 있을 수 있는 풀숲에서 휴식이나 야영은 피하고, 감염 고위험군에 속하는 군인이나 농부 등은 미리 예방접종을 하는 것도 방법이다.

렙토스피라증

렙토스피라증은 가축이나 야생 동물, 쥐 등을 통해 전파된다. 감염된 동물의 소변에 오염된 강물, 지하수, 흙에 상처나 피부 점막이 접촉되면서 감염된다. 감염 동물의 소변이나 조직에 직접 접촉해 감염될 수도 있다. 주로 9~10월에 발생률이 높다. 잠복기는 7~12일로 발열과 두통, 오한, 종아리와 허벅지 등의 심한 근육통, 충혈 등의 증상을 보인다. 피부 점막과 출혈, 간부전, 황달, 신부전, 심근염, 객혈 등의 호흡기 증상이 동반되기도 한다.

경증 환자는 2~3주가 지나면 거의 회복되지만, 5~10% 정도는 중증형태의 웨일씨병으로 진행하며 5~30%가 사망한다.

예방법은 오염된 개천이나 강물에서 수영하는 것을 금하고, 야외에서 작업할 때는 직접 접촉하지 않도록 장화 등을 신고, 감염 위험 시 고무장갑이나 앞치마를 착용하는 것이 필요하다.

낮 시간, 자주 졸립다면?
수면질환 확인해 보세요

낮에 참을 수 없을 만큼 졸음이 자주 쏟아진다면 수면 관련 질환을 의심해 볼 수 있다.

첫 번째는 불면증이다. 불면증으로 밤에 잠을 충분히 자지 못하는 경우, 낮에 졸리고 기력이 없다. 불면증은 전체 인구의 30~48% 정도가 경험하는 흔한 질환이다. 잠이 잘 오지 않거나 잠드는 데 시간이 오래 걸리는 증상, 중간에 자주 깨거나 한번 깨면 잠이 잘 오지 않거나, 새벽이나 이른 아침에 깨서 다시 잠들지 못하는 증상 등이 대표적이다.

정신건강의학과 전홍준 교수는 "불면증은 특별한 원인 없이 발생하는 경우도 있지만, 하지불안증후군이나 항우울제 등 정신과 약물 복용, 통증 등 다른 원인에 의해 이차적으로 발생하는 경우까지 다양한 원인을 갖는다"며 "따라서 무조건 수면제를 복용해서는 안되고, 원인 질환을 감별하기 위한 노력이 선행돼야 한다"고 말했다.

둘째는 수면무호흡증이다. 수면무호흡증 환자는 자는 동안 상기도가 반복

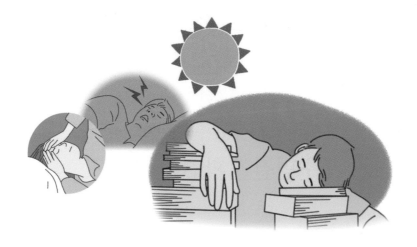

적으로 폐쇄되면서 저산소증, 교감신경의 항진 등과 같은 생리적 문제가 발생한다. 수면무호흡증이 있는 사람은 자는 동안 본인도 모르게 잦은 각성을 경험하고, 이로 인해 낮 시간 동안 피로감과 졸림 등의 증상이 나타난다. 따라서 운전이나 기계 조작 등을 하는 사람의 경우 사고 위험성이 높아진다. 전홍준 교수는 "장기간 수면무호흡증을 치료하지 않고 방치하는 경우, 고혈압이나 협심증 등 다양한 심혈관 및 뇌혈관 질환의 위험요인이 될 수 있어 주의를 필요로 한다"고 전했다.

과수면증도 의심할 수 있다. 과수면증에는 기면증이나 특발성 과수면증과 같이 비교적 드문 수면질환이 있다. 불면증이나 수면무호흡증과 달리 10대 후반의 청소년에서 흔히 처음 발생하는 것이 특징이다. 밤에 잘 잤는데도 불구하고 수업 시간에 늘 졸리거나, 갑자기 신체 일부에서 힘이 빠지는 탈력발작이 있는 경우 의심해 볼 수 있다. 진단은 다중 입면 잠복기 검사(Mutilple Sleep Latency Test)를 통해 확인할 수 있다.

전홍준 교수는 "낮에 피로하고 졸린 것은 매우 흔한 증상이며, 불규칙적인 수면 패턴이나 운동 부족과 같이 잘못된 생활 습관에서 비롯되는 경우가 흔하다"고 말했다.

이어 전홍준 교수는 "특히 COVID-19 유행이 시작된 이후 낮에 졸리거나 피로하다고 호소하는 환자가 많아졌다"며 "줄어든 야외 활동으로 인한 신체 활동 부족이 중요한 원인"이라고 강조했다.

전홍준 교수는 "평소 건강하고 규칙적인 생활 습관을 유지하도록 노력하고, 수면질환이 의심되는 경우 일차적으로 수면제를 복용하기보다는 수면클리닉을 찾아 정확한 원인을 감별하는 것이 중요하다"고 조언했다.

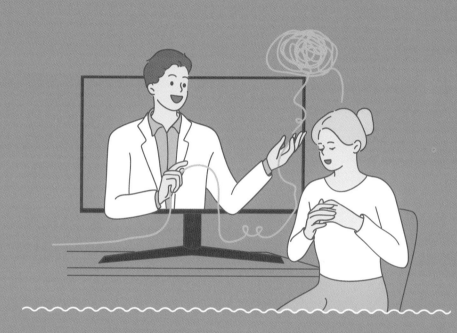

제 9 장

근육
건강 수명을 좌우하는 근육관리

도움말

✏️ 글

오지영(신경과) 교수
희귀질환클리닉, 말초신경근육질환, 자율신경질환,
다발경화증, 근무력증, 신경계 희귀질환, 실신,
어지럼증, 두통

김경현
이화영

최재경(가정의학과) 교수
건강노화, 비만, 금연클리닉, 흔한질병 및 건강관리,
건강검진

이인식(재활의학과) 교수
희귀질환클리닉, 근골격계재활, 스포츠재활,
통증재활(오십견, 요통, 근육통, 관절염)

김해림(류마티스내과) 교수
희귀질환클리닉, 류마티스 질환, 관절염, 척추염,
루푸스, 전신성경화증, 쇼그렌증후군, 통풍,
베체트병

96

내 몸이 말을 듣지 않는 자가면역질환, 중중근무력증

중증근무력증은 신경의 자극이 근육으로 제대로 전달되지 못해 눈꺼풀 처짐, 복시, 전신 위약감을 일으키는 자가면역질환이다. 처음에는 단순한 피로나 노화에 의한 증상으로 여기기 쉽지만 증상이 진행되어 심할 경우 호흡근마비도 올 수 있다.

대표적인 증상은 일시적인 피로감, 근력 약화

중증근무력증 환자의 60%는 눈 근육에서 증상이 시작된다. 특히 눈꺼풀이 처지는 안검하수와 물체가 이중으로 보이는 복시가 나타날 수 있다. 이외에 말을 할 때 발음이 정확하게 나오지 않거나, 음식을 삼킬 때 잘 넘어가지 않는 증상을 보이기도 한다. 지속적인 근육 활동 후 힘이 약해지는 근육 피로 현상이 나타나기도 하는데 아침에 증상이 경미하다가 오후로 갈수록 증상이 악화된다. 팔, 다리마비 또는 전신마비로 이어질 수 있으며, 심한 경우 호흡곤란, 호흡근

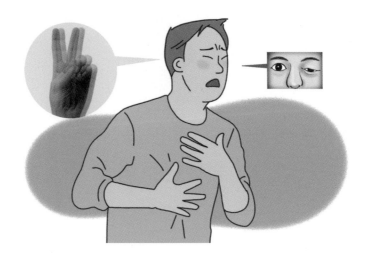

마비까지 진행돼 사망에 이를 수 있다.

　신경과 오지영 교수는 "중증근무력증은 사람마다 증상이 다르고, 침범하는 부위나 정도가 다양해 환자가 질환을 인식하기 어렵다"며 "빠른 진단과 치료를 위해 첫 증상을 간과하지 말고 병원을 찾아야 한다"고 강조했다.

복합 검사로 정확한 진단 필요

남자보다 여자의 발병률이 높은 중증근무력증은 20~30대 여성과 50~60대 남성에게서 발병하는 경우가 많다. 또한 갑상샘기능항진증이나 류마티스관절염 등 다른 자가면역질환과 같이 동반되기도 한다. 아직 원인이 정확히 파악되지 않은 중증근무력증은 환자의 증상, 의사의 소견을 종합해 복합적인 방법으로 진단한다. 진단 방법으로는 항체검사, 반복신경자극검사, 가슴(흉선) CT 촬영, 약물반응검사 등이 있다.

　진단 후 치료를 위해 가장 먼저 항콜린에스터레이스 약물을 사용하지만, 이는 일시적으로 증상을 완화하는 것으로 근본적인 치료는 아니다. 특히 과다 복용 시 오히려 근육이 약해지는 경우가 있어 주의해야 한다. 스테로이드를 포함한 여러 면역억제제를 복용해야 하고 호흡마비가 동반되는 '근무력증위기'일 때는 면역글로불린 주사나 전신의 혈액을 교환하는 혈장반환술을 하기도 한다. 흉선증식이나 흉선종이 의심될 경우에는 흉선제거술을 시행한다. 이 경우 수술은 빠를수록 장기적인 예후가 좋은 편이나 고령, 소아, 증상이 눈에만 국한된 경우에는 제외한다.

오지영 교수는 "중증근무력증은 정확히 진단만 된다면 치료를 통해 충분히 정상적인 생활이 가능하다"며 "다만 치료 후 수년간 증상을 보이지 않다가 갑자기 나타나는 등 재발의 위험이 높기 때문에 정기적으로 검진을 받는 것이 좋다"고 조언했다.

97

자연스러운 노화?
합병증 부르는 '근감소증'

개인별 질환, 생활습관 고려한 진단, 운동으로 개선

노인성 근감소증은 노화로 인해 만성질환, 영양부족, 운동량 감소가 진행되면서 체내 근육의 양, 근력 및 근기능이 감소하는 질환이다. 일부 신체에서 일시적으로 나타나는 젊은층의 근력 저하와 달리 65세 이상 노년층의 신체 전반에서 지속적으로 진행되는 것이 특징이다. 노화로 인한 자연스러운 증상이지만 노년기 삶의 질을 크게 떨어뜨리는 요인인 만큼 개인별 질환, 영양 상태를 고려한 맞춤 진단과 치료가 필요하다.

나이가 들면서 근육 세포가 감소하고 체내 단백질 합성 능력과 단백질 흡수력이 떨어지면서 근육이 감소한다. 근육량은 30세 전후부터 1년에 약 1%로 씩 감소해, 40세가 넘어가면서 소실 속도가 급격히 빨라진다. 60세 이상은 근육량이 가장 많은 20대 대비 30%가 줄고, 80세 이상은 절반의 근육이 소실되는 것으로 알려져 있다.

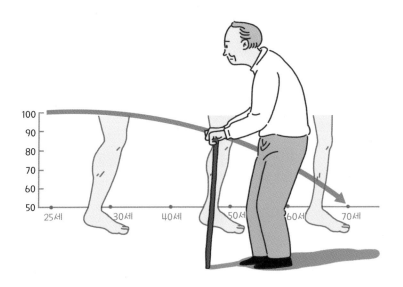

가정의학과 최재경 교수는 "당뇨병, 암 등 소모성 만성질환이 있는 경우 근감소증 발생 시기가 빨라질 수 있다"며 "비만, 종일 좌식생활을 하는 사람들에게서도 많이 나타나기 때문에 적절한 진단과 예방이 필요하다"고 조언했다.

정확한 진단 통해 체질 개선해야

노화로 인한 근력 약화는 일반적인 증상이지만 이를 방치할 시 낙상사고로 인한 골절이 발생하기 쉽고 대사질환, 당뇨 등 합병증을 일으켜 사망까지 이를 수 있다. 이 외에도 근육 약화는 혈관, 간, 심장 등 신체 전반에 영향을 끼친다.

진단은 악력, 신체전기저항분석법 또는 이중에너지 엑스선 흡수측정법 검사 등을 통해 근력, 근육량 저하를 수치화해 판단한다. 먼저 근력 감소는 악력을 측정해 남자 26kg 이하, 여성 18kg 이하로 저하되었을 경우 근감소증을 의심한다. 근육량은 신체전기저항분석법 또는 이중에너지 엑스선 흡수측정법 등을 통해 사지 근육량을 구한 후 키의 제곱으로 나눈 값을 이용한다. 신체수행능력 감소는 4m 걷기 속도, 일어나서 걷기 측정을 통해 판단한다.

최재경 교수는 "근감소증은 영양상태, 생활 습관 등을 토대로 신체 상태를 파악하는 것이 우선"이라며 "단순히 나이가 들어 힘이 없다고 그냥 지내기보다는 전문의의 진단을 통해 운동, 식이요법 등으로 생활습관 개선을 해야 한다"고 강조했다.

노인성 근감소증 핵심 치료법 '운동'

노인성 근감소증은 운동이 핵심적인 치료법이다. 그중 근육을 수축한 후 중간에 잠시 멈춰 긴장 상태를 유지하는 저항성 근력운동은 가장 효과적인 운동법으로 꼽힌다. 근력, 골격근량 및 신체 기능 증진에도 효과가 있으며 스쿼트, 팔굽혀펴기, 바벨을 이용한 운동이 해당된다. 유산소 운동 역시 심혈관계 기능 및 지구력을 높여 도움이 된다.

다만 모든 운동은 평소 환자의 질환을 고려해 선택해야 한다. 재활의학과 이인식 교수는 "근감소증 환자는 이미 신체 기능이 떨어진 상태기 때문에 적절한 운동 종류를 선택한 후 운동 빈도 및 강도를 점진적으로 늘리는 것이 중요하다"고 강조했다.

먼저 고혈압 환자는 운동 전 반드시 혈압을 측정하고 혈압이 175/110㎜Hg 이상일 경우 운동 수행을 보류해야 한다. 약간 숨이 차고, 운동하는 사람과 대화가 가능한 정도의 강도로 실시하고 적절한 휴식이 필요하다.

당뇨병 환자의 경우 혈당이 지나치게 높은 상태에서 운동은 오히려 당 대사를 악화시킬 수 있으므로 운동 전 혈당치가 300㎎/㎗ 이상일 때는 운동을 하지 않는 것이 좋다. 특히 당뇨병성 말초신경염이 있는 경우 발에 손상을 줄 수 있는 뛰는 운동은 피해야 한다. 혈당조절 효과를 얻기 위해서는 주 3회 이상 운동하고, 체중 조절이 필요한 경우 횟수를 늘려야 한다.

관절염, 척추질환이 있을 때는 운동 강도를 줄이는 것이 안전하다. 체중에 비해 무거운 중량의 역기 들기는 치명적이므로 최대 근력 40% 정도의 가벼운 무게로 반복하는 것이 도움이 된다. 팔굽혀펴기의 경우 깊숙하게 팔을 굽히지 않고 살짝만 굽혔다 펴는 것, 스쿼트 보다는 기구를 이용한 다리 벌리기 운동이 도움된다.

골다공증 개선의 효과를 이루기 위해서는 쭈그려 앉기, 제자리 뛰기 등 체중부하 자세에서 근력운동을 하는 것이 좋으나 관절염, 척추질환 환자는 주의해야 한다.

이인식 교수는 "많은 노인성 근감소증 환자들이 운동 중 부상에 대한 두려움으로 근력운동을 망설이는 경우가 많다"며 "그러나 적절한 근력운동은 근육은 물론 뼈까지 튼튼하게 하고 통증 완화 효과가 있기 때문에 무리가 가지 않는 선에서 꾸준히 해야 한다"고 당부했다.

전신 통증이 계속되는 섬유근육통, 적극적 치료와 가족의 정신적 지지 중요해

특별한 이유 없이 3개월 이상 전신 통증이 이어지고 생활이 힘들 정도로 피곤하고 아침에 깰 때 상쾌한 느낌이 없거나 기억력이나 집중력에 반복적으로 문제가 생긴다면, 섬유근육통을 의심해 볼 필요가 있다.

섬유근육통은 신경계가 통증에 과민해지면서 전신에 걸친 만성 통증과 누르면 아픈 증세가 여러 부위에 걸쳐 나타나는 질환이다. 통증뿐 아니라 수면장애, 관절의 강직감, 소화나 배뇨 장애, 인지능력 저하 등 여러 증상이 동반되며 우울증과 불안증이 함께 나타나는 경우가 많다.

섬유근육통은 전체 인구의 2~8%에서 발견되고, 남성에 비해 여성에게서 약 7~9배 흔하게 발생하는 것으로 보고됐다.

류마티스내과 김해림 교수는 "섬유근육통의 원인은 아직 정확히 규명되지 않았다"며 "하지만 말초와 중추 신경이 예민해지면서 통증을 감지하는 신경의 활동이 증가하고 반대로 통증을 제어하는 시스템은 감소해, 통증이 아닌 자극을 통증으로 느끼거나 약한 통증도 강하게 느낀다"고 말했다. 이어 김해림 교

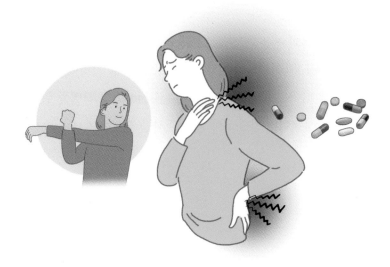

수는 "유전적 요인, 스트레스 등 환경적 요인, 우울증이나 불안감 등 정신 질환도 발병에 영향을 준다"고 설명했다.

치료는 다른 질환에 의한 만성적 통증이 아님을 확인하는 검사로 시작한다. 이후 우선 수면장애를 치료하고, 전신통증을 완화시킴과 동시에 정신질환의 조절을 하는데 초점을 맞춘다.

치료 방법으로는 경구약물, 신경차단술, 인지행동 요법 등이 있다. 약물은 주로 신경의 통증 전달을 감소시킬 수 있는 신경계 약물을 사용한다. 또 섬유근육통을 유발하는 신경전달 물질 변화가 우울증에서 보이는 이상 소견과 비슷해, 통증을 주로 조절하는 항우울제를 사용하기도 한다.

김해림 교수는 "섬유근육통 치료에 있어 통증 조절과 일상적인 활동을 위해 수면장애 조절도 중요하다"며 "우울감이나 불안감이 일상생활이나 대인 관계에 문제가 된다면 꾸준히 정신과적 상담과 약물치료도 필요하다"고 말했다.

이어 김해림 교수는 "그룹 운동이나 유산소 운동 등 가벼운 운동을 지속적으로 하는 것도 도움이 되며 운동의 강도는 비교적 약하게 하는 것이 좋다"며 "무엇보다 가족이나 친구 등 주변 사람들이 이를 질환으로 인정하고 지지를 해주는 것이 중요하다"고 말했다.

진단은 자가 설문과 전문의 진찰로 가능하다. 3개월 이상 다른 원인 없는 전신 통증이 계속될 때 의심하며 피로감이나 수면장애, 기억력, 집중력 정도, 신체 다른 증상에 따라 진단 가능하다. 또 다른 질환과의 감별을 위해 혈액검사와 영상검사, 갑상선이나 빈혈 등에 대한 검사를 진행한다.

제 **10** 장

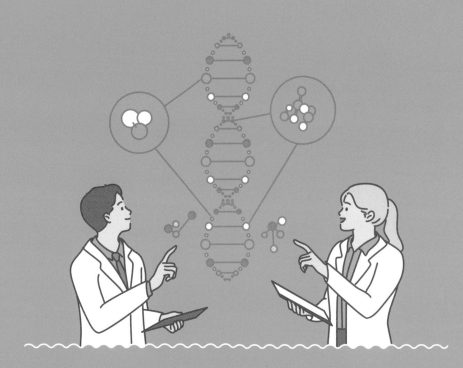

혈관/혈액
생명과 직결되는 혈관 건강

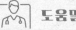

도움말

이홍기(종양혈액내과) 교수
백혈병, 악성림프종, 다발성골수종, 빈혈, 혈전증,
조혈모세포이식

김성용(종양혈액내과) 교수
백혈병, 재생불량성빈혈, 악성림프종,
조혈모세포이식

김해림(류마티스내과) 교수
희귀질환클리닉, 류마티스 질환, 관절염, 척추염,
루푸스, 전신성경화증, 쇼그렌증후군, 통풍,
베체트병

글

이화영
김경완
김경현

99

급성백혈병,
조혈모세포이식으로 완치도 가능해

발병 후 수주 내 사망에 이를 수 있어 빠른 진단과 치료 중요해

혈액암은 조기 진단과 치료가 중요하다. 특히 급성백혈병은 발병 후, 수일에서 수주 내 사망에 이를 수 있어 신속하고 정확한 진단과 치료가 중요하다.

급성골수성백혈병은 혈액을 만드는 조혈모세포의 분화와 증식에 관여하는 유전자의 이상으로 발생한다. 이로 인해 비정상적인 미성숙세포가 증가하면서 정상적인 적혈구, 백혈구, 혈소판의 수치가 감소한다. 골수 내 미성숙세포가 20% 이상이면, 급성골수성백혈병으로 진단한다.

급성백혈병의 특징은 멍이 많이 들고 코와 잇몸에서 출혈이 나며, 어지럽고, 고열을 포함한 감염 증상이 나타난다. 종양혈액내과 이홍기 교수는 "빈혈이 나타나기도 하는데, 골수 내 조혈모세포가 정상적으로 분화하지 못하면서 생긴, 비정상적인 미성숙세포(백혈병세포)가 증식하면서 혈액 내 적혈구 수치가 감소하기 때문"이라고 설명했다. 또 혈소판 수치가 감소하면서 붉은 점 같은

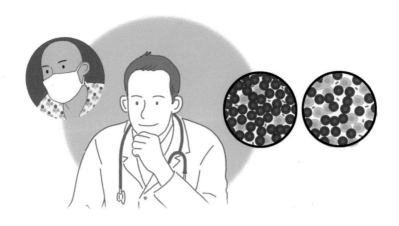

모양의 출혈이 나타나고, 코나 잇몸에서 피가 쉽게 멈추지 않는 증상도 나타난다. 여성의 경우에는 평소보다 월경량이 증가한다.

백혈구의 한 종류인 호중구 수치가 감소하면서 면역시스템이 제 기능을 못하면서 폐렴이나 장염에 쉽게 걸리고, 이로 인해 발열과 기침, 설사 등을 보인다. 하지만 초기에는 적혈구, 백혈구, 혈소판의 수치 감소가 정상 범주와 크게 차이가 나지 않아 환자들이 증상을 잘 느끼는 못하는 경우가 있다.

이홍기 교수는 "혈액검사만으로도 혈액 이상을 의심할 수 있고, 이후 골수검사를 포함한 추가적인 혈액검사를 시행해 진단한다"고 설명했다. 이어 이홍기 교수는 "급성골수성백혈병은 병의 진행이 빨라 수일 내 사망할 수 있어 신속한 진단과 치료가 생존에 결정적인 영향을 미친다"며 "많은 경우 급성백혈병 자체보다는 중추신경계 출혈이나 패혈증 등 급성백혈병과 관련된 합병증으로 사망할 수 있다"고 덧붙였다.

치료법 중 하나인 항암 요법의 완치 확률은 50%다. 하지만 암 치료 후 검사에서 암이 발견되지 않는 완전관해 상태에서 동종조혈모세포이식을 하면 완치율이 20% 더 높아진다. 이 치료법은 조혈모세포이식 전 고용량 항암약제와 전신 방사선을 조사해 환자의 혈액과 골수 내 잔류하는 암세포를 제거해야 한다. 이를 전처치요법이라 한다. 이어 기증자로부터 채취한 정상 조혈모세포를 중

심정맥관을 통해 혈관 내로 주입한다. 기증자의 정상조혈모세포가 환자의 골수 내에 생착하면 이식된 조혈모세포로부터 건강한 혈액이 만들어진다.

또 동종조혈모세포이식의 경우, 기증자의 T림프구에 의한 이식편대백혈병 효과로 환자의 몸 속에 잔류하고 있는 백혈병 세포가 점차 소멸된다.

조혈모세포이식은 동종이식과 자가이식으로 분류한다. 자가이식은 전처치 요법 후 환자 자신으로부터 채취한 조혈모세포를 다시 주입하는 것을 말한다. 동종이식은 환자와 기증자 사이의 조직 적합 항원이 어느 정도 일치하느냐에 따라 3가지로 나눈다. 8개 항원이 모두 일치하면 완전일치이식, 8개 중 1~2개가 일치하지 않으면 부분일치이식, 4개 항원만 일치하면 반일치이식으로 분류한다.

동종조혈모세포의 경우, 이식 과정에서 이식편대숙주질환이 발생할 수 있다. 기증자의 T림프구가 환자의 주요 장기를 공격해 장기 손상을 유발시키는 질환이다. 조직적합항원이 일치하는 혈연간 동종이식의 경우에는 20~30%의 발생 확률이 있는 것으로 알려졌다. 비혈연간 혹은 반일치 동종이식에서는 그 빈도가 50%에 이른다.

이식편대숙주질환이 발생하면 피부발진, 빌리루빈과 간효소 수치의 증가, 설사와 복통 등의 증상을 보인다. 심한 경우 간, 위장과 피부 등에 치명적인 조직 손상이 발생해 사망에 이를 수 있다. 이홍기 교수는 "이식편대숙주질환은 스테로이드와 같은 면역억제제로 치료가 가능하다"며 "타인의 면역세포가 환자의 암세포를 제거하고 있다는 의미를 내포하기도 한다"고 설명했다.

한편 동종이식 후 이식편대백혈병효과로 환자의 몸에 잔류했던 암세포가 점차 소멸될 수 있는데, 기증자의 T림프구 등의 면역세포가 환자의 백혈병 세포를 공격해 제거하는 효과다. 이홍기 교수는 "이식편대숙주질환은 환자의 장기를 손상시키지만, 이식편대백혈병효과와 맞물리면서 환자의 백혈병세포가 제거되는 장점도 있을 수 있다"며 "경증의 이식편대숙주질환은 백혈병 재발의 위험성이 높은 환자에서는 기대할 수 있는 합병증이 될 수도 있다"고 말했다.

100

부딪힌 적 없는데
피부에 붉은 반점 생기면,
특발성혈소판감소자반증

혈액검사에서 유독 혈소판 수치만 낮은 경우 의심해 봐야

혈소판은 출혈을 예방하고 출혈이 발생하면 지혈이 되도록 돕는 혈액 내 중요한 성분이다. 혈소판 정상 수치는 14만(140,000/µL) 이상인데 만약 혈소판 수치가 5만 미만으로 떨어지게 되면 물리적인 손상으로 인한 출혈이 쉽게 멈추지 않는다. 2만 미만인 경우 물리적 손상 없이도 신체 여러 곳, 특히 하지에서 자반 출혈이 발생한다.

혈소판감소증은 여러 원인이 있지만 혈액검사에서 다른 수치들은 대부분 정상인데 유독 혈소판만 수치가 낮은 경우 특발성혈소판감소자반증(면역혈소판감소자반증)일 가능성이 높다. 특발성혈소판감소자반증은 혈소판이나 혈소판을 만드는 세포에 대한 항체가 생기면서 혈소판 생성이 감소하고 비장, 간 등에서 혈소판이 파괴되는 질환이다. 그동안 원인을 특정하지 못해 '특발성'으로 부르다가 최근에 자가면역기전이 발병에 중요한 역할을 하는 것이 밝혀지면서 '면

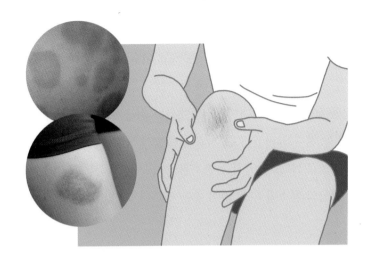

역혈소판감소자반증'으로도 부른다.

혈소판이 감소한 환자는 쉽게 멍이 들고 자반 출혈로 인해 피부에 붉은 반점이 생긴다. 잇몸이나 코 안쪽과 같은 점막에서도 출혈이 발생한다. 망막에 출혈이 발생하면 시력에 문제가 생길 수 있으며 특히 머리뼈 안쪽에서 출혈이 발생하면 심각한 합병증이 나타날 수 있다. 연령을 가리지 않고 발생하는데 소아에게 급성으로 발생하는 경우 특별한 치료를 하지 않아도 대부분 스스로 회복된다. 하지만 성인에게 발병하면 주로 6개월 이상 지속돼 장기적인 치료가 필요하다.

스테로이드 및 면역억제제를 사용해 일차적인 치료를 시도한다. 면역 작용을 억제해 혈소판 파괴는 막고 골수에서의 생성은 촉진시키는 방법이다. 스테로이드 치료에 반응하지 않거나 약제 관련 합병증이 발생하는 경우 수술적 치료로 비장적출술을 시행한다. 혈소판이 주로 파괴되는 비장을 절제해 혈소판 감소를 막는다. 개복을 하지 않고 복강경으로 진행되기 때문에 부작용이 거의 없고 입원 기간도 짧다.

종양혈액내과 김성용 교수는 "혈액검사에서 혈소판 수치만 낮거나 피부에 붉은 반점이 생기는 등 이상 징후가 보이면 즉시 진료를 받아 만에 하나 발생할 수 있는 심각한 합병증을 예방해야 한다"며 "초기의 경우 혈소판 수혈을 통해 급격하게 감소한 혈소판 수치를 복구하고 이후에는 약물치료, 수술 등 환자에게 적절한 치료를 시행해야 한다"고 강조했다.

또 김성용 교수는 "건국대학교병원에서는 최근 비장적출술과 스테로이드, 면역억제제 등 현재 알려진 모든 치료에 불응인 특발성혈소판감소자반증 환자에게 국내 최초로 HLA 반일치 동종조혈모세포이식을 시행했다"며 "환자는 현재까지 더 이상의 혈소판 수혈 없이 좋은 경과를 보이고 있다"고 말했다.

악성빈혈,
문제는 철분 아닌 비타민B12 부족

최근 몇 년간 극심한 피로감과 손발 저림을 느끼는 A씨. 단순한 빈혈이라 생각해 철분제를 복용했지만 입가가 헐고 입 안의 통증까지 느껴지는 등 알 수 없는 증상이 심해져 병원을 찾았고 악성빈혈 진단을 받았다.

흔히 악성빈혈(pernicious anemia)은 심한 빈혈로 받아들이는 경우가 많지만, 비타민B12 결핍 빈혈의 한 종류를 일컫는 용어다. 비타민B12는 세포의 DNA를 합성할 때 필요한 비타민으로 적혈구를 만드는 과정에도 반드시 필요하다. 또한 신경세포의 정상적인 기능에도 필요하기 때문에 부족할 경우 신경학적 증상이 나타나게 된다.

악성빈혈을 포함한 모든 종류의 비타민B12 결핍 빈혈을 치료하지 않으면, 빈혈 증상 외에 체중감소, 식욕부진, 피로감 등이 나타나고 혀의 유두가 소실돼 표면이 매끄러워져 맵거나 짠 음식을 먹을 때 통증이 느껴진다. 심해지면 신경계에 악영향을 끼쳐 균형을 잡는 것이 힘들어지거나 요실금이 나타나며 감정기복이 심해지고 기억력이 저하돼 치매 증상이 발생할 수 있다.

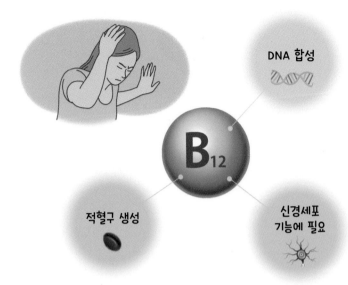

DNA 합성

적혈구 생성

신경세포
기능에 필요

대부분의 악성빈혈은 비타민B12의 흡수장애가 원인이다. 흡수장애는 비타민B12의 체내 흡수에 관여하는 위, 췌장, 회장 말단 부위의 질환으로 인해 나타날 수 있다. 그중 악성빈혈은 위벽 세포 또는 비타민B12를 흡수하는 내인자(intrinsic factor)에 자가항체가 생겨 발생한 위염으로 흡수장애가 일어나는 경우를 말한다. 이 외에 비타민B12 흡수장애를 일으키는 원인으로 만성위염, 위절제술, 만성췌장염, 췌장절제술, 회장절제술, 회장 결핵, 크론병이 있다. 특히 만성위염은 헬리코박터균 감염이 오래된 고령 환자에게서 주로 발생한다.

종양혈액내과 김성용 교수는 "흡수장애는 비타민B12 주사투여로 쉽게 교정이 되지만 치료가 늦어지면 신경학적 합병증은 호전이 되지 않을 수 있다"며 "따라서 조기에 발견하여 치료를 시작하는 것이 매우 중요하다"고 강조했다.

비타민B12는 생선과 육류, 계란 등 접하기 쉬운 동물성 식품에 존재하기 때문에 극단적인 채식자을 제외하고는 섭취가 부족해 결핍이 생기는 경우는 거의 없다.

이러한 악성빈혈은 기본적으로 혈액검사를 통해 혈색소, 비타민B12, 호모시스테인 혈중 농도를 측정해 비타민B12 결핍을 판단하고 항내인자항체, 항위벽세포항체를 검사해 진단한다. 치료 방법으로 비타민B12 주사 투여가 있으며, 일부 환자는 경구 비타민B12를 복용하는 것으로 대체한다.

김성용 교수는 "악성빈혈은 일반적으로 혈액검사에서 보이는 혈색소 감소도 심하지 않고 신경학적 증상도 경미해 가볍게 생각하고 넘어가기 쉽다"며 "하지만 심한 경우 신경 손상을 일으키고 뇌기능 저하까지 초래할 수 있는 만큼 증상이 나타날 시 빠르게 병원을 찾아야 한다"고 조언했다.

혈관에도 염증이 발생한다?
자가면역질환, 혈관염

혈관염은 혈관을 이루는 벽에 염증이나 조직 손상이 생기는 질환이다. 염증 반응에 의해 혈관벽이 두꺼워지면서 정상적인 혈액의 흐름을 막아 조직의 허혈을 유발하거나, 반대로 혈관벽이 얇게 늘어나면서 혈관이 파열돼 심각한 출혈을 일으키기도 한다. 혈관염은 우리 몸을 외부로부터 지키는 면역세포가 이상 반응을 일으켜 오히려 혈관을 공격해 발생하는 자가면역질환이지만 드물게 알러지, 세균, 바이러스, 곰팡이균 등에 의한 감염으로 발생하기도 한다.

혈관염은 피부발진, 고열, 근육통, 관절통, 식욕과 체중감소, 피로감 등 흔한 증상을 동반한다. 몸속 혈관 어디에나 발생할 수 있기 때문에 해당 혈관을 통해 혈액을 공급받던 조직에도 허혈성 질환이 동반된다. 예를 들어 뇌혈관을 침범하면 뇌경색이 나타나고, 신경 주변의 혈관을 침범하면 뇌나 척수의 손상, 손발이 저리거나 감각이 무뎌질 수 있다.

대표적인 전신성 혈관염으로는 다카야수 동맥염, 베게너스 육아종증, 헤노크쇤라인 자반증 등이 있다. 증상은 발병 혈관에 따라 다양하게 나타나기 때문

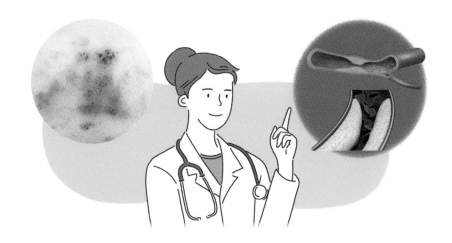

에 진단을 위해서는 전문가에 의한 다양한 검사가 필요하다. 문진, 신체검진, 혈액검사, 영상검사, 조직검사, 소변검사 등을 진행해 종합적으로 진단을 내리게 된다.

흔하지 않은 질병이고 진단이 어려운 질환이지만 조기 진단과 적극적 치료가 빠르게 시작되면 심각한 합병증을 막고 건강하게 생활할 수 있다. 대부분의 치료는 스테로이드제, 면역억제제 등의 약물치료로 진행되지만 각 혈관염에 적합한 치료제나 치료 기간 등을 신중히 결정해야 한다.

류마티스내과 김해림 교수는 "전신혈관염은 자가면역질환의 일종이므로 현재까지 알려진 예방법은 없다"며 "감기 몸살 기운이 비정상적으로 오래 지속되거나 원인 불명의 피부발진, 혈뇨나 객혈 등의 증상이 지속되면 혈관염을 의심해 봐야 한다"고 강조했다.

또 김해림 교수는 "시기에 따른 예방 접종을 철저히 하고, 건강한 식습관과 정기적인 운동 등 환자 본인이 몸에 관심을 가지고 가벼운 변화라도 그냥 지나치지 않는 습관이 건강을 지키는 중요한 요소가 될 수 있다"고 말했다.

100세 시대를 살아가는
이들이 알아야 할
질병과 치료에 대한 이야기

질병의 치료는 환자의 발걸음으로부터 시작됩니다.

만병을 치료하는 약이 있다고 해도, 뛰어난 명의가 있다고 해도, 최고로 정밀한 수술 장비가 있다고 해도 환자가 병원에 오지 않으면 치료할 수 없습니다. 따라서 환자가 자기 몸에 귀를 기울이는 것이 가장 중요합니다. 오래전부터 참고 지낸 복통, 갑자기 찾아오는 어지럼증, 통증은 없지만 어느 순간 피부에 나타나는 반점 등 우리 몸은 다양한 방법으로 병원에 갈 것을 권합니다.

건국대학교병원은 몸이 보내는 신호를 환자들이 알아차릴 수 있도록 건강 정보를 보도자료로 배포해 왔습니다. 환자들이 몸의 언어를 잘 이해할수록 의료진의 진단과 치료도 빨라지기 때문입니다.

이 책을 읽으신 모든 분들이 이제는 몸의 변화를 무시하지 않기를 바랍니다. 바쁘고 정신없이 지나가는 일상 속에서도 잠시 잠깐 불편한 곳은 없나 살펴보는 여유를 갖길 바랍니다. 별일도 아닌데 병원을 왜 가냐며 손사래 치지 않기를 바랍니다.

의료진들이 여러분들의 건강과 행복을 챙길 수 있도록 가벼운 발걸음으로 병원에 와 주십시오. 국민 건강에 기여하는 것만이 병원과 의료진이 있는 이유입니다.

건국대학교병원